トラウマへの認知処理療法

治療者のための包括手引き

著 P・A・リーシック
　C・M・マンソン
　K・M・チャード

監修 伊藤正哉
　　 堀越　勝
　　 国立精神・神経医療研究センター

創元社

本書の中の資料は、資格を持った精神保健の専門家が使用することを意図して作られています。
この本の購入者が自分自身のために、あるいは専門家がクライエントや患者のために使用する限りにおいては、本書の中の資料を自由に使用することができます。
ただし、その他の目的（販売、配布、電子的表示、または、本、パンフレット、論文、録音録画、ブログ、ファイル共有サイト、インターネットおよびイントラネット上のサイト、講義・研修・オンラインセミナーなどのための複製）のために、本書内の資料を出版社の許可なく複製・使用することはできません。

Cognitive Processing Therapy for PTSD: A Comprehensive Manual
by Patricia A. Resick PhD, Candice M. Monson PhD, Kathleen M. Chard PhD
Copyright © 2017 The Guilford Press
A Division of Guilford Publications, Inc.
Published by arrangement with The Guilford Press, New York
through Tuttle-Mori Agency, Inc., Tokyo

本書の日本語版翻訳権は、株式会社創元社がこれを保有する。
本書の一部あるいは全部についていかなる形においても出版社の許可なくこれを使用・転載することを禁止する。

日本版刊行によせて

デューク大学医療センター
パトリシアA. リーシック Ph.D, ABPP

　堀越勝氏と伊藤正哉氏が認知処理療法を学び、実践と臨床を始め、日本での普及を展開させていくに至るなかで、長年にわたって両氏とともに仕事をしてきたことをずっと名誉なことだと思ってきました。最も新しいCPTマニュアルの翻訳は、これまでの経過のなかでも重要な一歩となります。

　多くの国と文化において、CPTの有効性が繰り返し認められてきました。CPTは認知療法の1つです。治療者はトラウマティックな出来事の原因とその結果についてどう考えているかをクライエントに尋ね、その思考が誤っていたり極端なものでないかを一緒に見つめていきます。原因と結果についての極端な思考はPTSD症状を生み出します。トラウマティックな出来事について考えるのを回避したり、自然な感情をそのままに体験するのを回避したりして、PTSD症状が――ときには永遠に――維持されることになります。CPTの目標は、よりバランスのとれた、事実に基づく考え方を学ぶことにあります。そうして身につけた新しい考え方によって、実際に起こった事実ではなくて、自らの解釈によって生じていた強い感情が変化していきます。CPTでは、意見と事実を分別し、より事実に基づいた言語表現をすることで自分の感情がどう変わってくるかを吟味するスキルを、一連の用紙に取り組むことで身につけていきます。

　CPTの理論では、将来また起こりうるかもしれないトラウマティックな出来事を予期しコントロールしようとして自分自身に言い聞かせている「内なる言葉」と、そうした言葉が実際には役立っていないという、いくらかの気づきのあいだに葛藤があると捉えます。この理論を支持するたくさんの研究が存在します。エビデンスに基づくPTSD治療の多くは、トラウマティックな出来事の記憶の想起（想像曝露）を繰り返し、実際には安全な状況に身を置き続けるという現実曝露をする治療手法をとっています。それらの手法に基づくさまざまな治療や、CPTと持続エクスポージャー療法で回復したクライエントには、実際に認知の変容が認められ、その認知変容はPTSD症状の改善に先行することが示されてきました。

　体験、思考、感情を描写するためにどのように言語が使われるかは、国や文化によって大きく異なります。CPTは西欧諸国でだけでなく、コンゴ共和国のジャングルまでを含む、さまざまな環境で検証されてきました。言語や文化によって、信念はかなり違ったかたちで表現されることもあり、本書の日本語訳がまさにそうなっているように、それぞれの言語に備わる意味合いを考慮に入れた翻訳が必要となります。ときに治療者は、文化が信念に影響を与えているのを忘れてしまったり、文化的信念を問うのを恐れたりしてしまいます。文化（や宗教的信念）を尊重することが大切です。そして同時に、他のどのような信念でも同じように、文化についての思考がときに誇張されすぎたり、歪んだりすることを理解しておく必要もあります。文化は固定した単体としてあるわけではありません。ある集団にくくられている人であっても、みなが全く同じよ

うに物事を信じていることはありません。同じ文化集団のなかでも、さまざまな範囲の信念がさまざまな程度で抱かれています。クライエントの文化的信念や、それがどこでどう学ばれてきたかなどを、治療者はためらいなく質問できる必要があります。ある文化に置かれた人がみな同じように物事を考えているか、それとも人によって違いがあるものなのか、そういう質問を投げかけてもいいかもしれません。さらには、文化は時間とともにうつろうことも覚えておく必要があります。たとえば、50年前の米国では、児童虐待について法的な報告義務はなく、レイプクライシスセンターも暴行被害女性のためのシェルターも存在せず、児童への性的虐待について話す人はいませんでした。今ではこれらすべてに変化が起こり、こうした問題はオープンに話されるようになり、支援サービスが提供されるようになってきました。全米50州で、配偶者間レイプについての法律が改正されました。いくつかの国では、レイプされた女性は重症を負って二度と結婚や出産をできないと信じられていた時期もありました。戦争によって膨大な数の女性がレイプされた地域では、文化そのものの変化を余儀なくされることがあります。それは、文化的な大虐殺の様相を呈することさえあります。CPTをさまざまな言語に翻訳するにおいて、治療者は信念がどこから来たか問うことを、ためらうべきではありません。そして、もしある文化が「間違い」なのであれば、それは変えられることを覚えておく必要があります。治療は個々人の私的な営みであるとともに、文化が変化していく文脈のなかで行われているものでもあります。

　この『トラウマへの認知処理療法　治療者のための包括手引き』という日本版は、英語で書かれた原書の、直訳コピーのようにはなっていないことでしょう。それは、本書において、CPTの治療コンセプトが日本語特有のニュアンスを踏まえて訳されているからです。とはいえ、根底にあるコンセプトや、CPTで遵守されるべき手続きは、しっかりと守られて翻訳されていることでしょう。CPTを日本に導入するこの重要な旅路を達成した私の日本の同僚たちに、心よりお祝い申し上げます。

監修者のことば

伊藤正哉

　地震、津波、火山噴火、台風、豪雨、洪水等の自然災害や、戦争、テロ、集団薬物汚染、輸送事故、原子力発電所・産業施設事故等の人為災害、強盗、レイプ、強制わいせつやドメスティック・バイオレンス、養育、養護、介護等における虐待、近親者の突然死、あるいは過酷な状況で特別な業務に携わる職業など、生命の危機や重症を負うようなトラウマティックな体験にあわれる方が、毎日、この世界のどこかにおられます。被害にあわれた方の一部は、その後の人生も、その悲惨な体験を一生背負い続け、苦しまされることになります。そのひとつの現れが、心的外傷後ストレス障害（PTSD）です。

　PTSDは、過ぎ去ったはずのトラウマティックな出来事が、今でもまざまざと再体験され続ける侵入症状を中核とします。恐怖のあまりに、トラウマに関連する場所や刺激が回避されるようになるため、その人の生活は非常に制限されます。意識上でも身体上でも、危険に対する最大限の警戒態勢をつねに保たなくてはならなくなります。つねに緊張し、覚醒しているので、目の前の物事に集中するのが困難になります。

　そして、トラウマは自分・他者・世の中に対する見方（認知）を一変させます。昨日までなんとも思わなかったこの世界。それが今では邪悪と危険に満ちた世界として体験されます。昨日までは何の疑いもなかった自分という存在。それが今は汚れた、無価値な、無力な、恥ずかしい存在としか思えなくなります。PTSDを抱える方の多くが、不条理で了解不能なトラウマティック出来事について、「なにか自分に悪いところがあったからに違いない」と、ご自身を非難することで、その出来事をなんとか理解しようとします。「自分が悪かった」と言うしか、その不条理な体験を整理し、コントロール感を維持できないと感じるようになります。「自分がだめだから」と言えば、もしかしたら、次の機会には悲劇が防げるかもしれない。そんなふうに感じるようになります。ただでさえ致命的な損害を被り、そのトラウマが再体験される生活のなかで、このようにして、自分を責め、むち打つ。周囲の人も、本人が繰り返しそう言うのだからと、本人の自己非難にどう接したらいいかわからなくなっていきます。PTSDを抱える方の多くが、このような、とてつもなく不公平で、痛々しい状況におかれ続けています。

　各国の公的機関や国際学会がまとめている診療ガイドラインによれば、PTSDへの第一治療選択として、トラウマに焦点化された認知行動療法が指摘されています。現在までの科学研究をみると、そのなかでも、持続エクスポージャー療法と認知処理療法が、世界で最もエビデンスが集められている治療法であるといえます。認知処理療法は、堀越勝（国立精神・神経医療研究センター認知行動療法センター長）によりわが国に紹介され、これまで10年以上をかけて日本版の作成、実践、研究、訓練が行われてきました。堀越勝センター長らの研究チームでは個人版の認知処理療法について、武蔵野大学の小西聖子教授らの研究チームは集団版の認知処理療法について予備

試験を実施し、有望な結果が得られています。これらの経験を踏まえ、日本においてその安全性と有効性をより厳密に検討するため、われわれは個人療法のCPTについて、通常治療をしながらCPT治療を待機する対照群との比較を行う、評価者マスキング・ランダム化比較試験に取り組んでいます。この試験についての結果が公表されるにはまだかなりの年月を要する見込みです。しかしながら、2019年の現時点においても、これまでの研究と臨床の経験から、認知処理療法は日本人のPTSD患者のケアや医療に貢献できる可能性が高い治療だと考えられます。

　本書は、認知処理療法の基本的な考え方から、実施のしかたまでを包括的に、かつ丁寧に紹介しています。認知処理療法は理論に支えられた治療であり、理論の理解なしに実施することはできません。ただし、その理論は決して難解なものではありません。実際、認知処理療法の初回セッションは、その理論をわかりやすく心理教育することが中心になります。つまり、専門家でなくとも理解できるシンプルさを持っています。それは、「トラウマに関連して本来であれば感じてもよかったはずの恐怖や悲しみがなかなか感じられなくなっていること」「そうした自然な感情を、そのままに感じることが大事なこと」「考えが途中で止まってスタックしてしまうのはよくあることだということ」「事実とその解釈は別ものだということ」「解釈によって感情が変わること」「まだ精査されていない部分の情報を事実に即して整理し直すことで、トラウマの記憶が整理され、その結果としてPTSDの症状が和らぐこと」などです。

　認知処理療法は、ソクラテス式問答なしには実施できません。「あなたはそのように考えるようになったのですね。あなたがそう考えているのはよくわかったのですが、ちょっとお伺いしたいのですが、どうしてそう考えるようになったのですか？」「そのとき、実際にそういうことはありましたか？」「どうしても不思議なので教えてほしいのですが、現実的に、あなたが言うように他にとり得る方法があったのでしょうか？　もしあったとして、それをしなかったのは、当時の場面でどういう状況判断があったからでしょうか？」などと、明確化の質問を通して、実際にあったことを治療者とクライエントとでふり返っていきます。治療者は、あとずさりすることもなく、おだやかで、中立的で、事実そのものをそのままに見つめる姿勢でいます。かといって、「あなたはこう考えるべきだ」と押し付けるような感じもありません。こうした治療者のようすは、多くのクライエントにとって、とても新鮮と映るようです。"一緒に考えてくれている""私の考えを理解してくれたうえで、どうしてそう考えるようになったかを理解しようとしてくれている"などと感じるようです。ソクラテス式問答を通して、クライエントは「自分が悪かった」と意味づけしているところで情報処理がとまって、思考が停止して、スタックしてしまっていることに気づいていきます。そして、今までは考えたり見つめたりすることのなかったさまざまな事実や情報が、徐々に、1つずつ、浮き彫りになっていきます。CPTのこうした治療プロセスは、あたかも、暗闇と苦痛が乱暴に描かれた抽象画が、必要な明細化がなされ、色鮮やかに、立体的に、高い解像度を持つ一連のストーリーとして変化していくかのようです。あるいは、解離症状によりモヤや霧がかかっていた視界が開けて、鮮明で輝く世界が目の前に現れるかのようです。

　認知処理療法は、トラウマという過去の出来事にまつわる認知処理（同化のスタックポイントの解決）だけでは終わりません。後半では、トラウマ体験によって変化しやすい自己観や世界観、すなわち自分や他者、世間についての考えを見つめ直していきます。安全、信頼、力とコントロール、価値、親密さというテーマは、PTSDを抱えるクライエントだけでなく、万人にとって普遍的に重要な人生のテーマです。それぞれのテーマを1つずつ見直し、考え直していくプロセスは、PTSDから回復したその先の将来の人生をどのように過ごしていくのかを考える側面を持っ

ています。そしてまた、今までの自分の人生で、自分の価値観がどうやって作られてきたかを省みる機会にもなります。過去も、将来も、その人の人生全体を一緒に見つめるような、そんなかけがえのない機会に治療者は同伴することになります。治療者にとって、こうしたプロセスは、トラウマ治療という言葉では収まらないような体験でもあります。クライエントの人生を深いところで共有させていただいているような感じさえします。認知処理療法は、PTSDに苦しむクライエントのために開発されたものですが、それをともにする治療者にとっても、癒やしをもたらしてくれるような側面があるのかもしれません。

　治療者がCPTを実施できるようになるには、自分自身の信念や常識を疑って、それは事実か、正確か、他の人だったらどう思うか、という現実検証力、予測力、想像力の精度を高め続ける科学的な態度が求められます。"信念"という言葉の部首をみると、「人が、言っていて、今、心にあること」という意味になりそうです。これは言い得て妙であって、信念、つまり自分の考えは考えでしかなく、それが現実感を作り出してはいるけれども、かといって、必ずしも客観的事実とは限りません。自分はどういうふうに考えがちなのか、ということを省みる。そして、一歩立ち止まって、他の人から見た景色や解釈に思いを馳せて、じっと想像できる柔軟さが必要になります。そうした、しなやかな態度を大切にしていくことで、自分の信念体系にはなかった情報や体験を自分に新しく追加する（同化の情報処理）と同時に、今まで抱いていた既存の信念体系も変えていく（調節の情報処理）ことが可能になります。情報を入力し、必要に応じてデータベースを書き換えていく。つまりそれは、"何かを学ぶ"、ということでもあります。そういう態度を身につけていくことで、自分自身や物事、世の中のことが、より微妙なニュアンスを含んだ、幅、奥行き、鮮明さ、動き、いきいきさを持つ、時のうつろいまでをも考慮に入れた、情報処理や生き方が可能になるのかもしれません。普段からそのような点に気をつけておくことで、クライエントが言うことに素朴な好奇心を持って、それが本当に事実かどうか、クライエントを傷つけたり防衛的にさせたりせずに、一緒に穏やかに、見つめていけるようになるのだと思います。

　わが国に認知処理療法を導入するに当たり、これまで多くの先生のご協力をいただきました。小西聖子先生、森田展彰先生、中島聡美先生、大野裕先生、古川壽亮先生、金吉晴先生、野村俊明先生、中川敦夫先生、平林直次先生、田口寿子先生、加茂登志子先生、大澤智子先生、竹林由武先生、大江美佐里先生、樫村正美先生、福森崇貴先生、丹羽まどか先生、飛鳥井望先生、成澤知美先生、松本和紀先生、濱家由美子先生、小平政基先生、渡辺桂子様、坏京子様に、感謝の気持ちを申し上げます。また、本書の部分監訳を担当していただきました先生がたにも、感謝をお伝えいたします。認知処理療法の日本での実践は、監訳に関わっていただいた先生がたとの、濃密で、信頼あるチームワークに助けられ続けてきました。特に、厳格な臨床試験の運営で多大なる貢献を果たしてきた片柳章子先生と、PTSD症状評価の品質を格段に向上させてきた宮前光宏先生には、心より感謝をお伝えいたします。また、本書の企画から編集まであらゆる手続きを支えていただきました創元社の渡辺明美様、組版や校正をしていただいた滝口直子様、職務著作の手続きを支えていただきました奥田美奈子先生に、感謝の気持ちをお伝えいたします。最後に、翻訳の過程で無数の質問にお答えいただいたPatricia A. Resick博士、そしてなにより、さまざまな貴重な経験を共有させていただいたクライエントの皆様に、心より感謝を申し上げます。

　本書が、PTSDで苦しむ方々と、その周りにいるご家族やご友人の方々と、そうした人々をケアし治療することに携わる臨床家の先生がたにとって、少しでもお役に立つよう、心より祈っております。

目 次

日本版刊行によせて　iii
監修者のことば　v

[第Ⅰ部　心的外傷後ストレス障害と認知処理療法の背景]

第1章　認知処理療法の起源 ——————————— 2

　CPTの起源　2
　理論的影響　4
　CPTの開発初期　6
　CPTの普及　8
　PTSDとCPTの生物学モデル　9
　名称の変更と用語の使い方について　12

第2章　CPTの研究 ——————————————— 13

　ランダム化比較試験　13
　併存疾患、治療の媒介要因　17
　プログラム評価／有効性研究　23

[第Ⅱ部　臨床実践のための準備]

第3章　治療開始前に考慮すること ——————— 26

　どのクライエントにCPTは適切か？　26
　CPTはいつ始めるべきか？　28
　CPTの形式を選ぶ　30
　治療前のアセスメント　30
　症例概念化　39

〈配付資料〉 3-1　PTSD チェックリスト（PCL-5）：尺度と得点の算出法　43
　　　　　　　　　　基準 A の簡易査定を伴う PCL-5：1ヶ月版　44
　　　　　　　　　　PCL-5〈1ヶ月版〉　45
　　　　　　　　　　PCL-5〈1週間版〉　46
　　　　　　　　　　PCL　47
　　　　　　　3-2　Patient Health Questionnaire-9（PHQ-9）：尺度と得点の算出法　48
　　　　　　　　　　PHQ-9（Patient Health Questionnaire-9）日本語版（2018）　49

第4章　CPTの実施に備える ── 50

　　CPTを導入する　50
　　ソクラテス式問答　51
　　治療者の準備はできているか　55
　　治療者の問題：治療者の誤りとスタックポイント　56
　　〈配付資料〉 4-1　PTSDの認知処理療法に関する治療契約書　66

［第Ⅲ部　CPTマニュアル］

第5章　PTSDとCPTの概要：セッション1 ── 68

　　セッション1の目標　68
　　セッション1の手順　68
　　アジェンダを設定する　69
　　PTSD症状と機能モデルを説明する　69
　　認知理論を伝える　73
　　感情の役割を話し合う　76
　　インデックストラウマをふり返る　78
　　治療法について説明する　79
　　練習課題を決める　80
　　感想を確認する　82
　　〈配付資料〉 5-1　トラウマティックな出来事を体験した後のPTSD症状からの回復／未回復　83
　　　　　　　　5-2　スタックポイントとは　84
　　　　　　　　5-3　練習課題1　85

第6章　スタックポイントを見つける：セッション2・3 ── 86

　　セッション2と3の目標　86
　　■ **セッション2：トラウマによる影響を調べる**　86
　　セッション2の手順　86
　　自記式尺度の得点を確認する　87
　　出来事の意味筆記を読み上げてもらい、スタックポイントを見つける　87
　　出来事の意味筆記などの練習課題をやってこなかった場合の対応　90

出来事・思考・感情のつながりを考える　91
　　ABC用紙を紹介する　94
　　スタックポイントについてさらに説明し話し合う　95
　　練習課題を決める　96
　　感想を確認する　96
■ **セッション3：出来事・思考・感情に取り組む**　99
　　セッション3の目標　99
　　セッション3の手順　100
　　自記式尺度を確認する　100
　　練習課題をふり返る　100
　　ABC用紙を使って、出来事・思考・感情のつながりを確認する　101
　　トラウマに関連したABC用紙を使って、同化の考え直しを始める　102
　　練習課題を決める　104
　　感想を確認する　104
　　〈配付資料〉　6-1　スタックポイント・ログ　105
　　　　　　　　6-2　感情を見つける　106
　　　　　　　　6-3　ＡＢＣ用紙　107
　　　　　　　　　　　ＡＢＣ用紙　記入例（A）　108
　　　　　　　　　　　ＡＢＣ用紙　記入例（B）　109
　　　　　　　　　　　ＡＢＣ用紙　記入例（C）　110
　　　　　　　　6-4　スタックポイントの説明　111
　　　　　　　　6-5　練習課題2　113
　　　　　　　　6-6　練習課題3　114

第7章　インデックスイベントの処理：セッション4・5 ─── 115

　　セッション4と5の目標　115
■ **セッション4：インデックスイベントに取り組む**　115
　　セッション4の手順　115
　　ABC用紙をふり返る　116
　　認知処理：同化のスタックポイントに取り組む　116
　　意図、責任、予知不可能性を区別する　121
　　考え直し用紙を紹介する　125
　　練習課題を決める　125
　　感想を確認する　125
■ **セッション5：考え直し用紙を使う**　126
　　セッション5の手順　126
　　考え直し用紙をふり返る　126
　　問題ある思考パターン用紙を紹介する　129
　　練習課題を決める　130
　　感想を確認する　130

〈配付資料〉 7-1　責任のレベル　131
　　　　　　 7-2　考え直し用紙　132
　　　　　　 　　　考え直し用紙（記入例）(A)　133
　　　　　　 　　　考え直し用紙（記入例）(B)　134
　　　　　　 7-3　考え直し用紙の補足説明　135
　　　　　　 7-4　練習課題4　138
　　　　　　 7-5　問題ある思考パターン用紙　139
　　　　　　 　　　問題ある思考パターン用紙（幼少期の性的虐待の被害者の記入例）(A)　140
　　　　　　 　　　問題ある思考パターン用紙（さまざまな患者の記入例）(B)　141
　　　　　　 7-6　練習課題5　142

第8章　自分で考え直せるようになる：セッション6・7 ── 143

　セッション6と7の目標　143
■**セッション6：問題ある思考パターン用紙をふり返り、信念を考え直す用紙を紹介する**　143
　セッション6の手順　143
　治療反応についての中間アセスメントを行う　143
　問題ある思考パターン用紙をふり返る　144
　トラウマの例を使って、信念を考え直す用紙を紹介する　145
　練習課題を決める　146
　感想を確認する　146
■**セッション7：信念を考え直す用紙をふり返り、5つのテーマを紹介する**　147
　セッション7の手順　147
　信念を考え直す用紙をふり返る　147
　5つのテーマの概要を伝える　148
　安全のテーマを紹介する　149
　練習課題を決める　150
　感想を確認する　150
　〈配付資料〉 8-1　信念を考え直す用紙　151
　　　　　　 　　　信念を考え直す用紙（記入例）(A)　152
　　　　　　 　　　信念を考え直す用紙（記入例）(B)　153
　　　　　　 　　　信念を考え直す用紙（記入例）(C)　154
　　　　　　 　　　信念を考え直す用紙（記入例）(D)　155
　　　　　　 　　　信念を考え直す用紙（記入例）(E)　156
　　　　　　 8-2　練習課題6　157
　　　　　　 8-3　安全のテーマ　158
　　　　　　 8-4　練習課題7　160

第9章　トラウマのテーマ　安全、信頼、力とコントロール：セッション8-10 ── 161

　セッション8・9・10の目標　161
■**セッション8：安全について話し合い、信頼のテーマを紹介する**　161

セッション 8 の手順　　161
　　　信念を考え直す用紙をふり返る　　161
　　　信頼のテーマを紹介する　　163
　　　練習課題を決める　　164
　　　感想を確認する　　164
■**セッション 9：信頼について話し合い、力とコントロールのテーマを紹介する**　　164
　　　セッション 9 の手順　　164
　　　信念を考え直す用紙をふり返る　　164
　　　力とコントロールのテーマを紹介する　　167
　　　練習課題を決める　　168
　　　感想を確認する　　168
■**セッション 10：力とコントロールについて話し合い、価値のテーマを紹介する**　　169
　　　セッション 10 の手順　　169
　　　信頼のスターと信念を考え直す用紙をふり返る　　169
　　　価値のテーマを紹介する　　172
　　　練習課題を決める　　172
　　　感想を確認する　　173
　　　〈配付資料〉　9-1　信頼のテーマ　　174
　　　　　　　　　9-2　練習課題 8　　177
　　　　　　　　　9-3　信頼のスター　　178
　　　　　　　　　　　　信頼のスターの例（A）　　179
　　　　　　　　　9-4　力とコントロールのテーマ　　180
　　　　　　　　　9-5　練習課題 9　　183
　　　　　　　　　9-6　あなたの力の使い方　　184
　　　　　　　　　9-7　価値のテーマ　　185
　　　　　　　　　9-8　練習課題 10　　189
　　　　　　　　　9-9　コンプリメントを与える・受ける用紙　　190
　　　　　　　　　9-10　自分のためによいこと用紙　　191

第10章　価値、親密さ、将来に目を向ける：セッション 11・12 とアフターケア──　192

　　　セッション 11 と 12 の目標　　192
■**セッション 11：価値について話し合い、親密さのテーマを紹介する**　　192
　　　セッション 11 の手順　　192
　　　信念を考え直す用紙をふり返る　　192
　　　コンプリメントを与える・受ける／行動活性化の課題をふり返る　　194
　　　治療の終結について話し合う　　195
　　　親密さのテーマを紹介する　　195
　　　練習課題を決める　　196
　　　感想を確認する　　196
■**セッション 12：親密さについて話し合い、最後の出来事の意味筆記に取り組む**　　196

セッション12の手順　196
　　　信念を考え直す用紙をふり返る　197
　　　最初と最後の出来事の意味筆記をふり返る　199
　　　治療の経過とクライエントの進歩をふり返る　199
　　　将来の目標を見つける　199
　　　アフターケアについて　200
　　　〈配付資料〉10-1　親密さのテーマ　201
　　　　　　　　　10-2　練習課題11　205

［第Ⅳ部　さまざまな実施法と特に考慮すること］

第11章　さまざまなCPT
筆記ありのCPT、回数変動型のCPT、急性ストレス障害へのCPT ─── 208

　　　筆記ありのCPT（CPT+A）　208
　　　回数変動型のCPT　215
　　　急性ストレス障害へのCPT　217
　　　〈配付資料〉11-1　CPT+A セッション3の後の練習課題　219
　　　　　　　　　11-2　CPT+A セッション4の後の練習課題　220
　　　　　　　　　11-3　CPT+A セッション7の後の練習課題　221

第12章　集団CPTと性的虐待へのCPT ─── 222
　　　集団CPT　222
　　　性的虐待向けCPT　233
　　　〈配付資料〉12-1　性的虐待向け認知処理療法（CPT-SA）：治療の概要　234

第13章　さまざまなトラウマに取り組む ─── 237
　　　戦闘と軍人の精神　237
　　　性的暴行　240
　　　親密なパートナーによる暴力　242
　　　災害と事故　243
　　　脳損傷、低い知的水準、高齢／認知症を伴うクライエントのトラウマ　243
　　　悲嘆により複雑化したPTSD　244
　　　青年期におけるトラウマと、他の発達段階における効果　245
　　　〈配付資料〉13-1　修正版　考え直し用紙　248
　　　　　　　　　13-2　修正版　信念を考え直す用紙　249
　　　　　　　　　13-3　簡易版　信念を考え直す用紙　250
　　　　　　　　　13-4　悲嘆と服喪に関するスタックポイントの例　251

第14章　多様性、さまざまな文化への適応 ──── 252

　　人種／民族、性的志向における多様性　253
　　宗教と道徳観念　253
　　多言語／多文化への CPT の適応　256

訳者あとがき　261
用語解説　264
文　　献　268
索　　引　276

本書の購入により、https://www.sogensha.co.jp/cpt/ から関連マテリアルをダウンロードしてご使用いただけます（右下の QR コードからのダウンロードも可能です）。ただし、個人的な使用や、個々のクライエントの使用に限られます（詳しくはコピーライトのページをご参照ください）。

＊原著紹介 URL　www.guilford.com/resick-forms

第Ⅰ部
心的外傷後ストレス障害と認知処理療法の背景

第1章　認知処理療法の起源

第2章　CPTの研究

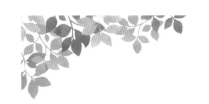

第 1 章

認知処理療法の起源

　心的外傷後ストレス障害（PTSD）の理論には、初期の学習理論、認知理論、構成主義理論などがある。こうした理論はすでに他所で紹介しており（Chard, Schuster, & Resick, 2012; Resick, Monson, & Rizvi, 2013; Monson, Friedman, & La Bash, 2014）、認知処理療法（Cognitive Processing Therapy CPT）の開発に影響を与えた部分もあればそうでない部分もある。そのため、私（パトリシア・リーシック）としては、本章を第 1 人称で、いくぶん自伝的に書くことにした。そうすることで、当初どのように CPT を開発したか、そのうえで何から影響を受けてきたか、そして、協同研究者やその他の人々の関与を通して、どのように現在の CPT に至ったかを読者が理解できるよう心がけた。本章はまた、理論の重要性を強調する。理論は治療者を導く指針となる。クライエントに対して、どうしてその人が PTSD になっているのか、何が PTSD を維持させ、どのように克服できるかを説明し、CPT から逸れずに治療を進める指針となる。また、治療で困難に直面した際には、トラウマからの回復について考える指針ともなる。本書では、折に触れて CPT の理論基盤に立ち戻る。

CPT の起源

　私のトラウマ領域の研究キャリアは、サウスカロライナ医科大学（MUSC）とチャールストン退役軍人援護局（Veterans Administration; VA; 現在の退役軍人局 Veterans Affairs の前身）でのインターンシップから始まった。そこではさまざまな仕事があったが、その中の 1 つに、1970 年代半ばの米国では数カ所しかなかったレイプクライシスセンターでの仕事があった。私は、最初期のレイプクライシスカウンセラーとなった。その職についたまさに当日夜に緊急電話が入り、深夜に病院へと向かった。起こった出来事の衝撃のあまりに、ほとんど話せなくなっている女性に会った。私は彼女の側にそっと腰掛けて、看護師か医師が来るのを待っていた。すると彼女の夫が救急救命室のドアを抜けて突進して、「やつらは何をしてくれたんだ？」と叫んだ。彼の反応にあっけにとられた私は、この女性の身に何が起こったのか知るよしもなく、また、どうやって彼女を助けてよいか全くわからなかった。仲間のカウンセラーや私は擁護者（advocate）として、救急救命室でそうした被害にあった女性たちの側にいて（非常に長時間いることも多かった）、被害女性が希望した場合には一緒に診察室に入った。そこでは、（通常は男性の）医師やレジデントが医学的処置や証拠採取を、多くの場合、雑にこなしていた。そうした医師らは、救命室の他の

"本物の患者"のもとへと戻りたがっているようすをあからさまに示しながら処置をしていた。

レイプクライシスセンターのメンバーのなかには、救急救命室でのレイプ被害者に対するより人道的な処置がなされるよう活動したり、医療分野における教育の推進に取り組んだりする者もいた。臨床心理学の博士課程の学生であった私は、この領域の文献にあたることにした。図書館に行き、*Psychological Abstracts* のすべての索引を読み通した。同期の学生ジョアン・ジャクソンと私はすべての巻を探したが、5つの論文しか見つけられず、しかもそれらは役に立つものではなかった。社会学の論文を見つけたが、これは被害者側のレイプ誘発要因について書かれており、被害者非難を展開するものであった。

しかしながら、ちょうどその当時、いくつかのことが起こった。スーザン・ブラウンミラー（1975）は『レイプ・踏みにじられた意思』を執筆し、レイプが女性支配の強力な武器として利用されてきた歴史を詳述した。さらに、全米女性機構を通して、レイプ被害にあった女性たちが"声を上げる"運動を起こしたことで、レイプ被害者数が非常に多く、かつ、レイプによる被害が深刻であることがかなりはっきりと知られるようになった。バージェスとホルムストロム（1976）は、米国精神医学雑誌で重要な論文を発表した。それは、救急救命室において92人のレイプ被害者に面接調査を実施した一連の論文であった。ついには、米国精神保健研究所はレイプについての研究に300万ドルの研究費を新設し、私自身も2つの研究費申請書の執筆に関わることとなった。1つはMUSCのディーン・キルパトリックとの申請で、もう1つは博士号を終えるために戻ったジョージア大学でのカレン・カルホーンとの申請であった。どちらも研究助成を得ることとなった。

MUSCにおける最初の研究は、被害者の恐怖と不安に関する前向き縦断研究と、短期間の行動的介入法の開発研究だった。この介入法ではその後、マイケンバウムの対処スキル訓練の研究に基づくストレス免疫訓練を活用することとなった（Meichenbaum & Cameron, 1983; 我々が使用していた1972年当時は未公刊だった）。ジョージア大学での研究は、アトランタにあるグレディ記念病院で行われた。毎年この病院では、レイプされた女性1000人が救急救命室で処置を受けていた。この前向き縦断研究では抑うつに注目していた。研究の目的はシンプルなもので、レイプは恐怖や抑うつの反応を生み出すかという疑問（当時まで誰も研究していなかった）であり、もしそうであれば、その症状がどれほど持続するかという疑問であった。私たちはまた、レイプクライシスセンターで実施できる治療の開発を試みていた。

これらの研究が進められているあいだ、私はサウスダコタ大学に籍を置いており、月に1度、チャールストンからアトランタに通い続けた。サウスダコタ大学で4年、そしてチャールストンに戻って1年過ごした後、私はミズーリ大学セントルイス校で職を得た。より有名な大学からの誘いもあったが、私の研究を継続するにはそれなりの大都市にいる必要があり、セントルイスはその条件を満たしていた。

私自身が初めて助成を受けた研究は、やはり前向き縦断研究で、女性のレイプまたは強盗被害者と男性の強盗被害者とを比較するものだった。助成金は国立精神保健研究所（NIMH）と国立司法研究所（NIJ）から得られた。一方、私は大学による少額の助成を利用して、治療効果研究にも手をつけようとしていた。最初に行ったのは、まだ不安という視点に限られた研究ではあったが、集団版のストレス免疫訓練と、アサーショントレーニング（アサーションは不安を打ち消すと考えられたため）と、支持的精神療法との比較だった。その頃にはDSM-Ⅲ（Diagnostic and Statistical Manual of Mental Disorders, Third Edition, American Psychiatric Association, 1980）が出版され、不安障害

のなかに、PTSDという新たな診断名が加わっていた。DSM-Ⅲによるトラウマティックなストレッサーの定義の具体例としてレイプが取り上げられていたが、当時まだPTSDの尺度は盛り込まれていなかった。私が同僚と行った研究では、測定のためにImpact of Event Scale（IES: Horowitz, Wilner, & Alvarez, 1979）とDerogatis Symptom Checklist–90（Derogatis, 1977）を用いた。この小規模な研究では治療後の改善が認められたが、3種類の介入のあいだに違いは見られなかった（Resick, Jordan, Girelli, Hutter, & Marhoeder-Dvorak, 1988）。この研究では集団のリクルートペースの予想ができなかったためにランダム割り付けを行わなかったが、バイアスを最小化するために介入群の順序をあらかじめ決めて実施した。後に気づいたことだが、介入法による違いが見られなかった理由の少なくとも一部は、おそらくサンプルサイズの小ささと検定力不足にあった。しかし、この研究の考察においては、私は治療法、期待理論、心理教育、認知的変化の共通項に注意を向けていた。

　当時主流だったのは、レイプ後の心理反応を恐怖反応の古典的な1次条件づけと、その反応を他の引き金（トリガー，trigger）に般化させる2次条件づけから捉える理論であった（Kilpatrick, Resick, & Veronen, 1981; Kilpatrick, Veronen, & Resick, 1979）。後にPTSDの診断が導入されると、逃避と回避の学習がPTSDの症状維持に重要な役割を果たすことが認識されるようになった。すなわち、感情反応が強固に条件づけられた人は、危険のない状況でもトラウマを思い出させる刺激を回避・逃避すると理解されるようになった。Mowrer（1960）による古典的条件づけとオペラント回避の二要因理論は、Foa and Kozak（1986）によるPTSDの情動処理理論とともによく議論されるようになった。後者は、人は刺激、反応、意味という3要素を伴う恐怖ネットワークを発達させるというLang（1977）の理論に基づく。私自身は臨床経験のなかで、多くの女性が「彼が私を殺そうとしたわけではないことはわかっています。けれども、これは非常に大きな裏切りで、彼が私にしたことには激しい恥辱と嫌悪を感じます」と話すのを聞き、レイプ後のPTSDが単なる恐怖／不安障害であるという考えに疑問を抱くようになった。1つでも例外がある理論は修正する必要がある。そこで私は、PTSDの認知理論に目を向け始めた。

理論的影響

　レイプ被害者に見られる抑うつについて、私たちの最初期の概念化（Kilpatrick, Veronen, & Resick, 1982）では、うつ発症をいくつかの既存の理論の枠内で考察していた。たとえば、正の強化が働かないためのうつ症状や（Lewinsohn, 1974）、被害体験が予測不能でコントロール不能な性質のものであることから生じる学習性無力感（Seligman, 1971）といった考え方である。Paykel（1974）は、抑うつがネガティブな人間関係上の出来事、脅威となる出来事、あるいは自己価値感が傷つけられることで生じるという説を唱えた。言うまでもなく、レイプ被害者はこれらすべてを経験する。

　1960〜70年代に、アーロン・T・ベックがうつの原因を研究し、独自の認知理論を提示した。この理論は人がいかに社会からネガティブで誤った信念を吸収し、それによって恥や抑うつが生じるかという点に着目していた。ベックとその同僚たちは、うつの認知療法のための治療マニュアルを作成した（Beck, Rush, Shaw, & Emery, 1979）。これはマニュアル化された最初期の治療法の1つだった。しかし、私は治療者にセッションごとにどう治療を進めるかを示す、より具体的で段階的な治療法を求めていた。臨床家がそのマニュアルを手に取り、治療を実践できるようになるといいと考えていた。また、クライエントに、よりバランスのとれた新しい対処法や考え方を教え、

私たちがストレス免疫訓練で行ったように、クライエントが自分自身の治療者になる手助けをしたいと考えていた。それには、ベックらが提案したソクラテス式問答を用いた治療が望ましいと思われた。治療者がクライエントに質問をして、クライエントが自ら答えを考え出すのを促すやり方である。しかし、ベックらによるうつの認知理論は、今・ここの現在の思考に焦点を当てていた。私は、PTSDの治療においては、まずトラウマティックな出来事をふり返り、クライエントの考え方がどこで生まれたのか、トラウマティックな出来事についてそのとき感情的な処理ができていたかを理解する必要があると考えていた。私は最初に、回復していないクライエントはトラウマティックな出来事以後、自分の考えのなかにスタックしている（引っかかる、行き詰まる）という概念化を行った。そして、クライエントのこうした思考を「スタックポイント」と呼び始めた。

　もう1つの着想はMcCannらの論文や著作から得られた（McCann, Sakheim, & Abrahamson, 1988; McCann & Pearlman, 1990）。彼らは、トラウマを受けた犠牲者について構成主義的な自己形成理論を立てた。この理論はMahoney（1981）の構成主義に基づいていた。構成主義では、人間は自分の現実を積極的に作り出す存在であり、「現実」は何かというその人のなかでの既成概念や判断の枠組みに制約されながら新たな体験が解釈されると考える（Mahoney & Lyddon, 1988）。McCannらは、トラウマについての構成主義的理論を提唱した。人は出来事からその意味を構成するという発想である。彼らは照合枠（経験を理解するための安定し、一貫した枠組み）とは別に、トラウマの影響を受けやすいスキーマ（心的構造と要求）として、安全、信頼、力とコントロール、価値、親密さに関するスキーマがあるという理論化を行った。これらのスキーマには、自己指向的なものと他者指向的なものがある。これらのスキーマはクライエントとの話し合いのなかに頻繁に出てくるため、私たちはMcCannらの仕事を比較的短期の認知行動療法に利用できるのではないかと考え始めた。

　また、Hollon and Garber（1988）の理論からも影響を受けた。彼らは、人が自分のスキーマと相いれない情報に接すると、以下のどちらかの認知処理が起こると考えた。1つは、その人のそれまでの信念は変わらず、情報がその信念／スキーマに同化する認知処理である（「私はレイプなどされていない。あれは誤解だった」「私が相手に、してもいいと考えさせるようなことを何かしたに違いない」など）。もう1つは、既存の信念（「レイプ犯は必ず見知らぬ人だ」など）が、新たな矛盾した情報を統合するかたちで調節される認知処理である（「知人にレイプされることもありうる」など）。治療ではこれらの2つの認知処理が標的となる。Hollon and Garberが提唱したこの内容は、言うまでもなくPiaget（1971）の研究に基づいている。私にとっては、Piagetの理論を治療やトラウマの文脈で考える初めての機会となった。

　トラウマを体験した人々と治療に取り組むなかで、私はさらに、人はときに信念を変化させすぎることがあることに気づいた。トラウマティックな出来事を歪め、それを同化しようとする認知処理があるときでさえ、過剰に調節する認知処理が起こる。信念を過剰に一般化し、スキーマを同じような対象全体に拡大する（「私はいつでも悪い決断をする」「誰も信用できない」「周囲の全員を支配しなければならない」など）。私たちはこれを「過剰調節」と呼んだ（Resick & Schnicke, 1992, 1993）。私たち（大学院生のMonica Schnickeと私）はCPTの開発初期に、最初にトラウマの同化への取り組みを行い、インデックストラウマが解決するまで過剰調節された信念には移らないことが大切であることに気づいていた。たとえば、トラウマティックな出来事が起きたことでクライエントが自分を責めるのをやめたなら、「自分は適切な判断ができない」という考えへの取り組

みが容易になる。それゆえ、過剰調節されたテーマは、治療の後半で取り組むような構成とした。

CPTの開発初期

　最初のCPT研究は、ミズーリ大学セントルイス校の少額の助成金を得て行われた。CPTは集団療法で実施した。集団のほうが個人療法よりも多くのデータが集められるという現実的な理由からだった。NIMHの助成を受けてランダム化比較試験（Randomized Controlled Trial　RCT）を実施する頃までには84症例で試験的治療を行っていた。最初のCPTマニュアルもすでに発表していたが、ここには集団療法の最初の35人と、個人療法の最初の9人のクライエントの経験が含まれていた（Resick & Schnicke, 1993）。

　1994年に、当時大学院生だったキャスリーン・M・チャード（私の最初のポスドク・フェロー）が、幼少期の性的虐待歴を持つ人向けに、集団療法と個人セッションを組み合わせたCPTを考案した。チャードは、治療者としてCPTとPE（持続エクスポージャー療法）および待機リスト対照群との比較研究（この研究については第2章を参照）を進める一方で、CPTの応用研究（CPT-SA: CPT for Sexual Abuse）への助成金申請を行った。CPT-SAは、集団療法と個人療法を組み合わせることに加え、以下のテーマを扱ういくつかのセッションを含んでいた。家族の「ルール」（「何かがうまくいかなかったら、それはおまえのせいだ」など）、子どもの発達段階に応じた能力（4歳児に5時に帰宅するようにというのは多くを期待しすぎている、など）、アサーション、自分や他者のための力の使い方、社会的サポートである。

　チャードはCPT-SAの開発過程で、PTSD患者のあらゆる信念がトラウマにより壊されるわけではないことに気づいた（Janoff-Bulman, 1992）。研究とPTSD治療を続けるなかで、むしろ、トラウマがスキーマに合致する場合があることが明らかになってきた。私たちが観察したところでは、クライエントが子どもの頃に（精神的、身体的、性的）虐待を受けていたり、新しいトラウマティックな出来事以前にもトラウマを体験していると、出来事の際にすでに（おそらく以前からずっと）、自分という人間についてや、その出来事で自分が果たした役割についてネガティブな信念（「私は悪いことが起きてしかるべき人間に違いない」など）を抱いていた可能性がある。新しいトラウマがそのまま同化されるのは、スキーマと食い違うからではなく、スキーマに合致しているからにほかならない。すると、以下の疑問が浮かび上がる。信念が初めから新しい出来事に合致しているとしたら、こうした人々はなぜPTSDを発症するのか？　こうした人々は新たにPTSDを発症しているのではなく、すでにPTSDだった可能性がある。ただ、新たな出来事が、自分や他者についての歪んだ信念や、トラウマティックな出来事における自分の役割についての歪んだ信念を強化したのかもしれない。言い換えれば、以前からの信念が正しいことの「証明」として、新たなトラウマティックな出来事という情報が利用されるということである。その場合、PTSDは悪化し、信念はさらに強固になる（Resick, 2001; Resick, Monson, & Chard, 2007）。一方、自己や他者についてのネガティブな信念を以前から抱いている場合でも、「なぜ私が？」「なぜまた？」と自問することはあるだろう。これまでのトラウマの原因だと考えていたことを改善しようとあらゆる努力をしたり（「完璧になろうと努力した」）、他の家族と自分とを比較して自分の何が悪いのかわからなかったりするため、新たなトラウマティックな出来事は既存の信念に合わないものとして解釈されることもある。

CPTと他療法のもう１つの相違点として、取り組む感情の範囲と種類がある。PTSDは、DSM-5（American Psychiatric Association, 2013）が出るまで、不安障害に分類されていたため、現在のPTSD理論の多くは恐怖と不安に焦点を置いている。不安障害を主な研究テーマとしていたわけではなかったからか、私はクライエントが訴える「誤った」罪悪感、恥、嫌悪、悲しみなど、不安以外の感情に強く印象づけられていた。実際、私たちが実施した縦断研究では、ほぼ全員が出来事のあいだの恐怖を報告したが、大半の人はその恐怖からは回復し、その恐怖が必ずしもフラッシュバック、侵入的記憶、悪夢、回避をもたらしているとは思えなかった。また、PTSDが恐怖条件づけだけに関わるとしたら、トラウマの種類に関係なくPTSDの発症率は同じになるはずである。しかし疫学研究（Kessler, Sonnega, Bromet, Hughes, & Nelson, 1995など）から、すべてのトラウマが同じ影響を残すわけではないことが明らかになっている。レイプなど、人間が関与するトラウマは、自然災害や事故などの人間が関係しないトラウマよりもPTSDの発症率が高い。そのため、恐怖条件づけのみでは説明のつかない何らかの要因があり、トラウマティックな出来事を経験した人は、その出来事を自分の信念と過去の経験に関連づけて解釈していると考えられる。

　また、PTSDを抱える人のほぼ全員に、自己非難*や他者への誤った非難が見られ、これが罪悪感や恥につながっていた。私は9.11の同時多発テロの後、CPTの包括マニュアルを書き上げたが（Resick, 2001、未出版）、そのときまでに「自然な」感情と「作られた」感情を区別していた。「自然な」感情は生来、身体に組み込まれているものであり、認知が介在するものではない（危機状況は恐怖や怒りを、喪失は悲しみを直接的に引き起こす）。「作られた」感情は、トラウマティックな出来事についての誤った認知から生じる。自然な感情は、回避されなければおのずと消え去る。一方で、思考から生まれる「作られた」感情（「このようなことはよい人間には起こらないことだから、これは私のせいだったに違いない」）は、正確な情報を得て考えが変わることで、ただちに消える。

　第２章で詳述するが、CPTの最初のRCTはレイプ被害女性を対象として、CPT、PE、最低限のケアしか受けない待機リストと比較した。参加者の大半（85％）は、レイプ以外の対人トラウマを持ち、41％は子ども時代の性的虐待を経験していた（Resick, Nishith, Weaver, Astin, & Feuer, 2002）。２番めのRCTは、治療のきっかけとなった主要な（インデックス）トラウマとして、成人後あるいは子ども時代に何らかの暴力を受けた経験を持つ女性を対象としていた。私たちがこの研究を進めているあいだ、キャンディス・M・マンソンが退役軍人局（VA）から助成を受け、退役軍人のためのCPTについて初めての研究を行った。参加者の大多数は、ベトナム戦争を経験した男性の退役軍人であった（Monson et al., 2006）。参加者の大半がすでに何年も治療を受けており、また全員が物質乱用の既往を持っていたため、CPTの12回のセッションで40％の退役軍人のPTSD診断が外れた結果は、この分野に衝撃を与えた。マンソンは、トラウマを経験した人々のあいだには、個々の相違点以上に共通点があり、退役軍人によるトラウマの解釈は、以前の研究で見られた暴力被害者による解釈にとてもよく似ていると述べた。

　私は2003年に、セントルイス、そして学術研究から離れ、VAの国立PTSDセンターに職を得て、女性健康科学部門の責任者となった。翌年、マンソンがボストンにやってきて私の補佐役に

---

　*日本語版では、self-blameやblameを"自己非難""非難"と訳している。これは、責任responsibilityとの違いを明確に区別するためである。書き言葉では"責める"と表記した場合に、本当に責任がある対象を責める場合（責任を負わせる）と、責任を伴わない対象を責める場合（非難する）が区別されにくい。実際の臨床場面での話し言葉では、self-blameやblameを"自分を責める（自責の念）""責める"と言うことが多いだろうと思われるが、治療者はこうした言葉の使い方に注意する必要がある。

就いた。また、チャードはケンタッキー大学からシンシナティの退役軍人医療センターに移り、PTSDプログラムの責任者になった。チャードはそれから数年のあいだに、シンシナティの外来クリニックを拡張したばかりでなく、PTSDのための3つの居住施設用治療プログラムを開発した。1つは男性向け、1つは女性向け、もう1つは脳の外傷を伴うPTSDに苦しむ人に向けたプログラムであった。チャードは、入所施設で治療を受けている退役軍人向けに個人療法および集団療法のCPTの適用も行った。マンソンは、CPTの側面を組み込んだPTSDカップル療法への取り組みを続けた。

CPTの普及

　2006年、私たち3人はVA中央局から資金提供を受け、CPTをVA組織全体に普及させるための資料の開発に着手した。現役および退役軍人の治療マニュアルを執筆し、トレーニング資料（注釈付きスライド、動画、トレーナー向けマニュアル、コンサルタント向けマニュアル）を開発し、さらに米国の最初のトレーナーグループを訓練した。VA組織の中でCPTを実践していた者はほとんどいなかったため、トレーナーの多くはセントルイスから呼び寄せられた（大学の元同僚やポスドク・フェロー、私自身が指導していた大学院生）。そのときまで私は1日コースのワークショップを開いたことがあるのみで、症例コンサルテーションを継続したことはなかった。マンソンは、ソクラテス式問答を教えることがこの治療で最も困難な部分であると強調するよう提案した。私たちがセラピーのなかで自然にやっていた行為（ソクラテス式問答）を他の治療者に教えるにあたって、その行為自体をしっかり考え直す必要があった。というのも、他の治療者たちは、クライエントに質問してはならない、思考を変えようとしてはならない、などと教えられてきたためである。私たちは、このソクラテス式問答をする理由も教えなければならないことを認識するようになった。ソクラテス式問答では、クライエントが自らスタックポイント（すでに説明したように、トラウマの体験以後にできた誤った考えや信念）を確認し、それをその時点で知っていたこと、その時点で実際に行った選択、そして（選択の余地があったとしたら）その選択をした理由といった文脈に位置づける質問をする。これらの質問をする理由を訓練生に伝える必要を認識するようになった。また、クライエントが意図と責任と予知不可能性とを区別できるよう援助する必要もあった。最後に、チャードが、治療を通じて「生きた」記録となるスタックポイント・ログを導入する必要があると指摘した。このログは、クライエントと治療者の双方が不健康な認知に注目し続け、支持的精神療法へと逸れていかないようにする助けになる。

　普及プログラムとして、最初の2年間で年22回のワークショップを実施した。その後、ワークショップと症例コンサルテーションを含むトレーニングを終えたVA治療者が増えるに従い、訓練プログラムのペースを落とした。その間、トレーナーたちからは、配付資料を簡略化して、教育水準の低い人々や、脳に外傷を負った人々にも使いやすくする方法について有用なフィードバックを受けた。また、スタックポイントを理解し、考え直しの質問に答えやすくするための資料「スタックポイントの説明」も作成した。CPTは、今ではVA関係だけでなく、全米およびさまざまな国のメンタルヘルスセンターを通じて普及している。

　CPTマニュアルはこれまでに12カ国語に翻訳されている。この治療法は文化の枠を超えて有効に働くようである（第14章参照）。トラウマティックな出来事がその人の認知に与える影響はきわめて個別的なものであり、個々の人によって異なる。そのため、どのような文化でも、クラ

イエントは出来事が起こった原因や、自分にとっての出来事の意味を考えることができる。概念に一部ズレが生じることもあるだろうが、多くの概念は適切に翻訳できる。伝統にのっとった非常に厳格な文化においてでさえ、すべての人が同じ考えを信じていることはなく、個々の人で信念にある程度のばらつきがある。人は自分で考えることができ、自分で自分の考えを変えることができる。

PTSDとCPTの生物学モデル

　トレーニングと概念化に加えて、最近、PTSDの生物学的基盤とCPTの有効性との関係をモデル化した。その大半は、扁桃体の活性化の研究に関係する。扁桃体は強い感情を引き起こす脳領域で、脳の全体に神経伝達物質を送り、緊急時の反応を引き起こす。扁桃体以外にも、研究の発展でわかった知見としては、PTSD患者の前頭前皮質の反応性が低下することと、当該部位の縮小がある（Shin, Rauch, & Pitman, 2006）。

　通常の闘争－逃走反応では、前頭前皮質（意思決定をする脳領域で、扁桃体をコントロールする）の活動が低下する。同時に、免疫機能や、消化など通常の身体機能も低下し、利用できるリソースをすべて闘争－逃走に使えるようにする。闘争－逃走反応に伴う自然な感情は、恐怖と怒りである。命が危険にさらされるような緊急事態に際しては、闘争－逃走反応の助けになるよう脳幹や神経伝達物質を活性化することのほうが、夕食を何にするか、あるいは将来転職するべきかを考えることよりも重要だからである。しかし、うまく調整された緊急反応（**図1-1**）では、危険が去ったことに気づける程度には前頭前皮質が活性化している。危険がなくなったと前頭前皮質が判断すれば、扁桃体に指令を送り、闘争－逃走反応を終了させ、副交感神経を通常の機能に戻す。前頭前皮質と扁桃体は相補的な関係を持つ。

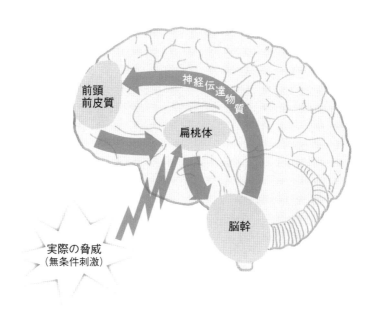

図1-1　適切に調整された緊急反応

PTSD 患者を対象とした研究では、これとは対照的に、前頭前皮質の活動が大きく低下する一方で、扁桃体の反応性が高まっていた。また、両者のあいだに機能上の関係が見られた (Shin et al., 2004)。PTSD の人では、扁桃体が過剰に活性化し、前頭前皮質の活動が低下するため（図1-2）、危険が去ったことを認識し、冷静になるために必要な時間が長くなる。

　Hariri ら（Hariri, Bookheimer, & Mazziotta, 2000; Hariri, Mattay, Tessitore, Fera, & Weinberger, 2003）は、実験参加者に、感情的になった人の顔の写真や、危険なものの写真を見せ、(1) もとの写真に合う写真を選ばせるか、(2) その感情や対象物にラベルづけをさせて、脳画像で扁桃体の活性化を見る研究を行った。(1) では扁桃体に変化は見られなかった。しかし、対象物にラベルづけをさせたり、その写真が自然な危険と人工的な危険のどちらに関係するかを言語表現させたりすると、前頭前皮質（言語野であるブローカ野を含む）が活性化され、扁桃体が沈静化した。

　そこで私たちは、対象物や写真にラベルづけをするだけで前頭前皮質を活性化させ、扁桃体を沈静化できるとしたら、クライエントにトラウマティックな出来事のイメージを再体験させるやり方よりも、特にクライエントにトラウマについて語ってもらい、質問に答えてもらう認知療法のやり方のほうが、より効果的に感情調整できるのではないかと考えるようになった。別の言い方をすれば、クライエントにトラウマティックな出来事を繰り返し想像させるよりも、認知療法のほうが直接的に変化をもたらせる、とも言える（図1-3参照）。連想されるのは、幼稚園の先生たちが直観的に知っていることである。先生は小さな子どもたちが興奮してわけがわからなくなっているときに、「言葉で説明してごらん」と話しかける。この先生たちは前頭前皮質と扁桃体の相補的関係を知らないかもしれないが、何に興奮したかを言葉で話すと子どもは落ち着くことを知っているのである。

　神経科学的知見は、若い人ほど PTSD を発症させやすいことを理解する助けにもなる。事実として、身体的・性的虐待や、レイプ、暴行、自動車事故、戦闘などは、成人前のほうが遭遇しやすいが、それとは別の理由である。前頭前皮質が十分に発達するのは 20 歳をかなり過ぎてからである。それゆえ、若者はトラウマを受けやすいばかりでなく、トラウマティックな出来事が起こったときにそれに対処するリソースも少ない（Johnson, Blum, & Giedd, 2009）。Johnson ら（2009）のレビュー論文によれば、

> 前頭前皮質は高次の認知処理と遂行機能とを調整する。遂行機能とは、計画、反応抑制、作業記憶、注意など、目標指向の行動に必要な、監督的な一連の認知スキルのことである。これらのスキルにより、人は、十分に時間をとって状況を判断したり、自分の意見を評価したり、一連の行為を計画したり、それを実行したりできる。遂行機能が弱いと、計画をしたり、注意を向けたり、フィードバックを利用したり、柔軟な考え方をしたりすることが難しくなる。これらがみな、判断や意思決定を損なう。(p. 218)

　幼少期、青年期にトラウマを経験した被害者は、成人して治療を受ける頃まで、まだ十分に遂行機能が発達していなかった段階で作り上げた認知に留まっていることがある。これほど多くのPTSD のクライエントが極端な信念を持ち、繰り返しトラウマを受けている理由はおそらくここにある。CPT はこうしたクライエントの感情調整能力を発達させ、認知の柔軟性を高めることで、認知的に未熟な時期に作り上げられ、その後、回避症状のせいで再検討されてこなかった前提や信念を変えていく手助けをする。CPT の目標の1つは、これらのクライエントが柔軟な考え方

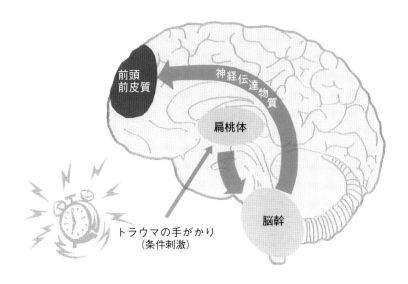

図1-2　PTSDの人が実際には危険でない状況でトラウマに関連した刺激に直面した際に起こる反応
Liberzon and Sripada(2008), Milad et al.(2009), Rauch et al.(2000), and Shin et al.(2001)のデータによる

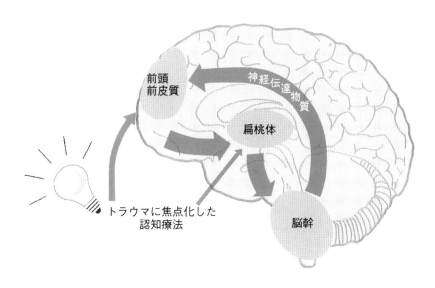

図1-3　認知療法はどう働くか：前頭葉をオンラインにし、前頭葉が扁桃体を抑制して、同時にトラウマ回路が十分に活性化している状態でも、極端な情動反応が起こらないようにする。

第1章　認知処理療法の起源　11

ができるよう、その方法を教えることにある。特に、トラウマティックな出来事の原因や、その出来事が自分や他者にどのような意味を持つかについて、自分が抱いてきた考えを批判的に検討する方法を教えることが目標となる。

名称の変更と用語の使い方について

　1988年以来、認知療法と「筆記曝露」を含む12セッションの療法を「CPT」と呼んできた。しかし、「筆記曝露」は当時の曝露療法の基準（すなわち、強い感情を引き出すための45〜60分間のトラウマ記憶の反復。セッション内およびセッション間での馴化を測定するための苦悩の評価を伴う）を満たしていなかった。そのため、技法のより正確な表現である「トラウマ筆記」に変更された。この部分のプロトコルについては第11章で説明する。

　CPTの要素分解研究が行われ（Resick et al., 2008、第2章参照）、トラウマ筆記を伴わないCPTは、CPT-C（認知療法だけのCPT）と呼ばれた。この研究からCPT-Cの有効性はCPTと同程度であり、トラウマ筆記は治療効果を高めないことがわかった。実際、CPT-Cのほうが症状の改善が早く、治療脱落率もCPTの34％に対してCPT-Cでは22％だった。また、Walter, Dickstein, Barnes, and Chard（2014）は米国のVA病院におけるプログラム評価データを検討し、CPTとCPT-Cで治療効果に統計的な差がないことを確認した。CPT-Cという名称は、1つの研究においては適切だろうが、かなり冗長であることに私たちは気づいた。これらや他のCPT-C研究の良好な結果から、私たちは認知療法のみのCPTを第1に考えることにした。それゆえ本書では、認知療法のみのかたちをCPTと呼び、トラウマ筆記を伴うかたちをCPT+Aと呼ぶことにする。治療の中心的な説明である第Ⅲ部（第5〜10章）は、CPTの説明である。第11章はCPT+Aを説明する。Resick et al.（2008）が要素分解研究で実施した筆記のみのプロトコルは本書では説明されていないが、興味のある読者にはこのプロトコルのマニュアルを提供できる（※訳注：日本語には翻訳されていない）。

　ここで、本書で用いる2つの用語について注記しておく。CPTのクライエントに対して「被害者（victim）」と「サバイバー（survivors）」という両方の表現を使っているが、本書では「被害者」のほうが多い。CPTを求めてやってきた、あるいは紹介されてきたPTSDの人の多くは、今なお「被害者」であり、まだ「サバイバー（生き延びた人）」ではない。また、「サバイバー」という表現には、そのトラウマティックな出来事で死んでいた可能性があったという含みがあるが、必ずしもそうではない人もいるだろう（そうである人も多いが）。しかし、文脈によっては「サバイバー」という言葉がクライエントを力づけることもある。

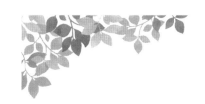
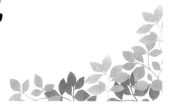

第 2 章

CPTの研究

　さまざまな対象集団に対するCPTの有効性（efficacy）と効果（effectiveness）が実証データにより強力に裏づけられている。実際、PTSD治療の2つのメタ解析（Haagen, Smid, Knipscheer, & Kleber, 2015; Watts et al., 2013）では、エビデンスベースの各種認知行動療法と薬物治療が比較され、検討したすべての介入のなかでCPT+Aが最も高い効果サイズを示すと結論づけられている。

　この章ではCPTの実証的基盤を概観する。今日までにCPTを検証した14のランダム化比較試験（RCT）が発表されている（※訳注：2018年6月時点では20のRCT）。現在もさらに多くのRCTが実施中である。加えて、実際の臨床現場におけるCPTの効果を検証する大規模な非対照研究も存在する。特殊なトラウマや併存疾患への適用について報告した重要な症例研究や小規模な非対照研究も存在するが、CPTに関する研究はあまりに多いため、この章での概観は上述の2種の研究（※訳注：RCTと大規模な非対照研究）に限定する。最初にRCTの主要な結果を概観し、次に、これらのRCTから派生して、副次評価項目におけるCPTの有効性と、それが治療に及ぼしうる影響を報告した研究を検討する。次に、認知変化についての研究を検討し、認知の変化がどのようにPTSD回復のメカニズムとなるかについて考察する。最後に、効果研究（effectiveness studies）をふり返る。

ランダム化比較試験

　最初のRCTでは、女性のレイプ被害者を対象として、CPT+A、PE（持続エクスポージャー療法、Foa, Rothbaum, Riggs, & Murdock, 1991）と待機リスト対照群を比較した（Resick et al., 2002）。PEはトラウマに対する2種類の曝露を用いる。クライエントはセッション中に想像曝露を行い（インデックストラウマの経過を声に出して、繰り返し、1人称の現在形で語る）、続いて治療者とともに感情の処理を行う。クライエントは毎日家で想像曝露の録音を聞く。さらに、クライエントは毎日45分間、日常生活の中でトラウマに関連する手がかりに曝露する現実曝露を行う。手がかりはしだいに苦痛の大きなものにしていく。

　CPT+AもPEも、治療終了時のPTSDと抑うつの改善において、待機リスト対照群よりも顕著に有効だった。CPT+AとPEとのあいだでは、どのような評価項目においても統計的な差異は見られなかった。実際、CPT+AとPEの差はほとんどなかったが、CPT+Aを受けた参加者の自己

報告のほうが罪悪感（Resick et al., 2002）、健康関連の懸念（Galovski, Monson, Bruce, & Resick, 2009）、絶望感（Gallagher & Resick, 2012）、自殺念慮（Gradus, Suvak, Wisco, Marx, & Resick, 2013）の改善が有意に高かった。これらの改善は、3カ月後と9カ月後のフォローアップ時点でも維持されていた。待機リストの参加者は、その後、CPT+AかPEのいずれかを受けた。これらの参加者も同じように改善を示した。

この研究では、長期的なフォローアップを行った（Resick, Williams, Suvak, Monson, & Gradus, 2012）。3つの条件のいずれかにランダムに割り付けた全員（すなわちITTサンプル）に対して、治療後5〜10年の時点で追跡評価を試みた。待機リスト群の参加者は、待機後に受けた治療に応じてCPT+AとPEにふり分けられた。追跡できた参加者（144／171）のうち、88％（n = 126）がアセスメントを受けた。ここでも、PTSDと抑うつへの長期効果について、CPT+AとPEとのあいだに差異は見られなかった。どちらの治療を受けた参加者も、治療終了時の改善を維持していた。また、その後の治療やトラウマ体験によって、改善効果の維持が変動することもなかった。

チャード（2005）は、幼少期に性的虐待を経験している成人を対象に、CPTの待機リスト対照試験を実施した。チャードはCPT+Aを拡張し、集団療法と個人療法を組み合わせた。これは、個人のトラウマ処理だけでなく、集団の凝集性を活用するとともに、幼少期の性的虐待後に起こる典型的な問題を参加者がノーマライズできるようにする（※訳注：自分と同じような体験やその後の反応をした人がいることを知ることで、自分の体験や反応を異常なものではないと学ぶこと）ためである。CPTを受けた群と待機リスト群とのあいだで、PTSD症状、抑うつ、解離についての臨床家の評価に統計的な有意差が見られた。さらに、治療脱落率も非常に低かった（全セッションに出席しなかった人はわずか18％だった）。CPTを受けた人のうち、治療終了時にPTSDの診断基準を満たしていたのは7％にすぎず、3カ月後のフォローアップでは3％、1年後のフォローアップでは6％だった。

マンソンら（2006）は、退役軍人に対する最初のCPT+A研究を実施した。参加者は全米のVA病院で募った。60人の退役軍人（80％はベトナム戦争経験者）をランダムにCPT+Aまたは通常の治療に割り付けた。その結果、通常の治療よりもCPT+Aのほうが、治療終了時と1カ月後のフォローアップにおいて、慢性のPTSDと多様な併存症が有意に改善した。治療終了時には、CPT+Aを受けた軍人の40％でPTSDが寛解していた。また、兵役に関係した障害認定は、治療効果やPTSDの診断とは関連しなかった。

リーシックら（2008）は、性的、身体的暴行を受けた女性被害者を対象としたCPT+Aの要素分解研究を実施した。この研究では、CPT+A、CPT、トラウマ筆記のみ（WAと略す）を比較した。比較のため、治療セッションに費やす時間は揃えられた。CPTとWAのあいだには有効性に差が見られたが、全参加者が治療終了時とフォローアップ期間に有意に改善していた。しかし、クライエントによる自己報告尺度の結果では、CPTのほうがWAよりも治療期間中に症状改善が早く現れていた。CPTはCPT+Aよりも2セッション、WAよりも4セッション早く、臨床的に意味のある改善を達成した（図2-1）。有効性について統計的な差はなかったが、脱落率はCPT+Aで34％、WAで26％あったのに対してCPTでは22％だったことは臨床的な意義がある。本書ではCPTとCPT+Aについて説明するが、WAについては説明しない。第1章でも注記したように、WAのマニュアルは著者の1人（リーシック）から提供可能である。

Forbesら（2012）は、オーストラリアの退役軍人ヘルスケア制度の受給者である退役軍人を対象にCPT+AのRCTを実施した。彼らはCPT+Aを行う治療者として熟練の治療者を使うのでは

なく、同制度内の臨床家を新たに訓練することで研究結果の一般化可能性を高めた。そして、マンソンら（2006）の研究と同じく、CPT+Aと通常治療を比較した。その結果、CPT+Aは、PTSD、不安、抑うつ、社会的な人間関係、パートナーとの人間関係に関して、通常の治療よりも優れていた。この結果は、治療者の経験やオリエンテーション（学派）、訓練の度合いにばらつきがあっても得られたものである。

　Galovski, Blain, Mott, Elwood, and Houle（2012）は、CPT+A治療の終結を治療反応に基づいて判断する方法と、12セッションに固定したプロトコルとを比較する重要な研究を実施した。この研究（症状モニタリングのみを行う待機リストを対照群としたRCT）では、CPT+Aの12回のセッションを受けた人でなく、「良好な機能水準」の定義を満たした人を「治療完遂者」として定義した。良好な機能水準とは、PDS（Posttraumatic Diagnostic Scale: Foa, Cashman, Jaycox, & Perry, 1997）の得点が20以下、ベックうつ評価尺度II（BDI-II）の得点が18以下であり、かつ、クライエントと治療者が治療目標の達成に合意すること、独立評価者によるPTSD診断が非該当であること、のすべてを満たす状態と定義された。早いクライエントは4回めのセッションで治療完遂と評価された。12回以前に終結が合意された場合、クライエントは最後の出来事の意味筆記を行い、CPT+Aの最終セッションを受けた。12回めのセッション終了時にまだPTSDが残っていると判断され、自記式尺度の得点が高い場合は、最大18回までセッションを続けた。18回を終えても良好な機能水準に至らない場合は、「治療無反応」とされた。

　この研究での脱落率は27％だった。残り50人のうち、12回のセッションで治療を終えた人は8％だけで、58％が12回以前に終了し、26％が12回以上を要した。8％は治療無反応群とされ

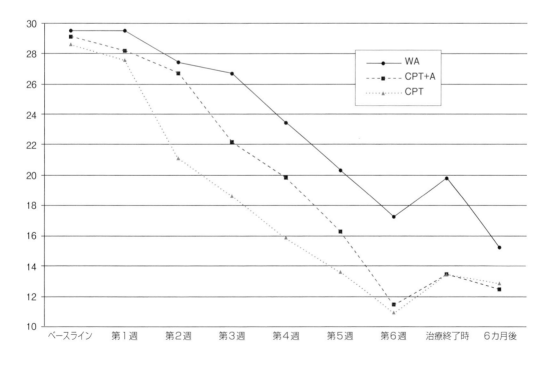

図2-1　治療中およびフォローアップ時のクライエントの自己報告によるPTSD症状の変化
　　データはResick et al.(2008)

た。しかし、3カ月後のフォローアップでなお PTSD と診断されたのは 1％にすぎなかった。

　Suris, Link-Malcolm, Chard, Ahn, and North（2013）は、米国の VA 病院で軍における性的トラウマに伴う PTSD に苦しむ男女の退役軍人を募り、CPT+A と現在中心療法（Present Centered Therapy PCT、Schnurr et al., 2007）を比較した。PCT は現在の症状と問題解決に焦点化した治療である。Forbes ら（2012）の研究と同様、CPT+A のトレーニングを受けてこなかった臨床家が治療を行った。PTSD と抑うつの症状はどちらの治療でも軽減したが、自記式尺度では CPT+A のほうが PCT よりも PTSD 症状の軽減が有意に大きかった。どちらの条件でも 6カ月までのフォローアップで改善は維持されていた。比較的小さなサンプルであったため、脱落率に統計的な有意差はなかったが、PCT では 18％、CPT では 35％だった。論文著者は、この研究が治療プロトコルへの忠実さ（treatment fidelity）の問題の影響を受けたと注記している。1人の治療者が CPT の実施において満足のいく能力評価を得られなかったため、この治療者が扱ったクライエントのデータは研究から除かれた。このように、この研究は臨床家による治療の忠実さの重要性を強調するものとなっている。

　Bass ら（2013）は、コンゴ民主共和国で CPT の RCT を実施した。コンゴでは精神保健上の資源が不足しているだけでなく、暴力の発生頻度が高い。論文著者は参加者を村ごとに、集団療法または個人療法へとランダムに割り付けた。7つの村の女性は集団 CPT を（n = 157）、8つの村の女性は個人支援と物資援助（n = 248）を受けた。治療者の最高学歴は高卒で、大半のクライエントは読み書きができなかった。Bass らの研究は、CPT が個人支援と物資援助よりも、PTSD、不安、抑うつの軽減および機能障害の改善で優れていることを示した。6カ月後のフォローアップで、CPT を受けた人で PTSD、不安、抑うつの基準を満たすと考えられたのは 9％にすぎず、支持的精神療法を受けた人では 42％に上った。この研究の発表時にニューヨークタイムズ紙は、Bass の次のような言葉を引用した。「コンゴでできるならどこでもできる」（Grady, 2013）。

　Morland ら（Morland, Hynes, Mackintosh, Resick, & Chard, 2011; Morland et al., 2015）は 2つの RCT を実施した。1つは男性の退役軍人を対象とし、もう1つは女性の退役軍人と民間人を対象とした。男性退役軍人の研究では、対面での集団形式と、テレビ会議を用いた集団形式とを比較した。両形式は非劣性の研究デザインにより検証された。つまり、テレビ会議を用いても、直接対面する場合より劣っていないかが検証された。どちらの方法でも PTSD は有意に軽減し、改善はフォローアップでも維持され、実施方法による差はなかった。また、治療同盟、治療へのコンプライアンス、満足度は高水準で、これも実施形式で差が見られなかった。Morland ら（2005）の女性を対象とした研究では、個人の対面治療と遠隔治療を比較した。また、女性退役軍人と女性民間人との比較も行われた。結果、どちらの治療法でも同等であった。ただし、女性民間人のほうが退役軍人よりも結果が良好だった。

　Maieritsch ら（2016）は、遠隔治療と対面治療を比較する研究を実施した。この研究に参加した退役軍人は、比較的最近、イラクやアフガニスタンで戦った軍人が中心だった。Maieritsch らも、両形式に違いはなさそうだと考えたが、この若い軍人ではどちらの条件でも治療脱落率がとても高かった（予想の 20％を大きく超え、43％だった）。若者を対象とした他の研究と同様、将来の研究では治療契約と維持を強調すべきであると彼らは提言している。退役したばかりでは仕事・人間関係・子どもが生活上での関心事項となり、自らの治療が後回しにされているのかもしれない。

　Bolton ら（2014）は、イラク北部のクルディスタンの田舎の診療所で働くコミュニティのメンタルヘルスワーカーとともに RCT を実施した。彼らは行動活性化によるうつ病治療（BATD;

Lejuez, Hopko, & Hopko, 2001; Lejuez, Hopko, Acierno, Daughters, & Pagoto, 2011) と CPT のトレーニングを受け、この研究には待機リスト対照群も含まれた。組織的な暴力（systematic violence）を受けた体験があり、かつ、抑うつ症状を呈していた者が試験に組み入れられた。参加者は3条件にランダムに割り付けられた。BATD は抑うつと機能障害に有意に効果を示した。CPT は機能障害にのみ有意な効果を示した。この結果は、PTSD ではなくうつの参加者を研究対象にしていた影響かもしれない。なぜなら、拷問を体験したサバイバーや難民の PTSD 患者を対象とした研究では、PTSD でもその他の併存症でも、有意な効果が示されているからである（たとえば Hinton et al., 2004; Schulz, Resick, Huber, & Griffin, 2006）。

Butollo, Karl, Konig, and Rosner（2015）がドイツで実施した RCT は、CPT と対話的エクスポージャー療法（DET）を比較した。DET はゲシュタルト療法に基づく治療法である。参加者は PTSD の男女141人で、トラウマの種類はさまざまだった。どちらの治療も期間は不定で、最大24セッションだった。どちらの治療でも脱落率は非常に低かった（治療を開始しなかった者も含め、DET で12.2％、CPT で14.95％。治療を開始した者の脱落率は DET 8％、CPT 9％だった）。どちらの治療も PTSD 症状は大幅に軽減した。しかし、治療終了時の結果は CPT のほうが有意に良好で、効果サイズも大きかった（DET は g＝1.14、CPT は1.57）。

最近、リーシックら（2015）は、現在軍務についている米国軍人を対象に、集団 CPT と現在中心療法（PCT）を比較する研究を行った。どちらの治療でも PTSD 症状は改善したが、CPT のほうが PTSD の改善が有意に大きかった。しかも、CPT では抑うつも有意に改善し、追跡評価でも改善が維持されていた。PCT のグループでは、ベースラインから初回セッションにかけてのみ、うつ症状が改善していた。これはおそらく期待効果によるものと思われる。

併存疾患、治療の媒介要因

幼少期の虐待歴

一部の臨床家や研究者は、幼少期の虐待歴を持つ人々には、短期の CPT や CPT+A に加えて追加の介入が必要かもしれないと懸念していた。それゆえ、CPT+A と PE の比較研究のフォローアップ研究の1つで、トラウマ症状調査票（TSI; Briere, 1995）を使い、より広汎な症状の検討が行われた。TSI は PTSD 症状の他、解離、機能不全的な性的行動、自己への気づきの低さ、緊張緩和行動などの諸症状を含む。この研究の参加者はすべて成人になった後にレイプ被害を受けていたが、幼少期の性的虐待歴の有無で群分けを行った（性的虐待歴有り41％）。両群とも PTSD と抑うつ、そして TSI の下位尺度で測定したすべての問題が有意に改善した（効果サイズも大きかった）。この改善は9カ月後のフォローアップでも維持された。さらに、幼少期の性的虐待歴の有無で、治療効果に差はなかった。

Resick, Suvak, and Wells（2014）は、CPT+A と PE を比較した臨床試験と、要素分解研究のデータを用いて2次解析を行い、幼少期の性的・身体的虐待歴の有無で治療効果に差があるかを検討した。比較研究では、どちらの治療法でも幼少期の性的虐待の頻度が治療脱落率を予測していた。身体的虐待の深刻度は、CPT+A よりも PE での脱落率の高さと関連していた。治療効果に関しては、幼少期の虐待の種類や体験量は影響していなかった。要素分解研究では、3条件について幼少期の虐待歴による脱落率の違いはなかった。しかし、幼少期の虐待歴がない患者では、CPT+A

やWAよりもCPTのほうで治療効果が高かった。また、虐待の頻度が比較的高かった患者は、WAよりもCPTやCPT+Aに良好に反応していた。

　Resick, Suvak, Johnides, Mitchell, and Iverson（2012）は要素分解研究のデータを用い、解離が強い人で治療反応が異なるかを調べた。CPT+A、WA、CPTのいずれでも解離症状は有意に軽減しており、それぞれで統計的な違いはなかった。しかし、治療前の解離の強さが治療効果と関連していた。治療前に解離が低かった対象者はCPTへの反応が最も良好で、解離が最も高かった対象者はCPT+Aのほうが良好だった。解離レベルが高い女性は、WAでトラウマ筆記のみ繰り返しても反応が良好でなかった。ここから、解離レベルの高い人が認知療法の効果を得るには、先にトラウマについて筆記することで、トラウマティックな記憶を一貫した物語に再構築するのを促す必要があると結論づけられた。

　この結論は、110人の女性退役軍人を対象とした研究によりさらに裏づけられた。この女性たちは、軍隊における性的トラウマ歴を報告していた（うち61人には幼少期の性的虐待もあり、49人にはなかった）。幼少期の性的虐待の有無で、治療前のさまざまな変数や治療効果が異なるかが検討された（Walter, Buckley, Simpson, & Chard, 2014）。その結果、治療前の変数や治療効果では差が見られなかった。そのため、軍隊の性的トラウマに関連するPTSDに苦しむ女性退役軍人に対しては、幼少期の性的虐待の有無にかかわらず、居住施設用CPTが有効であることが示唆された。

境界性およびその他のパーソナリティ障害の特性

　Clarke, Rizvi, and Resick（2008）は、CPT+AとPEの比較試験において、境界性パーソナリティの特性が治療効果に及ぼす影響を調べた。非適応的・適応的パーソナリティ調査票（SNAP、Clark, 1993）によって参加者は境界性が高い・低い群に分けられた。その結果、境界性パーソナリティの特性が高い群は低い群よりもベースラインのアセスメントでPTSDと抑うつ症状の得点が高かったが、治療脱落率に差はなかった。重要な点は、治療前の境界性パーソナリティの特性レベルは、治療効果を予測しなかった点である。実際、境界性パーソナリティ特性が高い群は、治療前はPTSDと抑うつ症状の重症度が高かったが、治療を通じて大きく改善し、治療終了時には境界性が低い群と同等のPTSDレベルになっていた。

　この結果は、Walter, Bolte, Owens, and Chard（2012）により、境界性を含む他のパーソナリティ障害でも再現された。彼らが研究対象としたクライエントは退役軍人のための居住施設用プログラムで治療を求めてきた人々で、パーソナリティ障害のある人もない人もいた。このプログラムでは集団と個人CPT+Aの組み合わせ治療が行われた。この研究では、PTSD治療の効果には、パーソナリティ障害の有無により統計的に有意な差が認められなかった。さらに、パーソナリティ障害のある人は、ない人に比べて、治療前後の抑うつの改善が大きかった。

自　殺

　PTSD患者において自殺念慮はかなり一般的に見られる。Gradusら（2013）は、PTSD治療が自殺念慮に及ぼす効果をCPT+AとPEの比較試験で調べた。その結果、どちらの治療でも自殺念慮は大きく減少した。フォローアップ期間中もわずかに減少が続いた。さらに、自殺念慮の減少はCPTのほうがPEより大きかった。どちらの治療でも自殺念慮の減少とPTSD症状の改善は関連したが、PEよりCPT+Aのほうで関連が強かった。これらの関連性は、研究開始時のうつ病の診断や、治療中の絶望感の変化では説明されなかった。

Bryanら（2016）は、リーシックら（2015）の集団CPT対PCTの研究の2次解析として、現役の軍人においてCPTが自殺のリスクと関連するかを調べた。その結果、どちらの治療でも自殺念慮率は低下していた。治療前に自殺念慮を持っていた兵士では、自殺念慮の重症度がどちらの治療でも有意に低下し、治療後12カ月までその状態が維持された。治療前からの自殺念慮が悪化した例は、集団PCT（37.5％）よりも集団CPT（9％）のほうが少なかった。

健康状態と睡眠

　Galovskiら（2009）は、CPT+AとPEの比較試験を用いて、健康関連の懸念（health related concern　※訳注：身体の病気でないかという心配）と睡眠障害への治療効果を調べた。これらはどちらもPTSDに苦しむ人に非常によく見られる併存症である。どちらの治療も健康関連の懸念を改善したが、PEよりもCPT+Aで改善が大きかった。睡眠障害に関しては、どちらの治療も、治療中からフォローアップ期間を通じて改善し、治療間に有意な差はなかった。しかし、大半の参加者が「よく眠れる」ようになるほどには改善していなかった。この論文では、身体的な健康問題に関してPEよりCPT+Aのほうが優れていた点は、CPT+Aで採用している認知的介入により説明できるかもしれないと述べられている。認知的介入によって、健康状態を含むさまざまな体験をより客観的に解釈できるようになるのではないかと考えられる。

　要素分解研究の試験で得られたデータから、Mitchell, Wells, Mendes, and Resick（2012）は、3つの治療が摂食障害の症状を改善するかを調べた。摂食障害調査票2（The Eating Disorders Inventory-2、Garner, 1991）を用い、問題となる摂食行動を測定した。この調査票には、痩せ願望、過食、身体への不満、無力感、完璧主義、対人不信、内部感覚への気づき、成熟恐怖、衝動制御、禁欲主義、社会的な安全感のなさなどの下位尺度がある。摂食障害の一部の症状（身体への不満、内部感覚への気づき、対人不信、衝動制御、無力感、成熟恐怖）は、3つの治療を通じて改善した。また、身体への不満を除く症状の改善は、治療中のPTSD症状の変化と関連した。この論文では、摂食障害症状とPTSDで最も緊密に重なる症状が、CPT+Aの治療要素に最もよく反応するだろうと述べられている。

心理生理学的機能

　要素分解研究の附属研究として、大きな音への生理学的反応性、特に驚愕反応に対する治療効果が検討された（Griffin, Resick, & Galovski, 2012）。治療を終えた参加者を、PTSD診断と症状の重症度に基づいて「治療反応群」（72％）と「非反応群」（28％）に分けた。治療反応群と非反応群のあいだに、治療前の生理学的尺度（瞬目の筋電図、心拍、皮膚伝導）において違いはなかった。治療反応群では3つのすべての尺度で驚愕反応が有意に減少した。加えて、治療後の大きな音に対する筋電図と心拍の反応は、非反応群よりも反応群のほうが有意に小さかった。十分な数の対象者が得られなかったため、介入の種類による違いは検討できなかった。この研究は、さまざまなかたちのCPTを終えれば（トラウマ関連の手がかりに限らず）驚愕反応全般の低減に効果的であることを示している。この研究によって、CPTの治療効果がより客観的なデータで示されたと考えられる。

心理社会的機能

　Galovski, Sobel, Phipps, and Resick（2005）は、個人のメンタルヘルス症状や生理的反応よりもよ

り広い観点で治療効果を捉え、その指標として心理社会的機能の変化を評価した。その結果、CPT+A と PE の比較試験で治療を終えた参加者において、測定したあらゆる種類の心理社会的機能が改善していることがわかった。これらには、職業、社交や娯楽、親戚関係、家族、親密恐怖、性的関心、非機能的な性的行動など、さまざまな側面での機能が含まれていた。

Wachen, Jimenez, Smith, and Resick（2014）は、CPT+A と PE の比較研究において、154 人の参加者の社会的機能を調べた。彼らは、自記式の社会適応尺度（Social Adjustment Scale-Self-Report, Weissman & Paykel, 1974）を使い、治療前から長期的なフォローアップまでの全般的な社会的機能、社交と娯楽、仕事、家族との関係、経済状況を、階層線型モデル（HLM）で検討した。その結果、すべての尺度で大幅な改善が見られ、CPT+A と PE の違いはなかった。

Monson ら（Monson et al., 2012）は、米国の退役軍人を対象とした Monson ら（2006）による CPT+A の待機リスト対照試験のフォローアップ解析を行った。彼らは CPT+A 実施後に改善した社会的機能のさまざまな領域を調べ、これらの変化が治療による PTSD 症状の変化とどのように関連するかを検討した。全般的な社会適応、親族との人間関係、家事の領域で、CPT+A は待機リスト対照群よりも改善していた。加えて、感情麻痺の改善が、あらゆる領域の改善と関連していた。同様に、回避症状の改善は家事の改善と関連していた。しかし、回避症状の改善は、親族との関係性の悪化と関連していた。この結果については、回避の減少により親族との接触が増加したものの、対人交流スキルの改善が伴わなかったために、親族との関係性が悪化した可能性があると考察している。

同様に、Shnaider ら（2014）は、要素分解研究での治療後の心理社会的機能の領域（すなわち日々の生活、家事、仕事、余暇／娯楽、家族関係、家族以外の人間関係）を調べた。また、機能の変化と PTSD 症状の変化の関連も調べた。その結果、3 つのすべての介入で、心理社会的機能の改善が見られた。治療終了時やフォローアップ時に、介入による違いは見られなかった。介入での差がなかったことから、すべてのデータを組み合わせ、心理社会的機能と 4 つの PTSD 症状クラスター（すなわち再体験、回避、麻痺、過覚醒）との関連が検討された。その結果、麻痺症状の改善は、家族以外の人間関係の改善と関連していた。また、過覚醒症状の改善は、全般的機能、日々の生活、家事の改善と関連していた。

Iverson ら（2011）は社会的機能に着目し、要素分解研究（Resick et al., 2008）のデータを用いて親密なパートナーからの暴力（Intimate Partner Violence）に関して検討した。150 人の参加者（ITT）のうち 61％が、IPV を受けた経験があると回答した。また 16％が、現在のパートナーから過去 1 年以内に IPV を受けており、その IPV がインデックスイベントであると回答していた。6 カ月後のフォローアップ時点で 22％が治療後に新たな IPV を経験したと報告した。Iverson らは、PTSD や抑うつに関して治療反応を示した参加者は、治療後に IPV を経験する割合がかなり低いことを確認した。これらの結果は、現在 IPV を振るうパートナーと関わりがある女性でも、過去のある時点で IPV を経験したという女性でも同様だった。

性　差

残念なことに、大半の CPT 研究は、対人暴力を受けた女性か、戦闘を経験した退役軍人の男性を対象に実施されてきた。しかし、Galovski, Blain, Chappuis, and Fletcher（2013）は、対人トラウマを経験した PTSD 患者を対象とした Galovski ら（2012）の研究の 2 次解析を行い、CPT+A の治療反応における性差を検討した。トラウマ歴や治療前の症状では、性差はほとんど見られなか

った。ただし、女性は性的暴行を受けている率が高く、男性は自分自身への怒りを持つ傾向があった。セッション数や、PTSDや抑うつ症状の改善度に性差は見られなかった。しかし、3カ月後のフォローアップでは、女性のほうが男性よりPTSD、抑うつ、罪悪感、怒り／易怒性、解離症状のレベルが低かった。この論文では、男性のPTSD患者にあわせて既存の治療法を改善するか、新しい治療法を開発する必要性に言及されている。

認　知

治療効果としての認知

CPTは認知療法であり、クライエントの信念に変化を与えるはずである。それゆえ、さまざまな種類の認知について治療効果が検討されてきた。認知の変化は、PTSD症状の改善の観点からも、治療メカニズムを検証する観点からも研究されてきた。前述したCPT+AとPEを比較するRCTは、罪悪感を治療前、直後、9カ月後のフォローアップで測定した（Resick et al., 2002）。待機リスト対照群と比較して治療群では罪悪感が改善しており、CPT+Aは大きな、PEでは小から中程度の効果サイズを示していた。CPT+AとPEは、罪悪感の2つの下位尺度（後知恵バイアス、正当化の欠如）において有意な差を示した。また、フォローアップ時点では4つの罪悪感尺度のすべてにおいて、両治療間に小から中程度の効果サイズの違いが見られた。

Owens, Pike, and Chard（2001）は、幼少期に性的虐待を経験した成人を対象としたChard（2005）の研究データについて、Personal Beliefs and Reactions Scale（PBRS; Resick, Schnicke, & Markway, 1991）とWorld Assumptions Scale（WAS; Janoff-Bulman, 1989）を検討した。両尺度ともトラウマとPTSDに関連する認知の歪みを調べるために開発された尺度である。WASの下位尺度はどの時点でも（治療前、治療終了時、3カ月後、1年後のフォローアップ）PTSD症状と相関しなかったが、PBRSの安全、信頼、力とコントロール、価値、親密さは1つ以上の時点でPTSDと相関が見られた。フォローアップのアセスメントではすべてが強く相関した。以下のPBRS下位尺度（なかったことにする〈undoing〉、自己非難、安全、信頼、力とコントロール、価値、親密さ）については、治療前と治療終了時に有意な差が見られた。治療終了時から2度の追跡評価までのあいだには、それ以上の変化は見られなかった。WASはPTSDとは相関しなかったが、治療前後では有意な差があった。さらに、3つの下位尺度のうち2つ（世間に善意を感じる、自分に価値を感じる）でも治療前後で改善が見られた。

CPT+AとCPTに含まれる「出来事の意味筆記」については、いくつかの研究が行われてきた。いずれのCPTでも、第1回セッションを終えた後、トラウマティックなインデックスイベント（※訳注：インデックスイベントについては、p. 30およびp. 264を参照）の原因と結果について少なくとも1ページ書くという最初の練習課題が出される。この課題はクライエントがインデックスイベントをどう解釈しているかを判断し、治療中に取り組むスタックポイントを探るために用いられる。最後のセッションで、クライエントにはインデックスイベントについてその時点であらためて何を考えているかという、別の出来事の意味筆記を書く課題が与えられる（詳しくは第5・6・10章を参照）。

いくつかの研究グループが、クライエントの信念が変化したか、その信念はPTSDの改善に関連しているかを判断するために、これらの出来事の意味筆記の内容をコード化して検討した。最初の研究はSobel, Resick, and Rabalais（2009）で、彼らは、「思考の節（clause）」に関して、出来事の意味筆記を以下の4カテゴリーにコード化した。同化、ほどよい調節、過剰調節、情報である。

出来事の意味筆記はさまざまな長さで書かれるため、Sobelらは筆記に占める各割合と、頻度について分析した。その結果、治療の開始から終了まで、ほどよい調節は有意に増加し、過剰調節と同化は減少していることがわかった。

　この研究について、Iverson, King, Cunningham, and Resick（2015）はさらにフォローアップ研究を行い、治療後5～10年の認知を調査した。この研究では、研究実施時と同じさまざまな指標を調査したのに加えて、参加者には出来事の意味筆記を書いてもらった。また、PTSDだけでなく抑うつ症状も調査し、認知が症状の維持・増加を予測するかを調べた。40人の女性から、治療初期、終了時、長期フォローアップ時の出来事の意味筆記のデータが得られた。長期のフォローアップ時にはPTSDと抑うつの改善は維持されていた（Resick, Williams, et al. 2012）。さらに、トラウマ関連の信念の長期フォローアップまでの変化が、PTSDと抑うつ症状の変化と有意に関連していた。すなわち、ほどよい調節の増加と、過剰調節の減少は、PTSDと抑うつ症状の低下と関連していた。Iversonらは、クライエントには治療終了後もバランスがとれ、調節された考え方の練習を続けるよう、強く促すべきであると結論づけた。

　Dondanvilleら（2016）は、現役の軍人のデータを用いて出来事の意味筆記をコード化した。この研究では集団CPTと個人CPTの参加者を対象とした。治療開始時と終了時に出来事の意味筆記を書いた参加者は63人だった。この研究でも、治療によって同化の思考と過剰調節の思考は減少し、ほどよい調節の思考は増加した。予想どおり、PTSDおよび抑うつ症状とほどよい調節の思考とのあいだには負の相関が、過剰調節の思考とPTSDおよび抑うつ症状とのあいだには正の相関が見られた。CPTに治療反応した者は、治療終了時までに過剰調節された思考が減り、ほどよい調節の思考が増えた。同化の思考はPTSDおよび抑うつ症状と関連しなかった。ただし、同化の思考は治療を通じて減少していた。これはおそらく、治療開始時の出来事の意味筆記に同化の思考が非常に少なかったためだと考えられる。治療初期の出来事の意味筆記で同化の思考が1つしか筆記されない（たとえば「すべて私のせいだ」など）ことが多く、それにより床効果となり統計的に有意な結果が得られなかったと考えられる。

　Price, Macdonald, Adair, Koerner, and Monson（2016）は、上述の退役軍人を対象としたRCT（Monson et al., 2006）において15人の退役軍人が治療開始時と終了時に書いた出来事の意味筆記について、質的研究（テーマ分析）を行った。浮かび上がったテーマは、安全、信頼、力とコントロール、価値、親密さ、感情／症状、視点、教育／仕事、そして（治療後の）CPTへの肯定的感想である。たいていは、最後の出来事の意味筆記までにすべてのテーマで改善が見られたが、慎重さを見せたり、治療前には回避されていた特定のテーマ（たとえば安全や信頼）や感情（悲しみなど）のスタックポイントに取り組み続けているとの記述もあった。

治療機序としての認知

　Gallagher and Resick（2012）は、リーシックら（2002）の研究でインデックスイベントとしてレイプを挙げた女性のデータを解析し、絶望感について、治療効果およびPTSD改善の媒介因子として検討した。CPT+Aを受けた参加者は、PEを受けた参加者よりも治療前後の絶望感の減少が大きかった。絶望感の変化はPTSD症状の変化を予測したが、その程度もPEよりもCPT+Aのほうが強かった。Gilman, Schumm, and Chard（2011）は、PTSD治療を求めてやってきた退役軍人を対象とした研究で、(Gallagher and Resickとは異なる尺度を用いて、絶望ではなく)希望を調査した。この研究では、居住施設用プログラムでの治療を通じて、PTSD症状、抑うつ、希望を測定した。

その結果、治療中間での希望の高さはその後の PTSD と抑うつの減少に影響していたが、その逆の影響はなかった。この知見は、希望が症状軽減メカニズムの 1 つであるという考えを示唆する。

　Schumm, Dickstein, Walter, Owens, and Chard（2015）は、CPT を受けた男女の退役軍人で治療前、中間、終結時の時系列分析を行い、認知（自己についてのネガティブな信念、世界についてのネガティブな信念、自己非難）と PTSD と抑うつの縦断関係を検討した。すべての尺度の得点が治療を通じて有意に改善した。また、治療前から中間までの自己非難と自己についてのネガティブな信念の変化が、中間から終結時までの PTSD の変化を予測し、時間的に先行していた。さらに、自己についてのネガティブな信念は抑うつの変化に先行した。また、治療前から中間までの抑うつの変化は、自己非難と PTSD の変化に先行した。これらの結果は、ネガティブな認知の改善が PTSD の変化のメカニズムにおいて重要であるという考えを支持する。

プログラム評価／有効性研究

　RCT によって有効性を検証することは重要であるが、最終的に重要なのは地域の現場においても効果的であり、うまく導入されることにある。参加者を治療条件にランダムに割り付けずに、臨床現場、特に VA 病院での CPT+A プログラムを検討した研究がいくつかある。CPT+A と CPT は 1987 年以降、何千人もの治療者に広められてきた。その提供プログラムでは、クライエントごとの PTSD チェックリスト（PCL; Weathers, Litz, Herman, Huska, & Keane, 1993。配付資料 3-1 参照）の記録がデータベース化されている。CPT+A を初めて実施した治療例（Chard, Ricksecker, Healy, Karlin, & Resick, 2012）では、327 人の治療者が 374 人の退役軍人の治療前後の PCL 得点を報告している。12 セッションの CPT+A を終えた退役軍人は、PCL で平均 19 点の変化を報告した（臨床的に意味ある変化は 10 点とされる）。

　Kaysen ら（2014）は、ミッドウエスタン VA 病院で、少なくとも 1 回の CPT+A または CPT のセッションに参加した退役軍人 536 人の記録を調べ、アルコール使用障害が PTSD に及ぼす影響を検討した。49％が現在・過去にアルコール使用障害の診断を受けていた。この退役軍人は、CPT+A のセッションを平均 9 回受けた。アルコール使用障害の病歴がない群、病歴がある群、現在アルコール使用障害である群で治療結果に差は見られず、PTSD と抑うつが有意に軽減した。

　オーラトラリアの Lloyd ら（2015）は、国立退役軍人治療サービスにおいて CPT+A の訓練を受けた治療者による 100 例の調査を行った。これらの治療者は CPT+A に忠実で、効果サイズは大きく、同研究チームによる RCT と同等であった。彼らの報告によると、平均 8 回のセッションで、63％が臨床的に意味のある改善を見せた。これらの研究は、CPT+A が日常の臨床ケアにおいてもうまく適用できることを示している。

　Dickstein, Walter, Schumm, and Chard（2013）は、VA 外来クリニックにおいて PTSD の基準を満たさない退役軍人に対しても CPT が効果を示したことを報告している。PTSD の基準を完全には満たさない人を調べる研究はほとんどなく、こうした参加者は一般に RCT から除外される。Dickstein らの研究結果は、部分的な PTSD を抱えるクライエントも CPT の恩恵を受けられる可能性があることを示している。

　Walter, Dickstein ら（2014）は、脳に外傷を受けて PTSD を発症した人のために VA が実施している居住施設用プログラムにおいて CPT や CPT+A を受けた人を比較する研究を行った。このプログラムでは、集団療法と個人療法を組み合わせている。その結果、CPT と CPT+A で PTSD と

治療脱落率に違いはなかった。抑うつ症状については、CPT+A の参加者において大きな改善があったものの、統計的な補正を施すとこの結果は消えた。外来環境で同様の結果が出るかは不明である。Chard, Schumm, Owens, and Cottingham（2010）は、イラクとアフガニスタンに派遣された 100 人以上の退役軍人と、ベトナム戦争の退役軍人とを比較した。イラクやアフガニスタンの退役軍人は、ベトナム退役軍人と比較して、参加するセッション数が少ない傾向があった。しかし、治療前の得点に差はなかったが、治療を完遂した人は、ベトナム退役軍人よりもより改善していた。興味深いことに、参加セッション数が多いほど、治療前も終結時も PTSD の得点が高かった。参加セッションの回数が少ない人は、PTSD が改善したために脱落したのかもしれない。

Voelkel, Pukay-Martin, Walter, and Chard（2015）は、軍隊での性的トラウマによる PTSD を持つ男女の退役軍人に対する CPT の有効性を、このようなトラウマのない退役軍人と比較した。481 人の退役軍人のうち、41% が軍隊での性的トラウマを主要なトラウマとして挙げた。CPT 終結時の得点は、男女どちらのグループでも有意に改善した。CPT はこの種のトラウマについて、性別に関係なく有効であることが示唆される。

Asamsama, Dickstein, and Chard（2015）は、757 人の退役軍人を対象とした別の研究で、抑うつが CPT の結果に及ぼす影響を評価した。参加者の 60.7% が治療前に大うつ病の基準を満たしていた。CPT の治療後、75% で臨床的に意味のある症状の軽減が見られた。BDI-II で抑うつの重症度で群分けしても治療反応に違いはなかった。これは、重度のうつ病を併発していても CPT が有効な治療法であることを示唆する。

Schulz, Huber, and Resick（2006）は、米国に来た難民の PTSD 治療においても CPT+A が有効であることを示した（その言語を話せる治療者が治療に当たったか、通訳者を使った）。この研究は RCT というよりもプログラムの結果報告であったため、セッション数は統一されておらず、平均で 17 回であり、これには治療開始前の数回のアセスメント・セッションも含まれていた。治療前後での PTSD 症状への効果サイズは、通訳を使った場合に $d = 2.0$、治療者が難民の母国語を話した場合は $d = 3.4$ だった。どちらの効果サイズもきわめて大きく、自己報告による PTSD 症状が大きく改善したことを示している。

第Ⅱ部
臨床実践のための準備

第3章　治療開始前に考慮すること

第4章　CPTの実施に備える

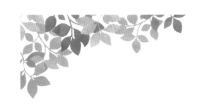

第 3 章

治療開始前に考慮すること

　この章では、治療者が CPT を実施する際に抱くことの多い疑問を取り上げる。具体的には、開始時期、対象となるクライエント、PTSD や併存症のアセスメント、症例の概念化についてである。トラウマ治療は強固なラポールが形成され、クライエントの対処スキルが上達するまでは開始できないとする臨床家や研究者が最近まで多くいたが、実際にそれらが必要であるというエビデンスは示されていない。また、トラウマに焦点を当てた治療は、物質の誤用やパーソナリティ障害特性、精神病性の症状や双極性障害の症状などの特徴をあわせ持つクライエントには行われないことが多かった。第 2 章で検討したように、CPT の研究では、多様なトラウマ歴を持ち、多様な症状を示す人々を対象にし、多くの場合、インテーク・アセスメントを行ってすぐに治療を始めてきた。以下のガイダンスは、各種のプログラム評価研究と、CPT を行ってきた私たちの臨床経験に基づいている。

どのクライエントに CPT は適切か？

　CPT はもともと PTSD のみを持つ患者だけではなく、他の障害や疾患を併存症として持つ患者も対象として開発された。この点については、CPT がベックの認知療法（Beck et al., 1979; Beck & Greenberg, 1984）に基づいており、認知療法がうつ病や不安症、精神病を含む数多くの障害への有効性が報告されていることを思い出すとよいだろう。私たちは、研究や臨床実践のなかで、トラウマ体験後 3 カ月から 60 年というさまざまな経過にある人に CPT を適用し、治療効果を上げてきた。戦闘、家庭内暴力、性的暴行、難民対応時などの危機的状況では、3 カ月より早い段階で CPT を実施する臨床家もいる（Nixon, 2012）。また、最低限の公教育（小学 4 年生までなど）しか受けていない人や、IQ75 ほどの人にも CPT は適用できる。（※原注：今では、標準の練習用紙が難しすぎるという人のために、修正し単純化した用紙をいくつか作成してある。第 13 章参照）

　大半のクライエントは PTSD の他、うつ病や不安症、パーソナリティ障害、物質使用障害など、複数の併存症の診断基準を満たしている。また、PTSD の診断基準を完全には満たしていない人にも CPT は実施できる（Dickstein et al., 2013）。ただし、後者の場合、PTSD の診断基準を満たさず、うつ病やパニック障害などの他の診断が該当する人には、CPT ではなく、該当する障害に向けた治療を優先すべきである。トラウマティックな出来事の後に生じる障害は PTSD だけだと誤解

されることが多いが、実際には、一定数の人はPTSDにはならないし、他の障害を呈する人もいる。

　臨床家からはよく、CPTを除外すべき明確な基準はあるかという質問を受ける。私たちが推奨するのは、CPTの臨床研究と同じ基準である。最も重要な点の1つは、差し迫った自傷、他害の危険である。この場合、安全確保の計画をCPTより優先させるべきである。ここでは、クライエントの自殺念慮と、確固とした自殺の意図や計画との区別が重要である。半数以上のクライエントは、自殺や他殺の念慮を持っているものだが、そうしたクライエントに対してもCPTは非常に有効に働く。こうした念慮は、クライエントが苦悩から逃れようとする消極的な回避行動として概念化するのが適切である。

　治療後にさらなるトラウマを受ける可能性もある。実際、戦闘配備についている軍人にCPTを施す治療者は多いし、次の派兵の前に本国でCPTを施すよう求められることも多い。同様に、シェルターではIPV（※訳注：p.242参照）を現在受けている人に対して、初期の安全確保計画を実施した後でCPTを行うことはよくある。また、最近の国際研究は、戦争や大量殺人のただなかにいる人（コンゴ民主共和国の住民など）に対してCPTを適用する意義を支持している。これらの場合、スタックポイントを慎重に確認し、それが事実とはかけ離れた認知なのか、客観的な事実として脅威があるのかを区別することが重要である。たとえば、戦闘地域に暮らす人が「いつ殺されてもおかしくない」という信念を持っていたとして、それは真実である可能性がある。それゆえ治療者はクライエントと話し合いを深め、それがどのような意味を持つか、比較的安全な状況が実際にあるかを確認する。その結果、「すぐに死ぬのだから生きている意味はない」というスタックポイントが見つかるかもしれない。後者の信念は考え直すことができる。こうした考え直しに取り組むことは、クライエントが、危険のなかにあっても十分な機能を回復する助けになる。

　その他、CPTの禁忌となりうる条件として、治療をきちんと終える妨げとなりうる状態を呈する他の精神疾患である。特に懸念すべきは、薬物治療を受けていない躁病と精神病である。これらの疾患に関しては、効果的な薬物治療により状態が安定した後であれば、クライエントは心理療法をやり遂げやすくなるだろう。同様に、外出ができなかったり、最低限の生活を自分でできていないうつ病の人の場合、CPTを開始する前に薬物治療か行動活性化が必要だろう。離脱症状を防ぐために入院・外来治療が必要である物質使用障害を持つ人は、CPTの開始を延期し、依存症治療開始時の解毒期が終わるまで（たいてい7～10日）待つべきである。同様に、トラウマについて話せないほどの重度のパニック症を持つクライエントも、CPTと並行してパニックをコントロールするための治療を受けるほうがいいだろう。PTSDとパニック症のための治療を組み合わせたマルチチャネル（Multiple-channel）曝露療法（Falsetti, Resnick, & Davis, 2008）が開発されている。この療法にはCPTとパニックへの内部感覚曝露（Barlow & Craske, 1994）が含まれる。

　同様のことは、重度の解離が原因で治療に取り組めない人についても言える。クライエントが治療の場で解離の徴候を呈する場合、次の内容を確認する。どのくらいの頻度で、どのくらいの長さの解離エピソードがあるか？　解離を引き起こすきっかけはあるか？　セッション前・中・後に起こったときに自分である程度コントロールできるか？　もし、解離が起こったときに自分や他人に危険を及ぼすようなら、通常は、CPT開始前にグラウンディング・スキルの短期訓練が推薦される（Kennerley, 1996）。逆に、自分や他人に危険を及ぼさず、自分に注意を向けるスキルをある程度持っているようなら、通常はただちにCPTを始める。ちなみに、第2章でも紹介し

たが、治療前に重度の解離を伴っていたクライエントでは、CPT よりも CPT+A のほうが効果的だった。これは、トラウマティックな出来事の最中に重度の解離を経験した人は、トラウマをより詳細に処理して、断片化した記憶を１つの物語にまとめる必要があるためだと考えられる。

結局のところ、CPT の導入を決めるうえで考慮すべき最も重要な因子はおそらく、PTSD に取り組もうというクライエントの動機づけである。対処スキルをほとんど持たず、重大なトラウマ体験があり、さまざまな併存症を持つクライエントでさえ、CPT で改善を示してきた。まとめると、インテーク・セッション後ただちに CPT を開始しない理由としては、自殺・他殺の意図、即刻介入が必要な重度の自傷、セッション中に現在に留まれないほどの重度の解離、薬物治療を受けていない精神病・躁病、解毒が必要な物質使用障害がある場合だけである。また、トラウマに焦点を当てた治療においては、クライエントの準備と同じくらい、クライエントに向き合う準備が治療者自身にできていることが重要である。この点については後に考察する。

CPT はいつ始めるべきか？

よく尋ねられるのは、CPT を始める前に何回くらい治療セッションが必要か、また、トラウマの処理を始める前にクライエントと信頼関係を築くための時間をとることは重要か、という質問である。私たちの回答は、「信頼構築のためだけのセッションは不要」、である。たとえ CPT 担当者でない人がアセスメントやインテークを行っていたとしても、である。先に強調したように、トラウマの処理を始めるまでにクライエントを何週間、何カ月も待たせると、治療者がクライエントについて CPT への準備状態や治療に取り組む能力がないと思っているのだと、クライエントに誤解を与える可能性がある。実際、こうした治療者側の躊躇が、クライエント側のトラウマへの取り組みを避けたがる自然な気持ち（PTSD の回避症状）を強化することになりかねない。トラウマに焦点を当てた治療を行わないことは、PTSD やその他の併存症の改善への取り組みを遅らせているという点で、倫理的な問題さえあると私たちは考えている。

ソクラテス式問答のスタイルでクライエントとやり取りをしていれば、治療同盟は非常に迅速に築けることを、私たちは臨床と研究の両方を通して認識するようになった。治療者はこの種の対話を通じて、クライエントが世界一般について、そして特にトラウマティックな出来事についてどう考え、どう感じているかを理解することに強く関心を抱いていると伝えることができる。CPT の前に他の治療を受けてきたクライエントは、これまで「話を聞いてもらっている」「耳を傾けられている」と感じたことがなかったと話すことが多い。また、もしトラウマ治療前のセッションにおいて治療者がオープンエンドで支持的なカウンセリングをしてしまうと、クライエントは治療がそのようなものだと考えるようになり、CPT のようなマニュアル化された治療に必要な対話をあらためて構築していくことが難しくなる可能性もある。

新しいクライエントと CPT に取り組むときは、CPT を始める前にアセスメントと情報収集のためのセッションを１〜３回（セッションの長さとアセスメントの方法による）行うことを推奨する。これらのセッションは CPT 担当者が行っても、そのクリニックにおけるインテーク・アセスメントの担当者が行ってもよい。このアセスメントでは、以下の点に焦点を当てる。クライエントの強みは何か。対処法の問題は何か。トラウマ歴はどのようなものか。PTSD を査定するためのインデックスイベントはどれか。そのクライエントは実際に、標準化された評価尺度を用いて PTSD と見なされるか。何らかの併存症（特に治療を難しくしたり妨げたりする症状を伴うもの）は

あるか。これらのアセスメントの結果、クライエントがPTSDであり、治療を始める準備ができていると判断できたら、担当者が次のセッションからCPTを開始する。

　以前から面接してきたクライエントにCPTを始める場合、マニュアル化された治療に移行する際に、上述のような困難が多少生じることもある。この場合、CPTを導入するという選択肢についてクライエントと率直に話し合うのが最良である。何カ月も、あるいは何年も診てきているクライエントであれば、取り組んできた治療目標を再度確認し、その目標に向けてあまり進展が見られていないことを共有するところから話を始める。このような話し合いは、症状をあらためて査定し、新しいアプローチを穏やかに提案するよい機会となる。治療者は、CPTがさまざまな種類のトラウマティックな出来事に苦しむ人々にどれほど効果を上げてきたかという情報を提示するとよい。また、自分がこの治療法の訓練を受け、そのクライエントが呈している症状には非常に有用だと考えていることを説明する。クライエントは、治療者が最良の治療を行えるよう新しい訓練を受け、新しいアプローチを学び続けているという話を聞いて、心強く思うだろう。なお、このとき、治療者はCPTが「新しい治療法」でクライエントに「効果があるかもしれない」などと不用意に発言してCPTを貶めることがないよう、注意しなければならない。そうではなく、CPTには25年以上の実績があり、さまざまな種類のクライエントに有効であることを示す多くのデータがあることを強調して、CPTを「売り込む」ようにする。そのクライエントに似たトラウマを扱ったCPT研究から、グラフをいくつか示すことも有用かもしれない（たとえば図2-1。その他のグラフもwww.guilford.com/cpt-ptsdや、www.ptsd.va.govのPILOTSデータベースで入手可能）。

　クライエントとCPTの導入について話すときには、セッション構造とセッション外の課題という点でも、他の治療とどう違うかを具体的に説明する。これまで認知行動的介入、計画に従ったセッション、ホームワーク（練習課題）、あるいは特定のトラウマティックな出来事に焦点を当てた治療を行ってこなかった場合、CPTへの移行は劇的な変化となりうる。クライエントがこの変化を認識したうえで、無理なく移行できるようにしなければならない。私たちの経験では、治療者が率直かつ明確に説明していれば、この変化に困難を感じるクライエントはほとんどいない。それどころか、PTSDからの回復の助けになりそうな新しいやり方を試みることを楽しみにするクライエントは多い。CPTを始めると決めたら、この新しい治療プロセスに努力して留まり続けることがとても重要である。PTSDの回避症状のために、クライエントはトラウマに焦点を当てない治療に戻ろうとするだろう。そのため、治療の前半では、CPTに取り組むのを決心した理由を思い出してもらうことが大切になる。

　治療者かクライエントのどちらかが、CPTへの移行が難しいと考えた場合は、CPTを学んだ他の治療者に紹介する道もある。他の治療者に紹介する際には、クライエントはこれまで自分とともに素晴らしい取り組みを見せてきたが、回復をさらに進めるためには新しい視点や新しい介入が必要かもしれないと強調する。もとの治療者に強い愛着を持つクライエントには、必要に応じてバックアップするかたちでつながりを保てると伝える。ただし、私たちの経験では、大半のクライエントは新しい治療者によりCPTを終え、それまでの治療を終結できるようになる。CPTを開始するのが新しいクライエントでも長く診てきたクライエントでも、治療契約（後述）は、治療者、クライエント双方に期待されることを明示し、治療遵守を高める有用なツールとなる。

CPT の形式を選ぶ

CPT は以下の 9 種類の形式で実施できる。個人、集団、集団＋個人のかたちと、CPT、CPT+A、回数変動型 CPT の組み合わせである（第 1 章、第 2 章で注記したように、筆記のみの個人治療も可能だが、本書でその形式は取り上げない）。形式を選ぶうえで最も重要な情報はおそらく、クライエント自身の好みである。諸事情ですべての形式を提供できなくとも、CPT と CPT+A を集団か個人の形式で提供できればかなり役に立つ。これらの選択肢があれば、トラウマ筆記をしたくないクライエントも CPT に参加できる。筆記を通してトラウマについて詳細に掘り下げたいクライエントは、CPT+A プロトコルを実施できる。集団を望むクライエントも、集団を拒否するクライエントもいる。集団治療しか提供していないクリニックもある。

治療前のアセスメント

クライエントのトラウマ歴の情報を集める

CPT の開始前にいくつかすべきことがある。まず、治療者（またはインテーク・アセスメント担当者）は、クライエントが PTSD であることを確認しなければならない。インテークの手続きがどのようなものであれ、これまでのトラウマ歴を聴取し、「インデックストラウマ」を確定しなければならない。本書を通じて「インデックストラウマ（やインデックスイベント）」というときには、最も多くの PTSD 症状を経験するトラウマティックな出来事を指す。PTSD 治療を受ける人の多くは、複数のトラウマを持っている。CPT では、最初にインデックストラウマに取り組むことを推奨している。なぜなら、そのトラウマの処理が完了することによって PTSD 症状が迅速に改善する可能性が高く、他のトラウマ、特にテーマの似たトラウマ（たとえば、成人期および幼少期の対人トラウマ）にも般化される可能性が高いからである。インデックストラウマを決定する際には、以下の手がかりに注意を払う。侵入症状の内容、トラウマについての否定的な認知、回避される人、場所、出来事である。これらは PTSD と不安症・うつ病を区別する症状である。CPT プロトコルの説明（第 5 〜 10 章）で考察するが、他のトラウマについての同化のスタックポイントがある場合は、インデックストラウマに関する認知に十分な進展が見られた後に取り組むようにする。

インデックストラウマを決定することは、必ずしも容易ではない。記憶にある限りずっと虐待が続いていたという場合もあるし、出来事が連続していてどれが最も苦痛な出来事だったかを特定することが困難な場合もある。直近のトラウマに気をとられ、昔のトラウマティックな出来事の影響に気づいていないこともある。「一番思い悩んでいる出来事は何ですか？」と尋ねるだけでは、クライエントは自然な喪失体験や離婚など、人生における最近のネガティブな出来事で、その場で頭に浮かんだものを答えるかもしれない。治療者は DSM-5（American Psychiatric Association, 2013）か ICD-10（World Health Organization, 1992）（※訳注：2018 年 6 月に ICD-11 が公表されているため、今後は ICD-11 基準も参照すべきである）を参照し、基準 A の出来事に該当するかを判断する。基準 A に該当する体験をしつつも、最も悩まされる出来事は別の（基準 A を満たさない）出来事だとクライエントが訴える場合には、その「最も悩まされる」出来事について治療で取り組めると

伝えたうえで、CPTはPTSDの基準Aを満たす出来事から始める。

インデックスイベントを決定するうえで、トラウマティックな出来事のタイムラインをふり返ることが役立つ。1つのやり方としては、クライエントの人生を示す線を引き、そこに重大な出来事を書き込む。このタイムラインを作ることで、治療者はトラウマティックな出来事に加えて、その他の過去にあった重大なストレス因子について情報を得ることになる。トラウマティックな出来事が連続的な性質を持ち、一定期間に繰り返し起こった場合（児童虐待、IPV、戦闘など）、タイムラインにはそのトラウマ開始時点と終了時点を示し、その間の特に悪い出来事の概略を書く。図3-1はタイムラインの一例である。

トラウマティックな出来事について初めて尋ねる際には、クライエント自身が使わないような表現を、治療者も使わないようにする（「レイプ」「児童虐待」など）。代わりに、行動を描写する以下のような言葉で質問する。「したくない相手と性的な接触を無理強いされたことはありますか？」「子どもの頃に大人（あるいは少なくとも5歳以上、年齢が上の人）と何か性的な関係を持ったことがありますか？」「子どもの頃にどんな罰を受けましたか？ けがをさせられたことは？」（タイムラインに記入する際や、以後の治療では正確な用語を使う）。こうした質問の後、さらに詳細を尋ねる。いつ、何があったか、加害者はいたか（いた場合、クライエントとどのような関係の人か）、そのトラウマはいくつかの連続する出来事のなかで起きたのか、どのくらい続いたか、特につらい場面があったか、などである。インデックストラウマを見つける際には「一番思い悩んでいることは何ですか？」と尋ねるのではなく、以下のように質問する。「最も侵入的な記憶や悪夢はどんなものですか？」「疲れたり気分が悪かったりするときや、ガードがゆるんでいるときに頭の中に浮かんでくる出来事は何ですか？」「治療中や、今できれば私に話したくないと思う出来事は何ですか？」「何があっても考えたくない出来事はどんなことですか？」。図3-1の例では、クライエントは殺されそうに感じたレイプの体験をインデックスイベントに挙げた。しかし治療を進めるうちに、多くのスタックポイントが、幼い頃に父親から虐待される経過のなかで作られてきた中核信念であることが明らかになっていった。

これらの質問でもインデックスイベントが決められないときは、初めてPTSDを発症させた出来事に注目する。PTSDがひとたび発症したら、その状況で作られてきた自分や世界についての考えや信念が、その後のトラウマティックな出来事にも適用される可能性が高い。たとえば、子どもの頃に親に虐待されたクライエントは、「すべて自分のせいだ。私は罰を受ける」や「誰も信頼できない」といった考えを抱くようになることが多い。すると、その後に他のトラウマを体験したときには、そのトラウマが全く彼らのせいではなかったとしても「こうなったのは自分の

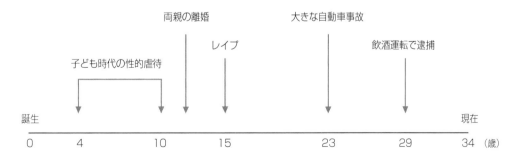

図3-1　人生の重大な出来事を示すタイムラインの例

せいだ」と考えたり、その状況に対するコントロールを完全に失ってしまったと感じる場面がパッと頭をよぎったり、そのトラウマにおいて信頼のテーマが全く関係ない場合でも「誰も信頼できない」という考えが再び活性化されたりするだろう。

PTSD のアセスメント

　インデックスイベントが定まったら、面接と自記式尺度でPTSDをアセスメントする。PTSD臨床診断面接尺度（Clinician-Administered PTSD Scale CAPS, Weathers, Marx, Friedman, & Schnurr, 2014）がDSM-5向けに更新され、検証されている。新しいCAPS-5は旧版よりやや短時間で実施できる(国立PTSDセンターのウェブサイト www.ptsd.va.gov で入手申請が可能)。面接法を用いてアセスメントを始めることは大切である。クライエントは、全般的な日々のつらさを述べたり、トラウマそのものと、トラウマによる影響を混同してしまうことが多い。そうした場合に、面接法ではクライエントの焦点をインデックスイベントに向け直すことができる。また、項目ごとに、該当しているかを明確化する追加の質問ができ、例を挙げてもらうこともできる。こうして、PTSDの診断基準を少なくとも1カ月満たしているか、つまり現在症のPTSDであるかを特定できる。もし、最初に特定したインデックスイベントに関してPTSDの診断基準を満たさないことが明らかになった場合、他の出来事をアセスメントする必要性が出てくることもある。正式な診断が必要でない場合、面接法を必ずしも用いなくてもよいが、そのようなときは1カ月の症状を尋ねるPCL-5（後述）に移り、それぞれの項目の意味と、それらがインデックスイベントにどうつながるかを口頭で説明することで、そのクライエントがPTSDかどうかを明確にできるかもしれない。

　自記式尺度を使う目的の1つは、生活全般のストレスではなく、トラウマティックな出来事に限定して自らの症状をクライエント自身が評価できるようになってもらうことにある。治療の進展を評価するために、治療中は自記式尺度を定期的に実施する。これは、ちょうど医師が病人の血圧や体温を測るのと同じである。

　自記式のPTSD尺度には多くの種類がある。PTSDチェックリスト（PCL）はパブリックドメインで共有されている尺度で、推奨できる。PCLもDSM-5向けに更新されている（PCL-5; Weathers et al., 2013, 2014）。PCL-5は20項目の質問からなり、それぞれに0（全くない）から4（非常に）で回答する。PCL-5には過去1カ月の症状の重症度を報告してもらうものと、過去1週間について尋ねるものがある。本書では**配付資料3-1**＊として両方のPCL-5を掲載している。最初のアセスメントではDSM-5の診断に合わせて月単位のものを、治療中は週単位のものを使用することを推奨する。

　個々の症状クラスターに点数をつけることも可能だが、治療中は総得点を用いることが多い。PCL-5については1つ注意事項がある。項目10の「自己と他者への非難」についての質問である。DSM-5においては、誤った・歪んだ自己非難についての項目は、自分が意図したものではなく、引き起こしたものでもなく、防ぐこともできなかった出来事について自分を非難する一般的傾向を見るための項目である。こうした自己非難は、治療者から見れば、「父に抵抗できなければならなかった」や「軍隊の指令を破っていれば相棒を救えたはずだ」といった発言から明らかであることが多い。発言の断定的な性質（「～しなければならなかった」「はずだ」など）は、それらの認知が真実ではない可能性が高いことを示している。

　＊資料はすべて各章の末尾にまとめてある。

一方、他者に対する誤った非難については、自記式尺度では簡単に発見できない。他者に対する誤った非難は、実際に害を与える意図を持っていた人や出来事をたくらんだ人に対してではなく、そのトラウマティックな出来事の周囲にいた人を非難する場合に生じる。たとえば、PTSDの兵士は、トラックを吹き飛ばした地雷をしかけた敵ではなく、部隊をそのルートに送り出した司令官を、まるで司令官が地雷のことを知っていたかのように非難するかもしれない。また、親戚の男性に性的虐待を受けた人が、たとえ母親がその事実を知らなかったとしても、自分の母親を加害者と同様に、あるいは加害者以上に非難することは珍しくない（「働きに出ていたとしても、母は知っていなければならなかったのです」）。クライエントは出来事や被害者の周辺にいる人を非難することで、その出来事が防げたはずという考えを維持できるので、実際には加害を意図していなかった人に注意を向け続けるのである。それゆえ、治療者がPCL-5の項目10について注意深く説明しないと、非難の対象が無実の傍観者から実際の加害者に変わったときに、この項目の点数が変わらないことが起こりうる。この自記式尺度を利用する場合は、クライエントの非難の対象が治療中に変化していないか確認する必要がある。

併存症など臨床上考慮すべき要素のアセスメント

　PTSDの人はたいていの場合、併存症や臨床上の問題を抱えている（Kessler et al., 1995）。第2章で説明したように、CPTはこうした併存する問題を抱えるさまざまな人を対象に検証されてきた。とはいえ、CPTが最大限の効果を発揮するためには、クライエントの症例概念化においてこうした疾患を考慮し、クライエント自身が対応できるよう援助することが重要である。これらの問題はPTSDの軽減とともに改善することが多いが、これらの疾患の症状がPTSD治療の妨げにならないよう、治療を通じて取り組む必要があるかもしれない。また、クライエントには心理社会的な強みや限界がある（家族の機能など）。CPTから最大の効果を引き出すためにその強みを活用したり、限界に対処したりするのを援助できる。また、治療者はクライエントが置かれている人生上の問題を考慮すべきであり、これについては本章の後半で説明する。

うつ

　うつ病はPTSDに最もよく見られる併存症である。うつはCPTの除外条件ではない。そればかりか、第2章で指摘したように、CPTでは、PTSD症状の改善とともに、抑うつ症状も大幅かつ長期的に改善することがわかっている。うつのスクリーニングとモニタリングを簡単に行うツールとして、Patient Health Questionnaire（PHQ）のモジュールの1つであるPHQ-9（Kroenke, Spitzer, & Williams, 2001）があり、抑うつ症状があるクライエントに活用できる。**PHQ-9を配付資料3-2**に示す。

　すでに触れたように、日常生活での些細な物事にも苦労するクライエントは、トラウマの治療を開始する前に、抗うつ薬や行動活性化を必要とするかもしれない。しかし、PTSDとうつ病を抱える大半のクライエントは、最初のアセスメント後ただちにCPTを開始できる。クライエントや治療者の中には、「多いことはよいことだ」と考えて、CPTと同時に抗うつ薬を使い始めたいと感じる者もいるだろう。しかし、精神療法の開始と同時に薬物治療を始めたり、薬を増やしたりすると、クライエントも臨床家も、どちらが効果的だったかわからなくなる。その結果、気分が改善し始めたクライエントが、その変化をCPTでの自分の努力によるものと考えずに、薬物だけで症状をコントロールできると考えて途中でCPTをやめてしまうことがある。CPTと薬

物治療を同時に始めるときには、改善がすべて薬のおかげだと考えて治療をやめないよう、あらかじめ注意しておくとよい。CPTを最後まで行い、治療が終わった時点でPTSDと抑うつの症状を正式にアセスメントする。

　CPT治療中に症状が増悪し始めたときは、薬を処方する医師と協力することも役に立つ。治療中に症状が悪化（悪夢やトラウマティックな出来事の反芻が増えるなど）する場合があることを知らされていないと、機械的に薬を増量してしまう医師もいる。残念ながら、PTSDの薬物治療と精神療法の組み合わせや順序について指針になるような研究は現時点で多くない。PTSD治療においては、精神療法のほうが薬物治療よりも効果的と考えられている（たとえばWatts et al., 2013）。CPTと並行した薬物治療や、どちらを先に試すかの順番などについて、薬を処方する医師とオープンなコミュニケーションをとることが助けになる。

物質使用障害

　私たちは臨床や研究において、精神作用物質を使用しているクライエントがCPTにうまく取り組むのを経験してきた。治療成功の可能性を高める準備ができれば、特に有効性が発揮される。最初に、CPTを始める前に医学的な解毒治療が必要か判断するため、物質使用について徹底的なアセスメントを行う。次に、動機づけ面接を用いて、クライエントが治療セッションの前・最中・後、あるいは、練習課題をする時間に物質を使用しないでいられるよう援助するのも役立つ。とはいえ、私たちはこれまで、物質（アルコール、ヘロイン、コカイン、マリファナ）を使用するクライエントに対して、完全に物質の使用を制限せず、また、セッションとセッションのあいだに大量に使用したり、つい使ってしまったりした場合にもクライエントを罰したり治療を中止したりせずに、治療を成功させてきた。私たちは通常、物質使用を回避の1つとラベルづけし、物質使用につながるスタックポイントを見つけだせるよう、クライエントとともに取り組んでいる。また、物質使用治療プログラムを終えた直後にCPTを開始する選択肢もありうる。実際、物質使用治療に当たる多くのクリニックが治療プログラムの一部としてCPTを採用している。クライエントが物質の使用を減らしたりやめたりしたときに、物質によってまぎらわしていた悪夢やフラッシュバックや苦痛な感情を経験することはよくある。これは治療開始の理想的なタイミングといえるかもしれない。クライエントに治療動機が生まれ、PTSD症状によって物質使用が再発したり、他の不健康な回避行動が生じてくる前の時期だからである。

精神病性障害と双極性障害

　臨床的に対応され安定している精神病や双極性障害のクライエントは、CPTにうまく取り組んできた。この場合、向精神薬を処方している医師や、他の治療スタッフと相談して進めることが重要である。それにより、医師やスタッフにCPTの開始を意識してもらうと同時に、精神状態の変動がないか経過観察することに協力してもらえる。CPT治療者は、医師やスタッフに、深刻で持続的な精神障害を持つクライエントにもCPTが安全であることを、治療効果研究を引用して説明する必要があるだろう。PTSD症状による負担が軽減されれば、他の深刻な精神疾患の再発予防につながる点を強調することが大切である。

　私たちの経験からして、精神病性障害を患ったクライエントは他のクライエントに比べて考え方が硬直しやすい。また、PTSDの過覚醒症状は妄想と重複したり、悪化させることがある。したがって、ソクラテス式問答を用いる際には、治療者はできるだけクライエントが防衛的になら

ないように注意を払うべきである。考え直しに直面して、クライエントの症状が増悪し始めたら治療者は直ちにいったん介入を控え、クライエントの考えがさらに強固になる可能性を避けるようにする。そして、そのような場合は、治療者はクライエントに対して、考え直し用紙を使って自分自身で考え直しに取り組むよう促すことが、最もよい結果を生むだろう。その過程では、治療者はクライエントとのつながりを保つよう注意を払い、妄想が治療過程を邪魔しないように強力な作業同盟を築くようにする。

自傷・他傷のリスク

CPTに取り組むPTSDのクライエントは、自殺や他殺の念慮があると話すことが多い。すでに述べたように、差し迫った自傷や他害の計画や意図がないかぎり、このようなクライエントにCPTを実施することは適当である。治療者はこの種のリスクのいかなる変化も常にモニタリングし、安全計画を立て、クライエントの治療バインダーの一番上に出しておく（クライエントには1人ずつ練習用紙や説明資料など治療中に使う配付物をまとめておくバインダーまたはワークブックを渡しておく）。同様に、自傷行為をしていた過去を持つクライエントもいる。対照試験では、一般に過去3カ月以内に自傷行為がないことが参加条件となる。臨床実践では、より直近での自傷歴のあるクライエントにもCPTが適用されてきた。また、研究においても、過去3カ月には自傷がなかったけれども、治療中にそうした行動をとったクライエントがいた。私たちの1人は、子ども時代からの重度の抜毛癖がある女性を治療したこともある。彼女にとって、髪を引っ張ることは不安をコントロールし、気を逸らせる方略だった。自傷が死につながるものでないかぎり、こうした回避行為を軽減するためにCPTを試みることは安全である（そして、最終的にはクライエントのためになる）と私たちは考えている。もちろん、自傷行為自体には直接的に取り組み、モニターする。

DSM-5（American Psychiatric Association, 2013）の新しいPTSD基準では、他人に対する無謀で攻撃的な行動が、この障害の症状の1つとして認められた。これは、交感神経系の闘争－逃走－凍結反応の「闘争」の側面がこれまで以上に認識されるようになったことが反映されている。無謀な行動は運転でスピードを出しすぎたり、無謀な性的行動をとったり、その他の衝動的行動をしたりする行動を指し、思春期や成人して間もないクライエントに見られることがある。私たちは、このような行動をとってきた男性の退役軍人の治療に当たった経験が多くある。自傷行動と同じく、他者に対する攻撃的行動は、非機能的な感情調整として働きうる。攻撃的行動は、PTSDの併存症としてよく見られる物質使用（p. 34参照）によっても高まる。そこで、CPT治療者は、物質使用と他者に対する攻撃やその他の無謀な行動の可能性について慎重にアセスメントとモニタリングを行わなければならない。私たちが治療したあるクライエントは、物質使用歴があり、ずっと他人と争い、妻子に暴力を振るってきた。このクライエントは、自分の攻撃的行動は自分が望む自己像と食い違うと考え、PTSDと物質使用と攻撃的行動を軽減する目的で積極的にCPTに取り組んだ。

クライエントも治療者も、自殺／攻撃／他殺念慮は、自傷や他害と同じく、感情を回避し、逃避する努力の現れとして理解することが重要である。感情的なつらさから逃れようとしてこうした念慮や行動に走っているのかもしれない。そうすることで、感情の回避は強化され、結果として、自然な感情にも作られた感情にも耐えられないという考えが維持される。クライエントがトラウマティックな出来事から生じる自然な感情を感じ、そこに浸ることを促す。これらの感情は、

回避せずに経験していれば、自然な経過をたどって和らいでいく。作られた感情は、トラウマについての同化と、トラウマから生じる過剰調節された信念の産物である。このような感情には、考え直し用紙などの認知に働きかける練習用紙を使って直接的に取り組むようにする。

　感情に押しつぶされ、自分や他人への破壊的行動の危険性が高まるのではないかというクライエントの心配に取り組むために、治療者はソクラテス式問答を使い、練習用紙を課題として出す。考え直しを試みるスタックポイントの例としては、「感情を感じたら圧倒される」「トラウマについて考えると自殺しそうになる」「自分の感情に触れると、誰かを傷つける」などがある。CPTを成功させるためには、トラウマ記憶に組み込まれている自然な感情を感じるとともに、トラウマに関する認知により作られた感情に耐えて調整できる効力感を育むことが大切である。

パーソナリティ障害の特性

　第2章で説明したように、パーソナリティ障害が併存する人をCPTの試験や臨床実践から除外したことはない。実際、これらの特性はCPTを通して改善するという証拠がある。とはいえ、パーソナリティ障害やその特性を持つ人の治療に際しては、治療者が通常以上の努力を必要とする可能性が高い。

　臨床家にとってコントロールが難しいことが予想され、実際に難しい側面もある典型は境界性パーソナリティ障害の特性である。具体的には、感情調整に関する困難と、それに関連する衝動的行動（自傷や自殺念慮など）が治療の妨げとなりうる。こうしたクライエントにとっては、CPTプロトコルの構造と事前の明確な教示が感情的な支えとなる。具体的には、危機に陥りそうな場合にプロトコル外の緊急セッションを一定の回数（通常は2回）行えるようあらかじめ決めておくことを推奨する。治療中にこの緊急セッションを使うかどうかは、クライエントが選ぶ。緊急の問題が発生したときは、取り決めたプロトコル外セッションを使ってその問題を話し合いたいかどうかを尋ねる。クライエントがあらかじめ、プロトコル外セッションの回数が限られていて、いつ使うかは自分で決められることを知っていれば、慢性的に緊急問題を持ち出す傾向が抑えられる。取り決めた緊急セッションをしなかった場合でも、通常セッションの最後の数分でその問題を扱うことで、本来の治療対象のトラウマにしっかり取り組めるだろうし、そのときまでに学んだスキルをその問題に適用したりもできる（たとえば、その問題に関連したスタックポイントを同定し、それを考え直し用紙で取り組むなど）。どのようなテーマであっても、治療者は認知療法の枠組みで対応し、それまでの治療の進展に合わせてCPTの資料や用紙を活用する。

　治療プロセスに影響しうる他のパーソナリティ障害の特性にも気を配る必要がある。たとえば、回避性パーソナリティ障害の特性を持つクライエントは、とりわけ、接近－回避に関する抵抗を示すことがある。自己愛性パーソナリティ障害の特性を持つ人は、どんな精神療法にも必要とされる一般的要素（作業同盟や共感など）を身につけるのが困難なことがある。あるいは、ソクラテス式問答のときに他のクライエントに比べて防衛的になることもある。強迫性パーソナリティ障害の特性を持つ人は、考え方が比較的固く、考え直しの用紙に取り組む際も、トラウマティックな出来事や日常の出来事について別の考え方をすること（用紙はもともとそうした目的で作られている）よりも、正確に記入することにこだわる。依存性パーソナリティ障害の特性を持つ女性が、パートナーに虐待され、自己価値が大きく損なわれているように感じているために、自分ひとりで判断し生きていくことなどできないと信じている場合は珍しくない。

　この章の症例概念化の節で考察するが、パーソナリティ障害の特性は幼少期に形成されたスキ

ーマ／中核信念の結果であり、それに基づいて自分、他者、世界についての情報処理がなされていると理解できる。そう考えれば、パーソナリティ特性は修正可能であり、生涯を通じて機能障害を起こし続ける運命にあるわけでもない。また、CPTがパーソナリティ特性を変化させる理由もこの考えで説明できる。CPTを定型どおりに行うのは通常以上の努力が必要になるとはいえ、私たちはこうしたクライエントがPTSDも併存症も全般的機能も大きく改善させるのを見てきた。

睡眠障害

CPTのプロトコルには、睡眠障害への特定の介入（睡眠衛生、睡眠制限法など）は含まれていない。第2章で見たように、CPTは睡眠を改善することがわかっているが、必ずしもクライエントが「よく眠れる」ほどではないし（Galovski, Monson, Bruce, & Resick, 2009; Pruiksma et al., in press）、CPT前に自己催眠の介入を付加しても治療効果は高まらなかった（Galovski et al., 2016）。したがって、現時点では睡眠に関する特定の介入をCPTに組み込むことは推奨していない。ただし、不眠に対する短期認知行動療法（Edinger & Carney, 2008; Taylor & Pruiksma, 2014）をCPTの前後に行うことで睡眠やPTSD症状が改善されるかを調べる研究が現在行われている（Taylor, personal communication, 2016）。

睡眠障害に関係する認知については、練習課題で考え直すことができる。たとえば、睡眠障害を持つ人は、眠れないことを破局視することが多い（「最低7時間眠らないと、明日まともに動けない」「不眠症のせいで私の身体は永遠に治らない障害を被っている」など）。ただし、治療者は、睡眠障害に注目することがトラウマ関連の内容の回避につながりうることを心に留めておく必要がある。したがって、不眠についての考え直しはセッション外の練習課題で行い、セッション時間を多く割かないようにする。CPTを終え、PTSDが改善してもなお睡眠障害が残っている場合は、不眠に対する認知行動療法を別に始めるか、専門の臨床家を紹介するのがよいだろう。ある研究（Pruiksma, Molino, Taylor, Resick, & Peterson, 2016）では、CPTによってPTSDの診断を満たさなくなった後に、睡眠に関する計4回の追加治療を行うことで、悪夢、不眠、閾値下のPTSD症状、抑うつ症状をさらに改善させた症例が報告されている。

薬物治療

臨床試験では、クライエントは向精神薬による治療をそのまま継続することになっている。薬物治療の開始や変化が、PTSDや併存症の変化の理由になる可能性を除外するためである。臨床実践においても、クライエントと話し合い、薬剤を処方している医師と相談して、CPT中に薬剤の量と種類を変えないようにする。すでに示唆したように、精神療法中に処方を変えると、クライエントは症状改善をすべて薬剤のおかげにして、精神療法によるものと考えない傾向がある。こうして、クライエントの自己効力感や治療の達成感が損なわれる可能性がある。改善は自分自身の努力の成果であり、薬剤、医師、CPT治療者のおかげではないという考えをクライエントに徐々に持ってもらうことが重要である。一方、クライエントが服薬を「いっさい」やめてしまわないようにすることも重要である。リバウンドが起こり、治療を中断することになったり、誤解のもととなったりする。最後に、クライエントと（可能なら）CPT治療者は、薬剤を処方する医師と、投薬、特に頓服薬として処方される抗不安薬について話し合う必要がある。この種の薬剤は自然な感情の湧き上がりを抑え、依存を形成することもある。治療セッションの直前や、練

習課題をするときに服用すると、回避の手段ともなる。

家族の関与

　PTSDの治療効果に家族機能など対人的な要因が重要であることが、いくつかの研究で報告されてきた。想像曝露と認知療法の効果を比較した初期の研究（Tarrier, Sommerfield, and Pilgrim, 1999）では、家族が強い批判と敵意（すなわち高い「感情表出」）を示す患者は、こうした行動があまりない家族とともにいる患者に比べて、治療後のPTSD症状、抑うつ症状、全般的不安の改善が有意に小さいことが報告されている。同様に、Monson, Rodriguez, and Warner（2005）は、対人関係の要因が果たす役割を検証するために、PTSDの退役軍人を対象に、2種類の集団認知行動療法を実施した。その2つとはトラウマに焦点を当てた認知行動療法（トラウマ記憶への曝露とトラウマ関連の信念の認知再構成）と、スキルに焦点を当てた治療（トラウマティックな記憶や刺激に焦点化しない症状マネジメントスキル）である。どちらの治療でもPTSDの治療効果に差はなかったが、トラウマに焦点を当てた治療のほうが、治療前の親しい人間関係の機能と治療効果の関連が強かった。すなわち、トラウマに焦点を当てた治療を受けた退役軍人において、治療前の親しい人間関係の機能の高さがフォローアップ時点でのDV被害の少なさと関連することが示された（スキル訓練ではそのような効果は見られなかった）。

　同様に、社会的サポートが治療効果に果たす役割についても報告されている（Price, Gros, Strachan, Ruggiero, & Acierno, 2013; Thrasher, Power, Morant, Marks, & Dalgleish, 2010）。Thrasherらは、慢性的なPTSD患者（一般市民）を対象に、曝露、認知再構成、リラクセーションを比較したRCTのデータを用いて、知覚されている社会的サポートがトラウマ対処に与える影響を検討した。この研究では、参加者に親しい重要な他者を2人（大半は家族）を挙げてもらい、そこから受けているサポートの平均をとった。その結果、治療前の社会的サポートは、どの治療法でも治療効果と関連していた。しかし、治療前の社会的サポートの影響は、リラクセーションよりも、曝露や認知再構成の介入で強かった。同様に、Priceら（2013）は、曝露療法を受けたPTSDまたは閾値下PTSDの退役軍人における社会的サポート（ポジティブな社会的交流、感情的／情報的サポート、物理的サポート、愛情を示すサポート）と治療反応との関連を検討した。その結果、治療前の感情的／情報的サポート（※訳注：話をしたいときに聞いてくれるといったサポート）が大きいと、治療への反応が良好だった。

　まとめると、CPTの治療効果に家族が重要な役割を果たすことが示唆されている。そのため、アセスメントにおいては、家族や親しい人に加わってもらうことを一度検討するとよいだろう。中には、自分のPTSDについて十分な病識を持たないクライエントもいる。そのため、PTSDについて十分に把握するうえで、第三者からの情報が有用なことがある。特に、衝動に関連した障害や症状（物質使用、摂食障害症状、ポルノグラフィー使用など）といった併存症についてはクライエント本人から報告されなかったり、過小に表現されたりするため、第三者からの情報がきわめて重要になりうる。解離症状のあるクライエントも、症状の程度をあまり自覚していない可能性がある。

　第三者情報の提供者として、クライエントにとって親しい人にアセスメントのプロセスに入ってもらうことで、その人にCPTの協力をしてもらう道が開ける。可能ならば、その人にも臨床家の口から治療の理論的根拠と概要を説明することが望ましい。それができなければ、CPTで取り組む資料を親しい人も共有し理解できるように、クライエントに促す。国立PTSDセンター

のウェブサイト（www.ptsd.va.gov）には、家族向けの PTSD や CPT に関する有用な情報が掲載されている。また、親しい人が、意図の有無にかかわらず治療の妨げになりうることも、クライエントは知っておくべきである。たとえば、あるクライエントは、トラウマ筆記を始める前にワインを1杯勧めることで、妻がトラウマ筆記への取り組みを「助けてくれた」と話した。

　配偶者やパートナーなど周囲の人が、混雑する店での買い物や、車の運転などをすべて代わってあげることで、回避を促してしまうこともある（逆に、コントロールできるようにと考えて、いつもクライエントに車の運転を強制していることもある）。あるいは、治療のなかでクライエントの回避が減っていくにつれ、その結果として悪夢やフラッシュバックが増えた場合、周囲の人が途中で治療をやめさせようとすることもある。クライエントがようやく自然な感情を処理し、トラウマティックな出来事の意味を考え始めているとは知らずに、治療のせいでクライエントが悪化したと見るかもしれない。大切な役割を失いつつあり、自分が必要とされなくなることを恐れる配偶者／パートナーや家族もいるかもしれない。治療者は、治療の初期、できれば開始前に、こうした問題に対処しておく。大切な人には、クライエントに練習課題をしなさいとガミガミ言ってもらうよりは、課題ができる場所と時間を与えることで CPT をサポートしてもらえるといいだろう。家族や友人は、トラウマについて事細かに聞く必要はない。その代わり、クライエントが用紙に取り組むことに関心を示したり、トラウマティックなイベントだけでなく日常の状況で考え直しの質問を使うのを手助けするというかたちで、クライエントをサポートできる。

継続的アセスメント

　PTSD や併存症に関するアセスメントは、最初だけではなく、治療期間全体を通じて行うようにする。週2回受診するなら、週1回の PCL-5（あるいは、他の自記式 PTSD 尺度）で十分だろう。週1回の受診でも、やはり毎週アセスメントする。具体的には、クライエントが回復しつつあるか否か、どの症状は改善し、どの症状は改善していないのかを判断するために、PCL-5 を定期的に実施する。その際に、6〜7回めのセッションで（すなわち、インデックスイベントの処理に数セッション取り組んだ頃までに）PTSD 得点が全く低下していなければ、治療者は以下の点を確認する。（見過ごされていた）別のトラウマティックな出来事についてのスタックポイントがないか。治療者との話し合いのなかで、クライエントが PTSD を維持させている出来事の重要な一部を省略していないか。中核信念（「物事は予測可能でコントロール可能である」など）を維持するために、より恐ろしく感じる考え（※訳注：「物事は予測できずコントロール出来ないこともある」など）を覆い隠す信念（※訳注：「私はその出来事が起こるのを予測でき、コントロールできたはずだ」など）にクライエントがしがみついていないか。

症例概念化

　CPT はプロトコルに基づく治療であり、セッション内容とセッション外の練習課題が定められているが、これは個々の症例を概念化する必要がないという意味ではない。治療者は、それぞれのクライエントにおける回復の阻害要因を特定する必要がある。CPT の基盤である認知理論は、個々のクライエントの人生がどのようなものであり、その人生がトラウマ体験と交わることで、どのように変容したかを理解するうえで役に立つ。

　症例概念化において最も重要なスキルは、同化と過剰調節を区別することにある。この区別は、

治療を通じて標的とすべきスタックポイントの優先順位に関わるからである。CPT では、同化のスタックポイントとは、トラウマに関する否定的な評価であり、これが回復を妨げる。言い換えれば、インデックスイベントについて「さかのぼって」「あとから」見たうえでの誤った考えである。こうした思考は一般に、後知恵バイアスや、出来事を「なかったことにする」かたちで現れる。また、その出来事が「なぜ」自分に起こったのかと考えるかたちでも現れる。それは、「公正世界の信念」（世の中は公平で公正であるに違いないとする信念）や、物事は予測可能でコントロール可能であるという感覚へと立ち戻ろうとする努力でもある。

　これらのスタックポイントを見つけだすカギは、トラウマを予測しコントロールするために、何についてすべてを知っている必要があり、何についてすべてできる必要があったとクライエントが考えているかを理解することにある。たとえば、子どもが2人溺れるのを目撃したある女性の警官がいた。彼女は、自分が違う行動をとっていれば子どもが溺れるのを防げたはずだという、同化の信念を持っていた。具体的には、自分の警官用ベルトの重みで貯水池の氷が割れなければ、恐怖から反応が遅れなければ（実際には、他の警官がどうしていいかわからないでいるなか、彼女は「ルーキー」のように即座に行動を起こしていた）、そして一瞬早く駆けつけていれば、子どもたちは死ななかっただろうと考えていた。これらの信念は、次のような現実的な状況にもかかわらず保たれていた。相棒の警官（クライエントと同じくらいの体格）はベルトを着けていなくても氷が割れて落ちた。子どもの1人は救い出されたが、翌日亡くなった。このクライエントは、恐怖を抱いたけれども勇敢にその場で行動していた。

　同化のスタックポイントを明らかにする際、以前から抱いていた信念やスキーマとトラウマティックな出来事がいかに整合するか（あるいはしないか）、を考えることが重要である。以前の信念が、先の警官の例のように比較的ポジティブなもので、トラウマティックな出来事がその信念と一致や整合しなかったりする場合がある。彼女は、類まれなくらいに努力を重ねてきた人物で、幼少期からずっと警官になるために大きな逆境を乗り越えてきていた。子どもが溺れた事故の前までは、「自分は何事にも対応できて、特にプレッシャーに強い」と彼女は信じていた。そしてまた、混乱した家庭環境の中で、経済的にも、社会的にも、感情的にも家族の面倒をみているのは自分だと考えていた。加えて、「子どもは死ぬべきではない」という信念や、「よい努力はよい結果を生む」という後知恵の考え方をしていた。彼女にとって、自分がいかに勇敢な行動（実際には多くの賞賛と褒賞を受けていた）をしたとしても、あらゆる悪い結果を予見し防止できるわけではないということは、受け入れ難いことだった。一方で、この事例において、もしも彼女が「自分は無能」で、「プレッシャーを受けると動揺しがち」で、「磁石のように悪い結果を引き寄せる存在だ」ともともと信じていたとしたら、このトラウマティックな出来事はこれらのネガティブな考えと一致し強化するように働いていただろう。

　治療前のアセスメントによって、トラウマ体験と、それをクライエントがどう捉えているかについて多くの情報が得られる。たとえば、子どもの頃にトラウマティックな出来事を経験し、成人した後に再びトラウマ体験をしたクライエントは、子ども時代に作られ、抱かれるようになったネガティブな信念を裏づける根拠として、大人になってからのトラウマを誤って用いるかもしれない。子ども時代に DSM-5 の基準 A を満たすトラウマティックな出来事を経験していないとしても、全般的にネガティブな育てられ方をしている可能性はある。そこから生じたネガティブな信念が、その後のトラウマティックな出来事を解釈する際に強化されることがある。クライエントが出来事以前からネガティブなスキーマを持っている場合、この長年使われ、自動化された

考え方で物事が解釈されるため、治療が比較的難しくなる。このような場合には、ネガティブな解釈バイアスが何に由来しているのかを探り、その起源に対する考え直しをセッションのなかで取り組む必要があるかもしれない。

　「スキーマ」と「中核信念」という用語はどちらも深く根づき、長年続き、幅広く適用される信念を指し、生まれる以前からあるようなものとして自然と思い込まれている信念である。あらゆる種類の新しい情報（新たな体験など）は、こうした中核信念にそのまま適合するか、スキーマに合うよう歪められるか、または無視されるか、いずれかである。中核信念は、治療の後半で過剰調節のスタックポイントとともに扱われることが多いが、治療開始後すぐに、おなじみの自己非難や他者非難のパターンとともに現れることもある。自分は「悪い」あるいは「価値がない」のだから、そのトラウマティックな出来事に「値する」と信じているクライエントは、インデックスイベント以前に確立したか、その後のトラウマを通じて強化されてきた中核信念を持っている。中核信念は自動化されてクライエント本人には意識されていないことが多いため、治療者がこのパターンに気づくには数セッションを要するかもしれない。また、客観的な事実の情報をもってこの中核信念を考え直し、自動化され前提となっていたこの信念を弱めていくまでには、何枚も用紙に取り組む必要があるかもしれない。公正世界の神話は、ごく幼い時期に教え込まれるため、本人にとって疑問の余地のない中核信念となる可能性がある。

　セッション1の後の練習課題である出来事の意味筆記も、スタックポイントと回復の阻害要因について、症例概念化のための総合的な情報を与えてくれる。特に、インデックスイベントが「なぜ」起こったかに関する筆記は、同化の信念を明らかにする手がかりとなる。トラウマティックな出来事について、その出来事がなぜ起こったかを語れるほど考えたことがないために、この質問に答えられないクライエントがいる。逆に、誰かがこの出来事を予測して防いでほしかったという思いから、自分や他者を強く非難するクライエントもいる。前者の場合、クライエントが出来事に対して健康的でバランスのとれた解釈をするよう援助するのが原則となる。後者の場合、クライエントの不健康な解釈を修正していくのが原則となり、当時の状況の中で現実的に何ができたかを考えていく。そして、その出来事を防ぐことは不可能だったことを（特に事後的に）受け入れられるよう援助する。

　症例概念化に際して、治療者がクライエントに次のように問いかけることは役に立つ。「回復していくためには、その出来事についてどう考える必要があるでしょう？」先ほどの警官の事例では、クライエントは以下のように考えるかもしれない。

> 　非常に予見しがたい事件の中で、私はベストを尽くした。実際、私はその場でいちばん新人の警官で、指導教官たちがどうしていいかわからないでいるときに、できることを提案した。事故対応を調査した人たちは、私を賞賛してくれた。それに、もう1人の少年が翌日死んだことからして、救おうとした少年に手が届いていたとしても、彼の命を必ず救えたかどうかはわからない。あの時点でとれる最良の手段と知識を活用できたかもしれないが、それでもだめだったかもしれない。私はスーパーマンではない。社会を守ろうと努力している1人の人間にすぎない。今後の任務でも、不確実なことはたくさんあるだろうけれど、それを受け入れていかないといけない。

　臨床家が治療の最後に行う出来事の意味筆記で期待しているのは、このようなほどよく調節さ

れた信念である。

　同化のスタックポイントを探し、最初にそれに取り組むことが重要である。同化の信念が修正できれば、過剰調節された信念の修正にもつながる。トラウマティックな出来事とは、定義上、体験した人の信念に大きな影響を与える出来事である。トラウマティックな出来事についての信念が変われば、そこから派生した過剰調節の信念にも影響が及ぶ。つまり、臨床家とクライエントは、派生的に生じる過剰調節の信念――安全、信頼、力とコントロール、価値、親密さに関する信念――のもととなっている同化の信念に優先して取り組むことが大切である。たとえば、クライエントが「ありえないような、予測不可能でどうしようもない状況で、自分は最善を尽くしていた」という信念にたどり着いた（同化の信念の認知再構成ができた）なら、その新しい信念は現在や将来の他の状況での力とコントロールの信念に影響する。あるいは、トラウマの状況で自分や他の人たちがやれることをやっていたのを受け入れられたなら、自分や他者の価値についての信念も見直され、自分を含め人間は人間であり、人間相応のことしかなし得ないという信念へとほどよく調節されるかもしれない。

　過剰調節のスタックポイントは治療後半で扱う。治療後半では、クライエントはそれまで学んだ考え直しのスキルを使って、治療者の助けを得ずとも自分自身で過剰調節に関する考え直しに取り組むようになることが多い。しかし、治療後半でも改善が見られるまでは引き続き同化のスタックポイントに優先して焦点を当て続け、それから過剰調節のスタックポイントに移るべきである。

> **配付資料3-1　PTSDチェックリスト（PCL-5）：尺度と得点の算出法**

PTSDチェックリストはDSM-5に合わせて改訂されました（PCL-5と呼ばれています）。

この尺度のみではPTSDの診断には不十分ですが、PTSDの症状の有無やその程度についてある程度の情報を与えてくれます。

目的に応じて、20項目の合計点を算出してください。38点以上の場合には、必要に応じて、診断を確認するためのPTSDアセスメント／評価へと紹介するようにしてください。PCLグラフに得点を記録していくことで、患者の得点を追跡できます。

PCL-5には2つのバージョンがあります：

1) PCL-5〈1ヶ月版〉は、CPTの初回セッションの直前に実施します。このバージョンでは、ふり返る期間を1カ月にします。また、PCL-5〈1ヶ月版〉には別のフォーマットもあります（基準Aの簡易査定を伴うPCL-5）。このフォーマットは、CPTを始める前にPTSDのA基準に当たるトラウマをより詳細に査定するのに使えます。

2) PCL-5〈1週間版〉は、CPTのセッション2以降で使用します。各項目への回答にあたって、回答日からふり返っての1週間のみを参照するように、患者に伝えてください。治療者は回答を得たらすぐに得点を算出し、不明瞭な点など、必要があれば患者に確認するようにしてください。

もしセッション6までに得点が下がっていない場合には、患者が依然として感情を回避していないか、自傷などの治療を妨害するような行動をしていないか、トラウマティックな出来事についての同化の信念が変容せずに維持されていないかについて検討してください。この時点で、治療者と患者が改善していないことについて一緒に話し合い、検討することが重要です。

注意：DSM-5への更新に合わせて、PCLではいくつかの重要な改訂が施されています。評定尺度がPCL-5では0−4点となり、項目数が17から20項目へと増えたため、DSM-IV版のPCL（以前のCPTマニュアルで使われていたPCL-S）とは直接比較することができず、同じものとして利用することもできません。

Both versions of the PCL-5 are from Weathers, Litz, Keane, Palmieri, Marx, and Schnurr (2013). The scale is available from the National Center for PTSD at *www.ptsd.va.gov* and is in the public domain. Reprinted in *Cognitive Processing Therapy for PTSD: A Comprehensive Manual* by Patricia A. Resick, Candice M. Monson, and Kathleen M. Chard. Copyright © 2017 The Guilford Press. 本書の購入者は、個人利用・クライエント向けの利用にかぎり、資料をコピーできます（詳細は著作権表示ページ参照）。

■ 基準 A の簡易査定を伴う PCL-5：1 ヶ月版 ■

インストラクション：本質問紙では、非常にストレスフルな体験の後に起こりうる問題についてお尋ねします。これには、実際にまたは危うく死ぬ、重傷を負う、性的暴力を受ける出来事が含まれます。この出来事は、自分に直接起こる、他の人に起きるのを目撃する、近親者や親しい友人に起きたことを知らされるのを含みます。例としては、深刻な事故、火事、台風、竜巻、地震などの自然災害、身体的暴行、性的暴行、虐待、戦争、殺人、自殺が含まれます。最悪の出来事、すなわち現在あなたを最も悩ます出来事について、いくつかの質問に答えてください。それは上の例に挙げたような出来事かもしれませんし、それ以外の非常にストレスフルな体験かもしれません。また、それは1回きりの出来事（たとえば、自動車事故）かもしれませんし、たび重なる出来事（たとえば、戦争地帯でのたび重なるストレスフルな出来事や、繰り返された性的虐待）かもしれません。

（可能であれば）最悪の出来事を記載してください：

どのくらい前にそれが起こりましたか？

実際にまたは危うく死にそうになる、重傷を負う、性的暴行を受ける出来事でしたか？
- ☐ はい
- ☐ いいえ

どのように起こりましたか？
- ☐ 自分に起きた
- ☐ 他の人に起きたのを目撃した
- ☐ 近親者や親しい友人に起きたことを知らされた
- ☐ 仕事の一部として繰り返しその状況に直面した（例：救急隊員、警察官、軍人、他の救援者）
- ☐ その他（具体的に書いてください）

その出来事が近親者や親しい友人の死に関するものである場合、それは事故や暴力、あるいは自然な要因によるものでしょうか？
- ☐ 事故や暴力
- ☐ 自然な要因
- ☐ 該当しない（その出来事での、近親者や親しい人の死はなかった）

次に、この最悪な出来事を念頭に置いて、各項目をよく読んで、**この1カ月間**、その問題にどのぐらい悩まされていたかについて、該当する欄の数字を○で囲んでください。

■ PCL-5〈1ヶ月版〉■

<u>記入にあたって</u>：以下は非常にストレスの強い経験（以下「ストレス体験」という。）をした際、その経験に対して時々起こる問題のリストです。各項目をよく読んで、<u>この1ヶ月間</u>、その問題にどのぐらい悩まされていたかについて、該当する欄の数字を◯で囲んでください。

この1ヶ月、以下の症状にどのくらい悩まされましたか	全くない	少し	中程度	かなり	非常に
1. そのストレス体験の、心をかき乱すような、望まない記憶を繰り返し思い出す	0	1	2	3	4
2. そのストレス体験の、心をかき乱すような夢を繰り返しみる	0	1	2	3	4
3. そのストレス体験が再び起こっているかのように（まるでもう一度その場に戻って経験しているかのように）、突然、感じたりふるまったりする	0	1	2	3	4
4. 何かのきっかけでそのストレス体験を思い出したとき、非常に動揺する	0	1	2	3	4
5. 何かのきっかけでそのストレス体験を思い出したとき、身体が強く反応する（例：心臓がドキドキバクバクする、息苦しくなる、汗ばむ）	0	1	2	3	4
6. そのストレス体験に関連する記憶、考え、感情を回避する	0	1	2	3	4
7. そのストレス体験を思い起こさせるような外的なものを回避する（例：人、場所、会話、活動、物、状況）	0	1	2	3	4
8. そのストレス体験の重要な部分をなかなか思い出せない	0	1	2	3	4
9. 自分、他者、世界について強く否定的な信念をもつ（例としては以下のような考え：私は悪い、私にはどこかすごくおかしいところがある、誰も信用できない、世界は絶対に危険だ）	0	1	2	3	4
10. ストレス体験やその後に起こったことについて、自分自身や他の誰かを非難する	0	1	2	3	4
11. 恐怖、戦慄、怒り、罪悪感、恥といった否定的な強い感情をもつ	0	1	2	3	4
12. 以前楽しんでいた活動に対して興味を失う	0	1	2	3	4
13. 他の人々から距離を感じたり疎外されているように感じたりする	0	1	2	3	4
14. 肯定的な感情を体験することがむずかしい（例：幸せを感じられない、親しい人に対して愛情を感じられない）	0	1	2	3	4
15. いらだたしさや激しい怒りを出す、攻撃的にふるまう	0	1	2	3	4
16. 多くの危険をおかし、自分に危害を起こしうる行動をする	0	1	2	3	4
17. 非常に警戒したり、注意深くなったり、用心深くなっていたりする	0	1	2	3	4
18. 神経が敏感になっていたり、ちょっとしたことに驚いたりする	0	1	2	3	4
19. 物事に集中できない	0	1	2	3	4
20. 寝つきが悪かったり、睡眠の途中で目が覚めてしまう	0	1	2	3	4

PCL-5（8/14/2013）Weathers, Litz, Keane, Palmieri, Marx, & Schnurr ― National Center for PTSD
日本版 PCL-5（10/12/2015）伊藤正哉・堀越勝・鈴木友理子

■ PCL-5〈1週間版〉■

<u>記入にあたって</u>：以下は非常にストレスの強い経験（以下「ストレス体験」という。）をした際、その経験に対して時々起こる問題のリストです。各項目をよく読んで、<u>この1週間</u>、その問題にどのぐらい悩まされていたかについて、該当する欄の数字を〇で囲んでください。

この1週間、以下の症状にどのくらい悩まされましたか	全くない	少し	中程度	かなり	非常に
1. そのストレス体験の、心をかき乱すような、望まない記憶を繰り返し思い出す	0	1	2	3	4
2. そのストレス体験の、心をかき乱すような夢を繰り返しみる	0	1	2	3	4
3. そのストレス体験が再び起こっているかのように（まるでもう一度その場に戻って経験しているかのように）、突然、感じたりふるまったりする	0	1	2	3	4
4. 何かのきっかけでそのストレス体験を思い出したとき、非常に動揺する	0	1	2	3	4
5. 何かのきっかけでそのストレス体験を思い出したとき、身体が強く反応する（例：心臓がドキドキバクバクする、息苦しくなる、汗ばむ）	0	1	2	3	4
6. そのストレス体験に関連する記憶、考え、感情を回避する	0	1	2	3	4
7. そのストレス体験を思い起こさせるような外的なものを回避する（例：人、場所、会話、活動、物、状況）	0	1	2	3	4
8. そのストレス体験の重要な部分をなかなか思い出せない	0	1	2	3	4
9. 自分、他者、世界について強く否定的な信念をもつ（例としては以下のような考え：私は悪い、私にはどこかすごくおかしいところがある、誰も信用できない、世界は絶対に危険だ）	0	1	2	3	4
10. ストレス体験やその後に起こったことについて、自分自身や他の誰かを非難する	0	1	2	3	4
11. 恐怖、戦慄、怒り、罪悪感、恥といった否定的な強い感情をもつ	0	1	2	3	4
12. 以前楽しんでいた活動に対して興味を失う	0	1	2	3	4
13. 他の人々から距離を感じたり疎外されているように感じたりする	0	1	2	3	4
14. 肯定的な感情を体験することがむずかしい（例：幸せを感じられない、親しい人に対して愛情を感じられない）	0	1	2	3	4
15. いらだたしさや激しい怒りを出す、攻撃的にふるまう	0	1	2	3	4
16. 多くの危険をおかし、自分に危害を起こしうる行動をする	0	1	2	3	4
17. 非常に警戒したり、注意深くなったり、用心深くなっていたりする	0	1	2	3	4
18. 神経が敏感になっていたり、ちょっとしたことに驚いたりする	0	1	2	3	4
19. 物事に集中できない	0	1	2	3	4
20. 寝つきが悪かったり、睡眠の途中で目が覚めてしまう	0	1	2	3	4

PCL-5（8/14/2013）Weathers, Litz, Keane, Palmieri, Marx, & Schnurr — National Center for PTSD
日本版 PCL-5（10/12/2015）伊藤正哉・堀越勝・鈴木友理子

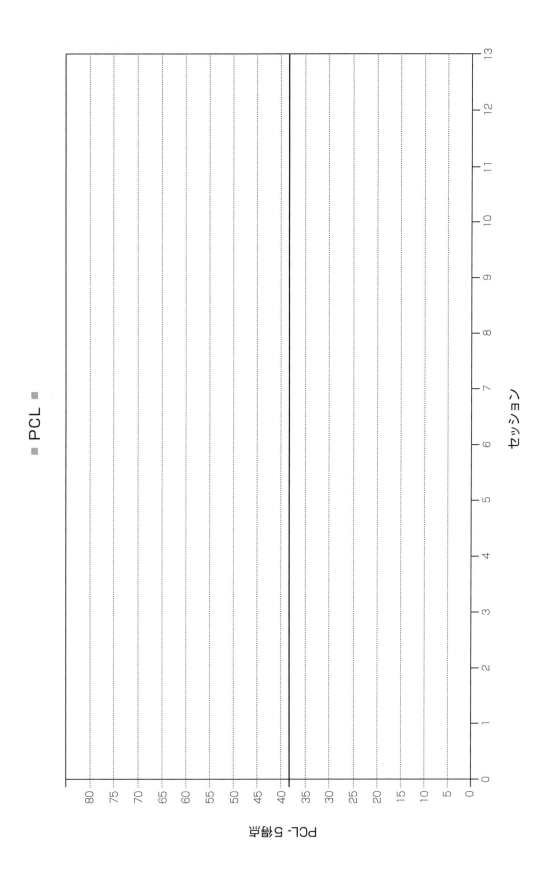

配付資料 3-2　Patient Health Questionnaire-9（PHQ-9）：尺度と得点の算出法

日　付：＿＿＿＿＿＿＿＿＿＿＿＿＿＿＿　　氏　名：＿＿＿＿＿＿＿＿＿＿＿＿＿＿＿＿

CPT ではうつ症状のモニタリングは必須ではありませんが、患者がうつ症状を報告している場合には推奨されます。この場合、うつ症状をモニターするために隔週で PHQ-9 を実施します。

この尺度のみではうつ病の診断はできませんが、クライエントがうつ症状を体験しているかどうかや、その重症度はどの程度かの情報を与えてくれます。

目的に応じて、以下の 9 項目を足し上げます。合計点の解釈の指針は以下のとおり。

〈合計得点〉	〈うつの重症度〉
1 ― 4	最小限のうつ
5 ― 9	軽度のうつ
10 ― 14	中等度のうつ
15 ― 19	中等度に重篤なうつ
20 ― 27	重篤なうつ

PHQ-9 には、尺度の最後にこれらの症状が生活機能に与える影響を評価する項目が含まれています。

The PHQ-9 was developed by Drs. Robert L. Spitzer, Janet B. W. Williams, Kurt Kroenke, and colleagues, with an educational grant from Pfizer, Inc. No permission is required for its use. Reprinted in *Cognitive Processing Therapy for PTSD: A Comprehensive Manual* by Patricia A. Resick, Candice M. Monson, and Kathleen M. Chard. Copyright © 2017 The Guilford Press. 本書の購入者は、個人利用・クライエント向けの利用にかぎり、資料をコピーできます（詳細は著作権表示ページ参照）。

PHQ-9（Patient Health Questionnaire-9）日本語版（2018）

この2週間、次のような問題にどのくらい頻繁（ひんぱん）に悩まされていますか？	全くない	数日	半分以上	ほとんど毎日
（A）物事に対してほとんど興味がない、または楽しめない	☐	☐	☐	☐
（B）気分が落ち込む、憂うつになる、または絶望的な気持ちになる	☐	☐	☐	☐
（C）寝付きが悪い、途中で目がさめる、または逆に眠り過ぎる	☐	☐	☐	☐
（D）疲れた感じがする、または気力がない	☐	☐	☐	☐
（E）あまり食欲がない、または食べ過ぎる	☐	☐	☐	☐
（F）自分はダメな人間だ、人生の敗北者だと気に病む、または自分自身あるいは家族に申し訳がないと感じる	☐	☐	☐	☐
（G）新聞を読む、またはテレビを見ることなどに集中することが難しい	☐	☐	☐	☐
（H）他人が気づくぐらいに動きや話し方が遅くなる、あるいは反対に、そわそわしたり、落ちつかず、ふだんよりも動き回ることがある	☐	☐	☐	☐
（I）死んだ方がましだ、あるいは自分を何らかの方法で傷つけようと思ったことがある	☐	☐	☐	☐

あなたが、いずれかの問題に<u>1つでも</u>チェックしているなら、それらの問題によって仕事をしたり、家事をしたり、他の人と仲良くやっていくことがどのくらい<u>困難</u>になっていますか？

全く困難でない	やや困難	困難	極端に困難
☐	☐	☐	☐

©kumiko. muramatsu「PHQ-9 日本語版 2018 版」
PHQ-9 日本語版（2018）の無断複写、転載、改変を禁じます。
出 典：Muramatsu K, Miyaoka H, Kamijima K et al.
Performance of the Japanese version of the Patient Health Questionnaire-9 (J-PHQ-9) for depression in primary General Hospital Psychiatry. 52: 64-69, 2018.
新潟青陵大学大学院臨床心理学研究, 第7号, p 35-39, 2014

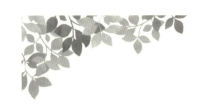

第 4 章

CPTの実施に備える

　本章では、CPT実施に先立ち考慮すべき問題を取り上げる。まず、クライエントの治療への取り組みを強化するために、CPTをどのように導入したらいいかを考察する。次に、CPT実践の柱であるソクラテス式問答について、その原理と種類を解説する。最後の節では、治療者にとっての準備と、CPTの妨げとなるよくある間違いやスタックポイントを取り上げる。

CPTを導入する

　治療者は、効果があるさまざまなPTSD治療を紹介し、説明する。クライエントが興味を示す治療について訓練を受けていない場合は、その専門家を紹介する。CPTが選ばれた場合、CPTかCPT+Aのどちらを行うか決めてもらう。本書の執筆時点では、CPT+Aが推奨されるのは、DSM-5のPTSD「解離症状を伴う」の診断基準を満たしている場合のみである（Resick et al., 2013）。すでに述べたように、トラウマ筆記では断片化したトラウマについての物語を事実に基づく正しい文脈に位置づけることを助け、事実と信念を詳しく検討することを可能にし、トラウマ記憶を思い出しても十分に現実感を保っていられるよう援助する。あるクライエントは、トラウマ筆記によって出来事を客観的に見られるようになり、本当に起こったことなのだと受け入れる助けになったと話した。一方で、トラウマ筆記を書くように言われていたらこの治療を受けなかった、と言い切ったクライエントもいた。

　どちらのCPTを行うかは、治療者が決めるよりも、クライエントに選んでもらうことで良好な治療参加が得られやすい。だが、留意すべき点がいくつかある。まず、トラウマ筆記を行うCPT+Aを選んだクライエントが、書く段になって筆記を避けたがったとしても、CPTへと変更すべきではない。回避を強化してしまうことは常に禁忌である。治療者は、回避がPTSD症状を維持することを説明した後に、クライエントに対してインデックストラウマを口頭で説明するよう求める。口頭で、動揺せずに出来事の説明をできることがわかれば、クライエントは次回のセッションに向けて筆記がしやすくなる。

　数セッションしか治療を受ける時間的な余裕がなければ、CPTがよりよい選択かもしれない。CPTではPTSD症状が比較的早く（セッション4までに）改善するが、CPT+Aではトラウマ筆記を2つ書いて処理されるまで（セッション6まで）、PTSD症状の得点は臨床的に有意な改善を示

さない（Resick et al., 2008）。セッション数が少なければ、最も問題のあるスタックポイントを解決するために、インデックストラウマに焦点を当て、出来事の意味筆記を課題に出し、その後、ABC用紙と併せてソクラテス式問答を用いるようにする。目標は、臨床的に最も早く取り組むべきスタックポイントの解決にある。多くの場合、それはトラウマティックな出来事についての自己非難や他者非難といった同化に関するものであり、過剰調節のスタックポイントには焦点を当てるべきではない。

　選択された治療について説明し、クライエントからのあらゆる質問に答える。クライエントが退役軍人ではなくても、国立PTSDセンターのホームページ（www.ptsd.va.gov）にある解説動画が役立つ。動画ではPTSDの症状とともに、世代別、性別、人種別にPTSD患者が紹介され、PTSDがどのような体験で、人生にどう影響したかが語られている。また、CPTを受けた人の体験談や、CPTへの参加がいかに人生をよい方向へと変えたかも紹介されている。カップル療法は本書の範疇ではないが、CPTの要素を組み込んだPTSDのカップル療法があり、効果的であることがわかっている（Monson & Fredman, 2012）。CPTでも、クライエントがごく親しい人と一緒にセッションを受けることが役立つ場合がある。その際、PTSD症状や治療過程、その親しい人が回避を助長させずにクライエントを支える方法について説明する。

　CPTは12回のセッションが標準であるが、PTSDや併存症状を改善するのに12セッションが必要であると決めつけないことが重要である。第2章で取り上げた研究に従い（Galovski et al., 2012）、12回より早く回復する人もいれば、少し多めのセッションを必要とする人もいると説明する。セッション数の長短を予測する要因はまだわかっていないが、クライエントには全セッションに出席し、可能な限り練習課題に取り組むよう促す。

　クライエントがCPTへの開始に同意したなら、治療者とクライエントは治療契約に署名する（**配付資料4-1を参照**）。もちろん、この契約に法的拘束力はないが、治療者の役割（準備を整えて時間どおりにやってきて、セッションをしかるべく進め、PTSDの症状や併存疾患の改善に向けてクライエントの進歩を見ていく）と、クライエントの役割（準備を整えて時間どおりにやってきて、トラウマに焦点を当てたセッションに参加し、練習課題を完成させる）に関して役立つ同意となりうる。クライエントが回避したり、トラウマ以外の話題に逸れたりしたときには、この契約を思い出してもらうことが役立つ。

ソクラテス式問答

　CPTを含め、ほとんどの認知療法の実践の柱はソクラテス式問答である。ソクラテス式問答は治療者が行う一連の質問で、トラウマティックな出来事や、その後に作られてきた信念について、クライエントがより健康的に解釈できるよう導く。この実践は、ソクラテス式の学びに基づく。ソクラテス式の学びは、洞察や知識を他から与えるのではなく、自分で新しいことに気づく力を大切にする。治療者によるソクラテス式問答は、クライエントにとっては何かに気づき理解する方法（すなわち好奇心や探究心）のモデルとなる（Anderson & Goolishian, 1992; Padesky, 1993; Thase & Beck, 1993）。他の臨床家や研究者と同様に（Rutter, Friedberg, VandeCreek, & Jackson, 1990; Bolten, 2001）、本書でも「ソクラテス式質問」ではなく「ソクラテス式問答」という言葉を用いている。なぜなら、「問答（dialogue）」は、クライエントと臨床家が、精神療法の文脈で、互いにかなり平等でバランスの取れたやり取りを行うという意味合いを持つからである。これに対し、「質問」は先

生が生徒に質問し、生徒には所定の知識を学ぶ必要があるという上下関係を示唆する。ソクラテス式問答では、臨床家とクライエントが1つのチームとなる。人生で体験したことを（トラウマ体験を含めて）題材として持ち寄るのがクライエントの役割であり、その題材に対して専門性をもってトラウマからの回復を支え、考え直すスキルの実践を助けるのが臨床家の役割となる。

多くの専門書が、ソクラテス式問答で使えるさまざまな種類の質問を紹介してきた（Paul & Elder, 2006; Elder & Paul, 1998; Bishop & Fish, 1999; Wright, Basco, & Thase, 2006 など）。本書ではこれらをまとめ、CPT 治療者がソクラテス式問答で行う質問の階層アプローチを提案する。Monson and Shnaider（2014）も、PTSD 患者に特化したソクラテス式問答の概要と種類を提示している。

明確化の質問

最も根本かつ最初の段階として、トラウマティックな出来事の最中に何が起こっていたのか、そのとき実際どんな選択肢があり、何ができたのかを明らかにするため、治療者はできるだけ多くの明確化の質問を行う。この際、クライエントが後になって考えたことは尋ねない。治療者は、心づかいをしながらこの難しい明確化の質問を積極的に、かつ、可能なかぎり断定せずに、実際に起こった事実に焦点を当てて質問する。例として、性的虐待やレイプの被害者と取り組む際には、レイプの最中に性的興奮を覚えたかどうかを尋ねる能力が必要である。クライエントは、トラウマティックな出来事の最中の性的反応は、自分がレイプを望んでいたり、暴行の責任が自分にあったことを意味すると結論づけるかもしれない。身体的な覚醒や興奮（arousal）と歓びを伴う快感（pleasure）を区別することが、レイプ被害者には役立つことがある。しかしながら、幼少期に性的虐待を経験した人は、虐待に快い側面があったと述べることが多い（「特別扱い」だと感じたり、加害者とのつながりが深まっていると感じたことなど）。こうしたクライエントのためには、回復を促せるように、これらを明確にするよう質問をして、事実に基づき、かつ、支えとなるように話し合うことが重要である。退役軍人、警察官、保安員に特徴的な例もある。これらの人は、他者への暴力行為を行ったときにポジティブな感情を体験することがある。そして、後知恵バイアスのようなかたちで、そうしたポジティブな感情は、自分の性格の暗黒面が顔を出した証拠だと解釈することがある（「人殺しを楽しむなんて、自分はどんな人間だ？」など）。この場合、出来事が起こった前後の文脈や、非常事態における心理生理学的反応にまで考えが及んでいないかもしれない。

前提を考え直す

次の段階では、トラウマティックな出来事についての認知の前提となっている点を考え直す質問をする。第3章で触れ、他章でさらに詳しく取り上げているように、PTSD 患者が抱く前提の中で取り組むべきカギは「公正世界の信念」である（Lerner, 1980）。公正世界の信念とは、よい人にはよいことが起こり、悪い人には悪いことが起こり、世界は公平で公正な場所であるはずだという考えである。この信念は、人の行動とその結果に秩序ある因果関係を見出したいという願望から生じている。トラウマティックな出来事は「悪いこと」であるため、自分が悪いことに値するような何か悪い行いをしたという前提を立てる。そして、その悪い結果を説明しうるような、トラウマティックな出来事の前か最中の自らの悪い行動を見つけようと固執する。ときには、公正世界の信念を持っていない人もいる（学習歴、文化、宗教などにより）。その場合には、公正世界への願望という概念を強調する必要はない。公正や公平の概念でなくとも、人類は出来事を予

測しコントロールして生存確率を高めてきたという、進化の過程で獲得し遺伝されてきた傾向として説明できる。公正世界の信念を持っていない場合でも、物事を予測しコントロールするという人に備わった傾向が普遍的なものであるとともに、すべての物事を予測しコントロールすることは不可能であると伝えることが役に立つ。

　トラウマティックな出来事を解釈する際、PTSD患者が抱きやすい前提として「自分や他の誰かが出来事やその結果をもっとコントロールできたはずだ」という信念がある。こうした前提は、クライエントが示す後知恵バイアスに見て取ることができる。「右ではなく左に曲がっていれば事故には遭わなかっただろう」「抵抗していれば襲われなかっただろう」「彼を追って水中に飛び込むべきだった」などである。PTSD患者は、別の行動をとったとしても、結果は同じくらいネガティブか、もっと悪かったかもしれないことまで考えていないことが多い。このようなかたちで、クライエントは心の中でネガティブな結果を「なかったことにする」努力をする。

　前提の考え直しを行う際、治療者自身も誤った前提に立ってトラウマティックな出来事を解釈しないように注意する。ときには、クライエントにポジティブな意図があったのだろうという前提で治療者が話を進めてしまうことがある。この場合、治療者の抱いている前提と違うために、クライエントはトラウマティックな出来事についての行動、思考、感情を素直に話せなくなってしまう。たとえば、軍人や警察官が、従わなければならなかった規則に従わなかったとしよう。治療者が当然規則に従っていただろうと早急に思い込んでしまうなら、クライエントは真実を打ち明けづらくなるだろうし、規則に従わなかった自分をますます悪く捉えるようになるかもしれない。

　逆に、治療者がクライエントの行動についてネガティブな前提を持ち、その結果、治療でのクライエントの進歩を不注意に妨げてしまうこともあるが、これには無理のない側面がある。なぜなら、私たちを含めて多くの人は、出来事を予測しコントロールしたいという願望と、他者や自分の安全を確保したい願望を持っているもので、そうした願望から生じる被害者非難の文化の中に生きているからである。しかしながら、この種の考え方はクライエントがトラウマティックな出来事を処理する妨げになりうる。よくある例は、トラウマティックな出来事の前に被害者が精神状態に作用する物質（アルコールや薬物等）を使用していたら、被害者も非難されてしかるべきという考えである。物質使用はトラウマティックな出来事に影響したかもしれないし、そうでないかもしれない。より正確に物質使用の影響を評価するには、その量、使うに至った背景、本人の意図を注意深く検討する必要があり、こうした検討によってトラウマティックな出来事を客観的に解釈し処理するのを促す。性的暴力の場合、物質使用の量は被害者への非難とは全く関係ない。実際、被害者が多くの物質を使用しているのを見た加害者が、より強引になった可能性はある。危険な物質使用行動は治療で取り組む必要があるが、それはCPTの後半（安全のテーマ）においてである。回避行動としての物質乱用は、リスク低減のために治療の後半において減らされるべきである。それまでには、「物質を使用していたのだから、トラウマティックな出来事の原因は（加害者ではなく）自分にある」という同化の信念について効果的に考え直す経験をしている必要がある。物質使用のリスク低減に早急に取り組むと、クライエントは自分が責められていると勘違いするかもしれない。

客観証拠の評価

　ソクラテス式問答の次の段階として、結論を支持する・反する証拠をクライエントが自分で評

価できるよう援助する。PTSD患者は認知バイアスを持っていることが多く、とりわけ脅威が知覚されやすいとともに、物事全般についてもネガティブな情報に注意を向けやすい。つまり、脅威や否定的な情報を取り込みやすく、この情報を過大評価する。危険への過大評価はPTSD患者でよく見られ、治療者は客観証拠を評価することに焦点を当てたソクラテス式問答を用いることができる。人混み、開放的な空間、狭苦しい場所、自動車の運転、加害者に似た人が側にいる状況などは、過大評価された危険性について客観的に情報を評価し、考え直しを促しやすい状況の例である。

心の底にある中核信念を考え直す

　頭では理解していても気持ちのうえで理解できない、自分の考えていることがわからない、新しい思考に伴う感情の変化が起こっていない、とクライエントが報告することがある。典型的な言葉としては、「おっしゃっていることはわかりますが……」「自分の言っていることに筋が通らないことはわかっていますが、そういうふうに感じるのです」「スタックポイントに関する練習用紙はやりますが、表面的にやっていて心からは信じていません」などである。このような場合、クライエントには、新しい思考に感情がついていけていないことがあり、古い思考のほうが「本当っぽく」感じることがあると説明する。同時に、代わりとなる考え方を十分に受け入れるのを妨げるような、より深い信念がある可能性を問答を通して探っていくようにする。より深い信念が、新しい思考を持つことで生まれうるネガティブな可能性から自分を守ってくれているとクライエントが考えていることがある。たとえば、トラウマティックな出来事を防ぐために何もできることはなかったという新しい考えを持つようになったとする。すると、それはこの先の将来起こりうるトラウマティックな出来事も防ぎようがなく、余計に世界が危険に感じられるとクライエントが思い込んでいる可能性がある。

　子どもの頃に性的虐待を受けたクライエントは、父親は悪くはないという信念に固執していた。この信念を変えることは、長年の父親との関係がネガティブなものへと変わってしまうという、より深い意味を持っていた。本質的に、トラウマティックな出来事についての解釈が変わることは、いま現在と将来の信念の変化にも大きく影響する。この事例では、未来は予測可能でコントロールできるという信念を保ちたいという思いと、新しい評価とが一致しなかった。

　PTSD患者がトラウマ以前からネガティブな中核信念やスキーマを持っている場合は、より深い認知的介入が必要かもしれない。これらの信念は、トラウマティックな出来事に曝されると、PTSD発症のリスク要因となることがある。このような場合、クライエントがトラウマ以前にどのようにしてこの信念を持つようになったのかを判断するために（子どもの頃のつらい体験や、気持ちを認められない環境など）、一層深く調べる。そして、クライエントと協同してこうした深い信念や中核信念に取り組み、トラウマについての解釈が以前からあったネガティブな中核信念を強めないようにする。たとえばクライエントが、自分の判断は信頼できないというスキーマを以前から持っている場合には、トラウマティックな出来事をそのスキーマを裏づけるものとして捉え、自分を非難するような解釈を行いがちである。トラウマについての自己非難の評価を変えることは、さらに深いネガティブな信念に反することになる。そのため、感情面や行動面の変化を生むためには、より深い中核スキーマへの認知的介入が必要となることが多い。理論上、中核信念やスキーマと呼ばれるような"大きな信念"を考え直すことは難しい。しかしながら、であればこそ、クライエントには中核信念が姿を現すたびごとに練習用紙を完成してもらうようにし、

そうすることで中核信念を変えていくことが多くの場合に必要となる。根底にある信念（「私はダメ人間だ」など）の裏づけとはならない多くの例があれば、それらの具体的証拠が積み重なることで中核信念が和らいでいくだろう。

治療者の準備はできているか

　マニュアル化された治療、認知療法、構造化されたセッションについて訓練経験のない治療者は、意図的にも無意識的にも、（そのようなエビデンスはないにもかかわらず）クライエントのほうがCPTへの準備ができていないというメッセージを送ってしまうことがある。クライエントが治療の開始を求めているにもかかわらず、CPTを行うべきではない、CPTへの準備ができていないとクライエントに告げる治療者を私たちは多く見てきた。これは、治療者がクライエントを信頼せず、本人の判断を信用していないというメッセージを送っていることになりうる。他の療法をしながら何カ月も待たなければならないとしたら、クライエントは、自分はトラウマについて考えることさえできないほど脆弱で、トラウマティックな出来事に関する考えについてわずかに話すだけでも「心が崩れる」だろうと信じ始めるかもしれない。私たちは、このような治療者の対応を、クライエントを「脆弱化させる」対応と呼んでいる。これは、準備ができていないクライエントにトラウマ治療を押しつけるのと同じくらい問題である。実際、他の療法のセッションを加えることは益より害のほうが大きく、クライエントに無力を感じさせる結果につながる。

　多くの治療者がCPTを臨床活用しないもう1つの理由には、CPTでの感情の役割について治療者が誤解している場合がある。このような治療者は、クライエントがトラウマに取り組むためには、セッションですべての感情を完全に表出しなければならないと教えられ、そう（誤って）信じている。それゆえ、クライエントがセッションで泣いたり嘆いたりしていないと感情を外に出す準備ができていないと判断して、CPTは実施できないと信じている。この信念は、回復するためには、「出来事と結びついたあらゆる感情をあらためて体験し直す必要がある」という前提に立っている。しかし実際には、出来事に対する不適切な自己非難が原因でトラウマに関連する感情が混乱し、その自己非難が罪悪感や恥をもたらしているケースが多い。この場合、感情をただただ再体験して表出するのではなく、苦痛な感情へとつながる出来事についての解釈を考え直す必要がある。また、すべての人が同じように感情を処理し、トラウマについての感情を解決するには感情を表に出すことが必要であるというわけではない。悲しみを感じても泣かない人は多いが、だからといって、感情を感じていないというわけではない。

　クライエントがトラウマティックな要素に反応して強い感情を見せると、自分がクライエントに「再びトラウマを受けさせている」と心配する治療者もいる。CPTにおける自然な感情の健康的な処理と、日常生活で起こる再体験症状とを区別することが重要である。実際には、再体験症状によってほぼ毎日トラウマを繰り返し体験していることと、トラウマ記憶に対して（引き金に反応してでなく）自分の言葉で取り組むことで安全かつ健康的なかたちで感情が処理され、生活上の再体験症状が和らいでいくことをクライエントに理解してもらうよう援助する。クライエントが回避的で懐疑的であるならば、このような話し合いがCPT導入の役に立つ。

　トラウマの話を聞くことへの自身の抵抗感を心配する治療者もいる。たとえば、クライエントが感情的になってきたら、治療者が話を遮るような例がある。これはクライエントにさまざまな

メッセージを送りうる。(1)クライエントはトラウマについて話すべきではない、(2)治療者はトラウマを聞くことに対処できない、(3)クライエントが脆弱すぎてトラウマティックな出来事を話すことができないと治療者に見られている、(4)悪夢やフラッシュバックは恐ろしいことだし追い払うべきだ、などである。こうしたメッセージは意図的ではないだろうが、クライエントの回復を大幅に遅らせる可能性がある。その代わりに、トラウマについて話す準備ができているかどうかをクライエントに判断してもらい、いつCPTを始めるか、CPTかCPT+Aのどちらにするかを、クライエントに選んでもらうことが推奨される。これは、クライエントを力づけ、治療とトラウマ記憶の両方を自分でコントロールできることに気づいてもらう助けとなる。もしクライエントにトラウマ治療の準備ができていなければ、差し当たっての「つなぎ」治療を行うのではなく、PTSDに取り組み自分の記憶に近づける準備ができたときに戻ってくるよう求める。さらに、悪夢やフラッシュバック、侵入記憶を十分に体験するようクライエントに促す。なぜなら、それらは先送りしても必ず戻ってくるからである。

　CPTを始める前に見直しておくべき「治療者のスタックポイント」がある。自分に当てはまるスタックポイントがあれば、「信念を考え直す用紙」を用いてあらかじめそのスタックポイントに取り組むことを勧める。治療者がこうした考えに向き合うことの助けとなるだけでなく、この練習用紙を使う練習にもなる。

治療者の問題：治療者の誤りとスタックポイント

よくある治療者の誤り

　最も大きな治療者の誤りの1つは、準備不足である。本書を（書いてある順番で）読む以外に、資格のあるCPTトレーナーのいるワークショップに参加し、続いて資格のあるコンサルタントによる6カ月の症例コンサルテーションを受けることを勧める。CPTのウェブサイト（www.guilford.com/cpt-ptsd）では、読者や何らかの機関がワークショップを開きたければ、ワークショップのトレーナーについての問い合わせメールを受け付けている。ウェブサイトにはワークショップのリストも掲載している。加えて、無料トレーニングのウェブサイト「CPT web」(http://cpt.musc.edu) では、プロトコル（CPT+A）の概説だけでなく、各セッションの事例動画も見ることができる。

　CPTはマニュアルどおりの順番で行い（本書の第5〜10章）、治療中は他の技法を加えてはならない。治療者がよくする誤りには、この療法の要素を部分的に抜き出しそれだけを使うこと、独自性を出すためにプロトコルを変えなければならないと考えること、また、まずマニュアルどおりにやろうとせずに、クライエントに合わせてCPT自体を変えなければならないと考えること、などがある。CPTは約30年前に開発され、それ以来、北米からアフリカ大陸などまでさまざまな種類のトラウマを持つさまざまな人々で検証されてきた。脳損傷がある人、読み書きができない人の他、さまざまな文化や言語の問題にも対応するため、この10年で世界各地のCPT専門家と協力してCPTに修正を施してきた。これらのいくつかは、第13章と第14章で紹介する。CPTを始めたばかりの治療者が、既存のプロトコルを修得せずに自己流でプロトコルを変更すべき理由はない。CPTには、特定の認知やさまざまなトラウマティックな出来事に対応できる柔軟性がすでに組み込まれている。科学的な検証なしに変更されたとしたら、それはCPTでは

なく、エビデンスに基づく治療ではない。

　CPT 実施の際に最も多い誤りは、クライエントを説得してスタックポイントについての考えを変えさせようとすることだろう。そうではなく、治療者はソクラテス式問答を用いて情報を引き出し、トラウマについての前提が他の情報と折り合わないがために、トラウマについて考え続ける状態が維持されることにクライエントが気づけるようにする。出来事から数カ月後や数年後に、できたこと（すべきだったこと）について考えても、出来事が起こったときにはそうした知識や能力を持っていなかったという事実は変わらない。クライエントは自分の前提に合わない事実を無視しているもしれないが、実際にはそうした事実があったのであり、治療者はクライエントから事実を引き出す必要がある（「あなたの身体の大きさはどのくらいでしたか？　では、おじさんは？　彼を押しのけることができましたか？　誰かに助けを求めたら家族を脅すと言われたら、他に選択肢がありましたか？」など）。治療者がこうした葛藤の一方の立場に立ち、非はなかったはずだと説得しようとしても、クライエントは逆の立場をさらに頑なに訴えて、「わかってくれていない」「あなたはその場にいなかった」などと言うことが多い。クライエントに「あなたはわかっていない」と言われたら、「おっしゃるとおりです。わかっていません。私が何を見落としているか、教えてくれませんか」と返すことが治療者の責任である。これは穏やかに、明確化していく質問へと戻るよい合図となる。治療者は関心を持っているという姿勢で、ときには不思議そうなようすさえ見せるようにする。論争的、あるいは挑戦的な態度をとってはならない（治療者は反対尋問をする弁護士ではない！）。

　治療者によくあるもう１つの誤りは、明確化の質問を十分に行わずに、考え直しの質問（客観証拠の検証）にいきなり飛ぶことである。クライエントがトラウマ筆記を書いていたとしても（第11章を参照）、重要な情報が欠けているかもしれない。CPT を行うとき、治療者はその文脈やクライエントが取りえた実際の選択肢を理解するために、明確化の質問を多くする必要がある。たとえば、愛する人を火事から救えなかった人の場合、治療者は、家が火事だと知ったときどこにいたのか、現場からどのくらい離れていたのかを尋ねる。何が起こっていて、中にまだ誰かいると知るのに何秒、何分かかったか？　何をしたか（消防署に電話したのか、２階へ上がろうとしたのか、など）？　そして、何ができなかったか（炎や煙に押し戻されたのか、など）？　その状況でそれ以上は何もできなかったことをクライエントが理解するのを助けるために、どんな消防装備（マスクや防火スーツなど）を持っていたか？　を尋ねてもいい。消防士が到着するまでにどれくらいかかったか？　すぐに来たのなら、なぜ消防士（や医者）も命を救うことができなかったのか？　と尋ねてもよい。クライエントが、「非難」や「責任」という言葉を使うようであれば、その状況での意図を尋ねる。人を助けようとしたこのクライエントは、実際にとても勇敢だったのだろうし、それは人を死なせようとする意図とは正反対である。

　ソクラテス式問答は治療前半のセッション中に口頭でのやり取りを通して、ときに ABC 用紙に触れながら行われる。問答では、考え直し用紙で取り組まれる質問のモデルとなるよう質問する。そしてまた、トラウマについての考え直しにおいては、トラウマの文脈をより正確に把握し、また、その文脈がいかに重要かをクライエントが理解できるよう、治療者は明確化の質問を多用する（クライエントがどれほど幼かったか、出来事がどれほどあっという間に起こったか、迅速に状況に対応できないほど驚いたのではないか、出来事のあいだにどんな選択肢が実際にあり、どれを選ぶ判断ができたか、どうしたって不可能なことは不可能だったのではないか）。ソクラテス式問答の質問の 80 〜 90％ほどが明確化の質問であることが望ましい。

第４章　CPT の実施に備える

よく見られる別の誤りは、クライエントの解釈や思考過程を十分に追わないままにやめてしまうことである。CPT 経験の浅い治療者は、スタックポイントについての質問をして返答を得たところで、その話題をやめたり変えたりする。次にどこへ進めばいいのかがわからないのである。質問をしてはならないと訓練されてきた治療者は、事実やクライエントの理由づけを探るのに抵抗を感じることもある。質問への返答は自然に次の質問へとつながり、トラウマの文脈が明らかになっていく。実際にクライエントにはそのときどんな選択肢があったのか、また（選択肢があったとして）なぜその行動を選んだか、といった具合である。私たちの経験から言うと、トラウマ体験時にはごく短い時間で選択をしなければならないことが多く、ほとんどの場合そのときによい選択があるわけではなく、ダメージが最小限に抑えられるような選択肢が選ばれたり、命令や規定に従ったりしていることが多い。

　好奇心を持って、建設的なかたちで明確化の質問が行われていれば、つまり、実際には何が起こり、体験後にそれをどう解釈して前提を持つように至ったかを理解しようとしているのであれば、してはいけない質問はない。たとえば、子どもの頃に性的虐待の被害にあった男性が、「自分に問題があったから、加害者が自分を選んだ」というスタックポイントを持っていたとする。このときに尋ねられる質問はたくさんある。以下の問答の例には、明確化の質問とともに、心理教育や要約（※訳注：クライエントの発言をまとめて返す応答）が含まれている。

　　T：（加害者は）近くに誰もいないときに近づいてきたのですか？
　　C：はい。でも、なぜ僕にそうしたのでしょうか？　僕が変態だと思ったのでしょうか？
　　T：そう言われましたか？
　　C：いいえ。彼はあまり話をしませんでした。
　　T：加害者があなたを変態だと思ったに違いないという考えは、どこからきたのですか？
　　C：言ってもいいですか？
　　T：もちろん。何でも話してください。
　　C：加害者に抱きつかれたとき、興奮を覚えたのです。それは自分が変態だということを意味しているに違いないと。興奮を覚えたなんて信じられないのですが。
　　T：あなたが変態だというのは、ご自身で考えられたことだったのですね？　では、ちょっと説明させてください、役に立つかもしれませんから。性器にある末端の神経は、刺激を受けると、望むと望まないとにかかわらず、必ず反応します。くすぐられるのと同じようなものです。あなたの反応は自動的に起こるもので、自分の意思でコントロールできるものではありません。相手がやめないとしたら、あるいはあなたがやめてほしいと思ったなら、それは快感とは違います。興奮と歓びは違うものです。相手がしていることをいつも楽しんでいましたか？
　　C：とんでもない。すごく嫌でした。汚らわしく感じましたが、まだほんの子どもでした。大丈夫と感じられることもありましたが、自分を保てなくなるようなことをさせられたときもありました。
　　T：ところで、セックスに同意できる年齢を知っていますか？　大人と自分からセックスするのに何歳でなければならないか、またそれが犯罪にならないのは何歳からなのか？
　　C：自分も大人になっていれば、ですか？
　　T：そのとおりです。ですから、たとえ相手があなたを快くさせたとしても、ときにはそう

感じたかもしれませんが、彼は罪を犯していたのです。なぜなら同意するにはあなたは
　　　幼なすぎた。そうやって見ると、誰が変態だと言えますか？
　C：あの男です。僕ではありません。
　T：彼がやらせたことだと、はっきりと言い切りましたね。
　C：でも、なぜ僕を選んだのでしょう？　僕に何か問題があったから？
　T：彼にとって都合がよかったのではないでしょうか？　それに、彼が選んだのがあなただ
　　　けだったかどうかご存じですか？

　ここで1つ注意点を挙げておく。いくつかのスタックポイントはクライエントの思考に非常に深く根づいているため、クライエントが質問に答えなかったり、それは自分のせいに違いないと主張することや他人を誤って責めることに、とても頑なになっているように見えることがある。まず、治療者は、ソクラテス式問答は治療の早い段階で始めていること、そしてどんなスタックポイントも初めて浮上したときにすべて解決する必要はないことを思い出すようにする。スタックポイントが特に凝り固まっているように見える場合、出来事が起こったことを受け入れたくないために、事後的に出来事そのものを否定しようとして、そのスタックポイントに固執しているのかもしれない。これは回避の一種である。また、前述したように、クライエントがもっと強固なスタックポイントや、まるで事実かのように思い込んでいる中核信念を守ろうとしていることもある。クライエントが特定のスタックポイントに絞って抵抗を示すようであれば、次のように言うことができる。「この考えはあなたにとってとても重要であるように見えます。これに治療のなかでもっと時間をかけていきましょう。」

　治療者がしやすい別の誤りとしては、1つのスタックポイントから別のスタックポイントに飛躍することがある。クライエントが、取り組んでいるスタックポイントの証拠として他のスタックポイントを用いるのはよくあることだが、治療者が、最初のスタックポイントを処理し終えずに、別のスタックポイントを追い始めるのは誤りである。正しい対応はこう言うことだろう。「それは事実ではなく、別の考えのように聞こえます。スタックポイント・ログに書いておいて、後であらためて考え直しましょう」。一貫して用紙を用いることもまた役に立つ。ABC用紙のB欄の考えにクライエントを向け直すことができるし、スタックポイントがすぐ目の前に置かれるよう、新しいABC用紙を書いてもらうこともできる（第6章を参照）。

　あるいは、自然な感情を感じることにじっくりと時間をかけず、認知から派生した感情に注目しすぎてしまう誤りもある。クライエントが悲しみなどの自然な感情を体験しているとき、またトラウマティックな出来事の最中に感じた本当の恐怖を再体験しているとき、自分にできたことは何もなかったことがわかり無力感を再体験しているとき、治療者はただ静かに座って、クライエントがその感情を体験できるようにする。それから治療者は、その感情に名前をつけるよう求めたり、どんな身体感覚を感じているかを尋ねたり、あるいは自然な感情を当然あるべきものと認めたり（「友人を失って、悲しいと感じるのは無理もありません」など）することで、自然な感情をじっくりと感じてもらうようにする。認知によって燃え上がっている作られた感情に比べると、自然な感情はうっすらとわずかに体験されるかもしれない。ゆえに治療者には、認知の変化を追い求めるあまりに自然な感情を探すことを忘れてしまうことが起こりうる。

　ほとんどの感情は、自然なものか作られたものかのどちらかである。故意に自分を傷つけた加害者に怒っているなら、その怒りは自然な感情である。しかし、その状況をコントロールできな

かった第三者や、それが起こったことすら知らなかった第三者に怒っているなら、それは認知に基づく怒りであり、作られた感情である。怒りは、人を（治療者も含めて）押しのける回避の方略としても用いられることがある。怒りは、より痛々しく弱く感じられるような感情（悲しみや恐怖など）を回避するときに「頼りになる」感情である。性的虐待の最中に強要されたことへの嫌悪を感じることがあるが、この嫌悪は自然な感情だろう。しかし、クライエントが後になって「こんなことが私に起こったのだから、自分自身に嫌悪感を抱く」と言ったとすると、それは出来事そのものへの自然な反応ではなく、自己評価の認知であり、そのように結論づけ、解釈して作られた感情である。

　感情が自然なものなのか、思考によって作られたものなのかがわからなければ、それについて尋ねても全くかまわない。上記の事例であれば、たとえば「なぜ嫌悪を感じるのですか？」と尋ねる。クライエントが「（加害者が）私にしたことが嫌だからです」と答えたら、治療者はその言葉に同意していい。だが、クライエントが「私は永久に壊され、汚れているからです」と答えるようなら、治療者はその行為を行ったのは誰なのか、またその影響の永久性について（「それが起こってから、あなたの皮膚が何回完全に入れ替わったか知っていますか？　あなたの体には、外側も内側も、〈加害者が〉触れた部分が現在は１つも残っていないことを知っていますか？」など）、また、汚れていると感じることは感情による理由づけの１つのかたち（「汚く感じる、ゆえに私は汚い」など）かどうかについて、一連の質問をすることができる。こうした言葉をその場でメモしておき、後に取り組めるようにスタックポイント・ログに加えることも役立つ。

　治療者がしがちな誤りの最後の１つは、最初に取り組むべき適切なトラウマティックなインデックスイベントを選択しないことである。第３章で論じたように、治療者は、どの出来事が最悪か、最も動揺を感じるか、最も心をかき乱すか、と尋ねるべきではない。そうすることは、PTSD診断には該当しない出来事を導くおそれがある（失業、離婚など）。よりよいアプローチは、確認されたトラウマティックな出来事のなかで、最も頻繁に夢に出てくるのはどれか、繰り返し襲ってくる侵入症状はどれか、考えることを最も懸命に避けているのはどれかを尋ねることである。戦闘や性的虐待、家庭内暴力の体験など、一連の出来事がすべて同じように苦痛をもたらすと言うクライエントもいるだろう。この場合のよくある誤りは、クライエントにそうしたことのすべてをひとまとめで考えるよう求めたり、一連の出来事全体についての意味筆記（第５章を参照）を書いてもらったりすることである。こうしてしまうと、話し合いやソクラテス式問答が漠然としたものになりすぎる。クライエントの話は出来事から出来事へ飛躍するだろう。特定の１つの出来事が、記憶や侵入症状のなかで他の出来事よりも際立っているかについて（性被害時の最初の挿入、戦闘で殺された親友、自分の子どもが虐待のことを知っていたことに気づいたこと、または子どももまた虐待されていたことに気づいたこと、など）、数分間を費やして判断するのは価値のあることである。クライエントが、すべての出来事が同じくらい苦痛に満ちている、もしくは多くありすぎて選べないと言い続けるようなら、PTSD診断の基準Ａを満たす体験のうち最初の出来事から始める。クライエントが出来事について持った前提や、自分や世界について引き出した結論は、さらなるトラウマティックな出来事で繰り返され強化された可能性がある。たとえば、戦闘経験のある男性の退役軍人が、戦闘で撃たれたことをトラウマティックな出来事に選んでいるにもかかわらず、人を信頼できないと言ったとする。信頼している誰かに裏切られていなければ、信頼への影響はないはずである。この男性を撃ったのは見知らぬ人であり、個人的に標的にされたわけではなかった。信頼が裏切られる結果となったトラウマティックな出来事が過去（おそら

〈子どもの頃〉にあったのかもしれず、その後、撃たれたことでそのスキーマが活性化したとも考えられる。

治療者のスタックポイント

　スタックポイントを持っているのはクライエントだけに限らない。誰もが人生でスタックポイントを持つ可能性があり、治療者がPTSDの治療中に自分のスタックポイントに直面することは確かにある。治療者が持つスタックポイントは、治療者としての自分について、これまで教わり忠実に守ってきた介入法について、あるいは、新しい介入法を試みていることに関する自身の不安についてのものである（「つまり、これまでずっと私は間違ったことをしてきたと言うのですか？」など）。こうしたスタックポイントは、治療者がCPTを試みること自体を妨げたり、治療経過に影響したりする可能性がある。

治療開始前の治療者のスタックポイント
　CPT実施前の治療者のスタックポイントには共通点があり、おそらく治療者がCPTの研究についてよく知らないことに由来する。特に、CPT研究の参加者が一般的な臨床実践で治療を受けている人とほぼ同じである（実際、一般臨床より複雑な症例も多いだろう）という点を理解していないと思われる。以下に、こうしたスタックポイントの例と、そのスタックポイントを考え直すための証拠を提示する。

● 「私のクライエントはトラウマに焦点を当てた治療への準備ができていない」
　クライエントがトラウマに焦点を当てた治療を受けるために「準備ができている」必要はないことを示す研究結果が、実際に蓄積されつつある（Resick, Bovin, et al., 2012; Resick et al., 2014など）。PTSDに対するCPT研究の大半は、ただちにトラウマに焦点を当てた治療から開始し、対処スキルなどの予備的な治療でクライエントに準備をさせたりしていない。事実、「安定化」のために治療を遅らせることは、クライエントがこの取り組みを扱えない、または危険すぎるというメッセージを送ることになる（先に解説した「脆弱化させる」である）。PTSDのクライエントは何年もトラウマティックな出来事の記憶とともに生きてきたということ、そして、トラウマに焦点を当てた治療を行うことで、トラウマについていつどのように考えるかを本人がコントロールできるようになることを、覚えておくことが重要である。

● 「私のクライエントは、研究プロジェクトの参加者よりも複雑だ」
　先の章で取り上げたように、CTP研究はいくつかの他のPTSD治療研究とは異なり、うつ病、不安症、パーソナリティ障害、さらには解離性障害を併発しているからといって、参加者を除外してはいない。物質使用障害のある者については、徐々に参加の基準が変更されてきた。CPT研究は物質乱用者を除外してはこなかったが、以前の研究では身体的依存があれば治療開始を待ってもらっていたこともある。最近の研究では、いかなる物質使用障害を持つクライエントも除外していない。CPT研究プロジェクトは、自殺念慮を持つクライエントも対象としているが、自傷、他害の差し迫った危険があり、入院の必要がある場合のみ研究対象から除外している。

● 「私のクライエントは、トラウマに焦点を当てた治療を受けるには脆弱すぎる」
　「私のクライエントは準備ができていない」のスタックポイントと同様に、このスタックポイントはクライエントが悪化する可能性に神経質になっていることを示す。最近の研究に、現役の

軍兵士の自殺念慮がCPTによって増えたかを調査した報告がある（Bryan et al., 2016）。この研究では、実際のところ自殺念慮は次第に減少することが明らかになった。CPTのあいだや後に自殺企図は1件もなかった。この問題は、トラウマに焦点を当てる別の治療であるPEでも調査されている（第2章を参照）。PEは馴化を目的とし、クライエントにインデックストラウマを繰り返し再体験することを求める。PEの多くの研究から、トラウマに焦点を当てた治療の結果としてクライエントが悪化することはないことがわかっている（Jayawickreme et al., 2014）。

● 「マニュアルを使うと自分の独創性が消えて、ラポールが阻害される」または「マニュアルは制限がありすぎる」

クライエントごとに新しい治療を創造すべきだと考えるのは現実的ではない。もちろん、CPTは個々の症例によって異なる経過をたどるが、それは個々に症例概念化があり、クライエントと治療者の関係性があるからである。しかしながら、これまでの経験から言うと、トラウマティックなインデックスイベントについてのクライエントの考えに治療者が心から注意と関心を持って接すれば、ラポールは即座に、かつ、自然に生じていく。CPTとは別の以前の治療において、PTSDやトラウマティックな出来事について話すのを治療者のほうが避けていた経験を持つクライエントは多く、トラウマについてクライエント自身がどのように考え感じているかに治療者が興味を持っているという事実それ自体が、ただちにラポールの構築につながるのである。

● 「CPTは併存症（うつ病、物質乱用、パーソナリティ障害）には効果がないだろう」

このスタックポイントに対する反証については第2章を参照のこと。

● 「クライエントはこんなに練習課題をしないだろう」

CPTでクライエントが用紙の記入をするかどうか（するとしたら何枚記入するか）は、セッション外の課題に取り組みやすくするためにどれだけ治療者が段どりを整えられるかにかかっている。この問題は、第5章でさらに詳細に取り上げる。練習課題への取り組みが比較的少ないクライエントもいるが、その場合には新しいスキル（新しい考え方）を練習によって身につけることの大切さという観点に加えて、回避という文脈によっても、クライエントとのあいだで話し合う必要がある。

アセスメントと治療全般に関する治療者のスタックポイント

● 「クライエントを定期的にアセスメントするのは時間がかかりすぎる」

PCL-5とPHQ-9への回答には、それぞれ約5分かかる。セッションの10分前に来てもらえば、セッション開始前に評価尺度を記入できる。もし受付があれば、内科で記入する用紙のようなクリップボードに挟んで尺度を手渡してもらう。受付がなければ、待合室に尺度を入れた封筒を置いておいてもいい。セッションの冒頭で、治療者はさっと尺度の合計得点を算出し、その数字が症状の安定、悪化、改善のいずれを示すかを見る。得点が悪くなっていた場合、治療者は、クライエントが別の出来事について回答していないか、現在の生活の全般的苦悩を測るものとしてこの尺度を用いていないか、（この1週間ではなく）間違った時間枠を用いていないか、あるいは得点が本当に悪くなっているのかを判断する必要がある。クライエントが、トラウマティックな出来事への回避をやめたことで、侵入的記憶や悪夢、ネガティブ感情が大きくなり、またスタックポイントも浮上し、得点が一時的に増加することはありうる。このような場合、クライエントには次のように言って安心してもらう。「これは実際よい兆候です。トラウマを受けて以来ずっと出来事について考えることを回避してきたわけですが、この点数は、今は回避をしていない

ということ、そしてあなたの脳があなたを出来事と向き合わせようとしていることを表すのですから。」

- 「もしクライエントのPTSD尺度の得点が減っていなければ、それはつまり……（私のCPTのやり方が間違っている、私は悪い治療者だ、など）」

クライエントの得点が減少していなくても、治療者はそれを自分の問題と捉えないことが重要である。まさにそうした理由で、治療期間中の症状評価を避ける治療者もいる。そのような治療者は、クライエントの進歩にではなく、自分自身や自分の不安に焦点を当てている。CPTマニュアル（第5〜10章）で示すように、得点が、特に治療初期に下がらない背景には、多くの理由がある。練習課題をやっていないのかもしれないし、頻繁にセッションをキャンセルしているのかもしれない。最初に取り組むべきトラウマティックな出来事が間違っているのかもしれない。あるいは、回避と恥ずかしさから、本当のインデックスイベントを話していないのかもしれない。症状が軽減しない場合、それは、いったん立ち止まり、現在起きていることをクライエントに尋ねるか、あらためてアセスメント自体に何かしらの誤解や問題がないか確認するタイミングにあることを治療者に示している。

- 「クライエントのPTSD得点が減っていなければ、治療を変える必要がある」

第3章と第11章で概説するが、12回のセッションで完全に回復しないクライエントも、スタックポイント・ログと信念を考え直す用紙でCPTを継続することにより回復が進む可能性が高い。他の治療への変更は、特に新しい治療がCPTと大きく異なる基盤を持つものである場合、クライエントをひどく混乱させる可能性がある。治療者はコンサルテーションを求めるほうがよいが、おそらくはそれまでの治療過程に留まるべきであり、クライエントが依然として回避していることに注目するとともに、フラッシュバック、侵入的想起、悪夢の内容をあらためて精査する。何かしらの記憶やトラウマの刺激（リマインダ）についての思考が回避されスタックポイントとして残っており、まだ十分に扱われていないのかもしれない。

- 「話を中断させると、クライエントは気を悪くするだろう」「言うことすべてを聞けていなければ、クライエントを否定して傷つけてしまう」「回避に取り組むと、クライエントとの関係が壊れてしまう」

これらのスタックポイントは、どれも1つに集約できる。すなわち、クライエントに自分がどう思われているかを懸念し、クライエントの気分を害することを心配している、ということである。治療者によっては、クライエントの話をいっさい遮らずにひたすら言葉を反射し解釈をさり気なく提示することに徹し、クライエントに好きなように話してもらうべきだと訓練されてきている場合がある。CPTにおいてこれらは回避を助長させる行為とみなされ、CPTの原則とは正反対である。クライエントがセッションに来て、今回は別の話をしたいと言い、演説をし、物語を話し始めてセッションの大半の時間を使ってしまうことがよくある。そのセッションの課題やインデックストラウマから話を遠ざけるために、他の方法を試みる場合もある。こうしたことはすべて回避であり、治療者はそのような回避に協力しないことが重要である。

場合によっては、治療初期に脱線や回避について基本ルールをいくつか設ける必要があるかもしれない。各セッションにはやらなければならないことが多くあるので、セッションを軌道に戻すために、たとえば言葉で遮ったり、言葉以外のサインを示してもよい（一時停止の標識のように手を上げたり、「タイムアウト」のTの文字を使うなど）。治療者は、穏やかに、しかし毅然として、こうした基本ルールを設け、セッションが2時間にも及んだりしないようにする。各セッシ

ョンの目標は、どれも50〜60分以内で確実に達成できるものである。しかし、治療者がここで挙げたようなスタックポイントを持っていると、それも難しくなる。クライエントとともに治療原理をふり返るようにする。そうすることで、セッション内容に戻ることが無礼でもクライエントを否定することでもなく、むしろクライエントの治療にとって最大の利益になることがおのずと明らかとなる。

CPTを実施している最中の治療者に特有のスタックポイント

● 「セッションの内容をやり終えることができない」

　経験を積めば各セッションの内容をやり終えるようになるため、これはCPTを始めたばかりの治療者のスタックポイントである可能性が高い。クライエントが完成させた練習用紙を、必ずしもセッション中にすべて詳細に見ていく必要はない。クライエントとともに練習用紙を全体的に確認すれば、用紙の記入に問題や誤解はないかを見てとれる。特に、最も重要な同化のスタックポイントに関する用紙、記入に苦労した用紙、または治療後半のそのセッションでテーマとなっていた用紙など、重要な用紙を1〜2枚選んで焦点を当ててもよい。

● 「クライエントが用紙や資料を完全に使いこなしていないと、次には進めない」または「（配付資料、セッションなど）すべてが完璧でなければならない」

　クライエントが感情を正しくラベルづけできている、考えを正しくスタックポイントにできていると確信できないという理由から、ABC用紙を繰り返し用い続け、考え直し用紙に進まなかった治療者をこれまでも見てきた。CPTでの練習課題を提示している順番には理由があり、そのとおりに進むことで、なるべく早くスムーズに信念を考え直す用紙に移れるようにできている。信念を考え直す用紙は、スタックポイントに対処するための、よりバランスのとれた、より事実に基づく別の思考を記入する欄を含む。信念を考え直す用紙はABC用紙の内容を含んでいるので、ABC用紙にこだわり続けなくとも、信念を考え直す用紙に取り組むことで事実と考えを区別し、考えが特定の感情につながるのを学ぶことができる。完璧であることは治療者にとっても、もちろん、クライエントにとっても目的ではない。本章を通して強調しているように、治療者にはCPTマニュアルに基づいて治療を進めることを勧める。

● 「マニュアルを見えるところに置いていると、無能だと思われる」

　クライエントが治療バインダーを出しているように、治療者も膝の上や机の端など見えるところにマニュアルを置くようアドバイスしている。治療者の次のような言葉に対して、クライエントが苦情を言ったという話は聞いたことがない。「このセッションでやらなければいけないことを見落とさないよう、参考のためにこのマニュアルは開いておきます。できるだけよい治療を行いたいですから。」

● 「クライエントに1つのトラウマを選ばせることができない」

　クライエントが体験したトラウマティックな出来事すべてが重要であると認めることは大切である。しかし、現在最も多くのPTSD症状を引き起こしているトラウマティックな出来事から治療を始めるのがベストだということを、はっきり伝えるようにする。最初の何回かのセッションの後、他のトラウマについても練習課題に追加的に含めて取り組むことができる。すべてのトラウマティックな出来事を同時に処理しようとすれば、スタックポイントを考え直す際に曖昧になりすぎる結果となる。また、多くのトラウマティックな出来事が似たようなスタックポイントにつながっていることはよくあるため、まず1つのインデックスイベントにしっかりと取り組むこ

とが重要である。

● 「スタックポイントにどう取り組んでいけばいいのかわからない」

　これは、CPTを始めたばかりでソクラテス式問答をまだ習得しきれていない治療者に共通する懸念である。治療者は、次に何を尋ねるかを心配するのではなく、クライエントの言うことによく耳を傾け、よくわからないところに目を向けていく（「クライエントはどうやって1度に2つの場所にいられたのだろうか？」「どうやったら6歳の子どもに大人として許されない行動が何かの判断がついただろうか？」など）。その状況でどういう意図を持っていたか、それ以前の経験に基づいてその時点で何を予想していたかについて、まずは不思議に思ってみることから始める。そうすれば、その状況の事実としてあった前後の文脈や、その状況において実際どのような選択肢があったかについて焦点を当てていける。治療者のこのスタックポイントは不安と（クライエントではなく）自分に注意を向けすぎていることの表れである。そのため、解決策は、（治療者としての自分に注目するのではなく）、クライエントがインデックストラウマのあいだに何を考え、感じ、行ったかに焦点を当てることにある。

● 「トラウマ筆記や曝露を行わなければ、クライエントはよくならない」

　PTSDという研究分野が生まれたのは曝露についての研究が急成長したことを背景とするが、この最後のスタックポイントは曝露研究に共通する信念から生じている。つまり、クライエントにはトラウマティックな出来事を再体験してもらう必要があり、それは治療に不可欠な要素であるという信念である。第2章で紹介したResickら（2008）によるCPTの要素分解研究は、CPT+Aは治療効果を改善させないことと、臨床的な改善を遅らせることを示した。また、Schummら（2015）は、認知Iの変化がPTSD症状の変化を予測することを明らかにしている。

> **配付資料4-1　PTSDの認知処理療法に関する治療契約書**

認知処理療法（Cognitive Processing Therapy: CPT）は、PTSDとそれに関連する問題に対する認知行動療法です。

CPTの目標
治療を通して、PTSD症状とそれに関連する症状（うつ、不安、罪悪感、恥など）の改善を目指します。また、あなたの日々の生活がよりよいものになることを目指します。

CPTの構成
1回50〜60分の個人セッション（1対1の面接）を12回行います。グループで行う場合は、12回のセッションを各回90分で行います。そのなかで、PTSDの症状や、なぜそうした症状が出てくるのかについて学びます。トラウマの体験が考えや信念にどのような影響を与えてきたか、また、それらの考え方がPTSD症状をいかに持続させているのかを、治療者とともに探っていきます。CPTでは、トラウマの詳細を繰り返しふり返るようなことはしません。ただし、体験したことを筆記していただき、そうした体験がご自身の考え、感情、行動にどのような影響を与えてきたかを理解していきます。

治療を受ける人に期待されること
最も重要なことは、セッションに参加することです。
加えて、各セッションの最後に出される練習課題を、セッションの時間外にやり遂げるようにしてください。こうした課題は、治療セッション外で練習を行うことにより、PTSD症状がより速やかに改善するように作られたものです。また、CPT実施中に抱いた疑問は、そのときどきで、遠慮なく治療者に尋ねるようにしてください。

治療者に期待されること
各セッションで、あなたの治療者は、トラウマが考えや感情にどう影響しているかをあなた自身が理解し、気持ちと生活を改善できるようにお助けします。
そのために、あなたの治療者は取り組んでこられた練習課題をふり返り、トラウマに関連する思考・感情・行動について気づいたことをお伝えします。治療者は、あなたがトラウマについてどう考えてきたか、トラウマが人生にどう影響したかを見直すための質問をします。また、トラウマの出来事、あなたご自身、そして他人についての考えを変えていくスキルをお伝えします。治療者の仕事には、トラウマについて取り組むのをあなたが回避しているときにはそれに気づき、指摘することも含まれます。ときには、あなたご自身が回避しているのに気づかないこともよくあります。回避はPTSD症状を持続させて、あなたの回復を妨げる重要な役割を持っています。

治療参加について
CPTへの参加はご自身の自由な意思で決めてください。したがって、あなたの申し出によりいつでも治療を止めることができます。その際、どんなことが気にかかったのかを話し合うために、最後に1度お越しいただきます。

署名により、私は、上記に目を通し、PTSDに対するCPTに関する情報を受けたことを証明します。この治療と目標に最大限に取り組むことを約束します。また、この同意書の写しを受け取ります。

_____　　　_____
　　　　　　氏　名　　　　　　　　　　　　　　　　日　付

_____　　　_____
　　　　　治療者氏名　　　　　　　　　　　　　　　日　付

From *Cognitive Processing Therapy for PTSD: A Comprehensive Manual* by Patricia A. Resick, Candice M. Monson, and Kathleen M. Chard. Copyright © 2017 The Guilford Press. 本書の購入者は、個人利用・クライエント向けの利用にかぎり、資料をコピーできます（詳細は著作権表示ページ参照）。

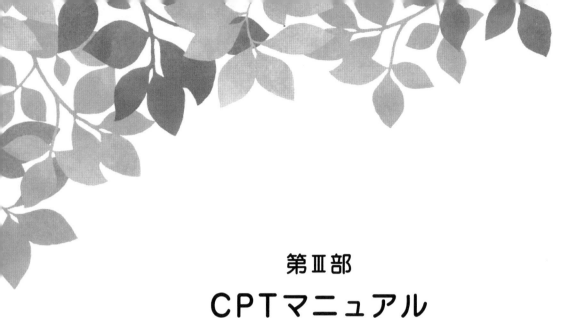

第Ⅲ部
CPTマニュアル

第5章　PTSDとCPTの概要：セッション1

第6章　スタックポイントを見つける：セッション2・3

第7章　インデックスイベントの処理：セッション4・5

第8章　自分で考え直せるようになる：セッション6・7

第9章　トラウマのテーマ　安全、信頼、力とコントロール：セッション8–10

第10章　価値、親密さ、将来に目を向ける：セッション11・12とアフターケア

第 5 章

PTSDとCPTの概要
〜セッション1〜

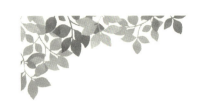

セッション1の目標

　CPTの第1セッションの目標は、PTSDとは何か、なぜ回復が進まないか、回復の道に向かうためにCPTで何に取り組むかについて、クライエントに理解してもらうことにある。しかし、最も重要なのは、初回セッションの前後にクライエントが治療をやめること（PTSD治療ではよくある）がないよう、治療に前向きになってもらうことにある。治療者はまず、PTSD症状について説明し、クライエントに自らの症状の具体例を話してもらう。次に、トラウマティックな出来事の最中に身体と思考に何が起こるかを説明する。さらにPTSDの認知理論の説明へと進む。予測とコントロールについての信念や公正世界の信念を、人はいかに維持させようとするかという説明である。最後に、CPTを通してクライエント自身が自分自身の治療者になっていくことを説明する。「CPTは自分の考えを見直し、感情に言葉を与える方法を教えてくれます。また、トラウマから生じてくる自然な感情を感じられるようになり、回復を行き詰まらせている考え方を変えるという目標もあります。これらを通して、自分が自分の治療者へとなっていきます」という説明である。

セッション1の手順

1. アジェンダを設定する
2. PTSD症状を伝え、なぜ回復の過程で行き詰まることがあるかを説明する
3. 認知理論を伝える
4. トラウマからの回復における感情の役割を話し合う
5. インデックストラウマを簡単にふり返る
6. 治療の全体像を説明する
7. 練習課題を決める
8. 感想を聞く

アジェンダを設定する

　CPTの初回セッションは残りのセッションとはやや異なることを、まずクライエントに説明する。初回セッションでは、PTSD症状と、PTSDは回復が途中で止まってしまった状態であることを説明し、PTSD症状の維持に回避が果たす役割を話し合い、CPTがどのように治療効果を発揮するかを説明する。セッションの最後に練習課題を設定する。クライエントには、「初回セッションでは治療者がほぼ一方的に話をしますが、セッションが進むにつれてそうではなくなって、クライエントがほとんど話をするようになっていき、治療者は練習課題に取り組むなかで出てくる難しかった点について助言するような立場になっていきます」と伝える。後半のセッションでは、トラウマについて今までとは違う考え方ができるように、治療者は質問をする役割に徹していくようになる。

PTSD症状と機能モデルを説明する

治療者から見たPTSD：診断基準

　PTSD症状とそのクラスターを列挙するだけでなく、なぜPTSD診断に該当する人が一定数いるかを理解してもらえるよう説明する。治療者はDSM-5やICD-10の診断項目を知っているだけでなく、それらの症状がどのように相互作用してPTSDからの回復が妨げられるかを理解しておくことが重要である。DSM-5 (American Psychiatric Association, 2013) におけるPTSD診断と分類には、いくつかの大きな変更があった。特に重要な変更は、DSM-ⅢからDSM-Ⅳ-TR (American Psychiatric Association, 1980, 2000) までとは違い、PTSDがもはや不安症の一部ではなくなった点にある。PTSD患者は罪悪感、怒り、恥、嫌悪、悲しみなどさまざまなネガティブな感情を体験していることが十分に実証されたため、現在ではPTSDは不安症のカテゴリーにとどまらないものと考えられている。新しいDSM-5では、PTSDは「心的外傷およびストレス因関連障害群」と呼ばれるカテゴリーに含まれる。

　PTSD診断の基準A（トラウマティックな経験の定義）は従来よりも厳しくなり、メディアに関連する曝露は（仕事に関連するものでない限り）除外されることになった。また、トラウマティックな出来事を耳にすることについては、近親者・親しい友人に起こった出来事である場合にかぎりトラウマティックな経験と考えられることとなった。これらに加え、症状クラスターは3つから4つに増やされた。DSM-5によれば、診断基準のクラスターBは出来事を反復的に考えることではなく、環境中の何かしらがきっかけとなって想起されるか、他のことに集中（たとえば長時間の労働）していないときに予期せず生じる侵入的な記憶として記述されなければならない。トラウマティックな出来事の記憶は、クライエントが疲れているときや体調が悪いとき、忙しくしていないときにイメージや音、フラッシュバックとして生じてきたり、眠っているあいだにその出来事についての悪夢として生じてきたりする。フラッシュバックが重度になると、当人が出来事の中に没入し、現実感覚を失う解離反応が生じることもある。トラウマティックな出来事を完全に想起していない場合でさえ、出来事に関わる刺激（リマインダ）に対して情緒的または生理学的反応が生じることもありうる。したがって、基準Bの諸症状は、全般に感覚的で短時間

のものではあっても、大きな苦痛を伴う。

　診断基準Cは、回避に関する基準である。現在では2項目のみから構成される。出来事についての内的な記憶の回避と、記憶を想起させる外的な刺激（リマインダ）の回避である。これら2種類の回避はきわめて多様な現れ方をする。たとえば、治療に関して最も多いタイプの回避は、セッションに来なかったり、遅れてきたり、練習課題をやってこなかったり、というものである。セッション中に、苦痛な話題から日常的な話題に変えようとすることもある。記憶や感情を麻痺させるため、あるいは寝ているあいだに悪夢をみないようにするために薬物を使用したり自傷行為をしたりするのも回避の一種である。これらの回避はすべて、短期的には効果が得られるが、トラウマティックな出来事の処理を妨げる。クライエントによって回避のかたちは異なる。治療者は常に回避に気を配り、それを症状としてラベルづけし、長期的に見ると対処として有効ではないことを強調していく。**配付資料5-1の上段の図には、診断基準Cを含めていない。この図は自然な回復過程を示すものだからである。配付資料5-1の下段の図は回避の診断基準を含んでおり、この図については上段の図について説明した後に、回避が他の症状の維持につながる**という説明を追加するかたちで行う。

　診断基準DはDSM-5で新たに設けられた基準だが、以前から研究論文では繰り返し指摘されてきた多様な認知・感情反応を含む。認知症状はPTSDの認知理論を伝えるなかで説明することになるが、この段階でクライエントの感想を引き出して参考にするのが役立つ。認知症状には、自分・他者・世界に対する否定的な認知、トラウマティックな出来事についての自分や他者への持続的で歪んだ非難、さらには出来事の一部または全体についての解離性健忘まで含まれる。クライエントはトラウマティックな出来事を引き起こした、あるいは防げなかったと自分を非難しがちなのが普通だが、その出来事を引き起こしていなかった（引き起こさなかった）、あるいは意図的に引き起こしたのではない他者を非難することもまた正確ではないことに気づいていないことがある。たとえば幼少期に虐待を受けたクライエントは、⑴母親が虐待を知らなかったか、⑵母親自身が虐待されていて自身と子どもを救えなかった、という可能性を考えないまま、加害者から自分を守ってくれなかったと母親を責めるかもしれない。軍人は、隊員全員が正しく自らの職務を遂行すれば全員が無傷で帰国できると、暗黙にも明示的にも教えられている。もし、現役・退役軍人が、ある状況で自分がミスをしたとどうしても思えない（たとえば待ち伏せを受けた）としたら、他の隊員、上官、あるいは軍そのものに非難を向けるかもしれない。待ち伏せは予想できないもので、その攻撃を計画した人間以外にはおそらく予測不能であることまで、考えが及んでいないのである。

　DSM-5ではPTSDがもはや不安症に分類されないように、治療で焦点となる感情反応は恐怖と不安に限定されない。悪化した感情としては、あらゆる種類の持続的で陰性の感情状態（恐怖、戦慄、怒り、罪悪感、嫌悪、恥など）、重要な活動への関心または参加の著しい減退、他者からの孤立感、疎遠感までが含まれる。DSM-IV／DSM-IV-TRでは、感情の麻痺が強調されていた。しかしその後、PTSDの人は感情を麻痺させようとしているにもかかわらず、トラウマティックな出来事を想起するとネガティブな感情が噴き出してくることが明らかになった。PTSDの人が本当に麻痺させることができるのは、喜び、幸せ、愛といったポジティブな感情だけである。ポジティブな感情が失われ、ネガティブな感情が存在することもまた、以前は楽しめていた活動への関心が減退したり、他者から疎遠になったりすることの一因となる。

　診断基準Eは、DSM-IV／DSM-IV-TRも記述していた覚醒の項目を含み、行動反応がいくつ

か加えられた。すなわち、現在のDSM-5の基準Eは、過度の警戒心、過剰な驚愕反応、集中困難、睡眠障害、いらだたしさと怒りに加え、いらだたしさと怒りで示されるような攻撃性、無謀なまたは自己破壊的な行動を含む。自己破壊的な行動とは、たとえば蛇行運転やスピードの出しすぎ、ヘルメットなしでのバイク運転、見境のない性的行動、そのほか自分の命を気にかけない危ない行動などである。

ICD-10（World Health Organization, 1992）の分類を利用する治療者は、ICD-10も5つの診断基準を含むが、DSM-5とはやや焦点が異なることに注意しなければならない。PTSD症状が現在のクライエントにどう影響しているかを論じる際には、この差異を考慮すべきである。ICD-10の診断基準Aも、ストレスの多い出来事を経験することに言及しているが、その出来事は「例外的に著しく脅威的な、あるいは破局的な」性質を持ったもので、ほとんど誰にでも継続して大きな苦痛を引き起こすようなものでなければならないと明記されている。診断基準BはDSM-5と同様、侵入的なフラッシュバックや夢、トラウマを思い起こさせるものを見聞きしたときの苦痛を中心とする。診断基準CもやはりDSM-5に近く、ストレス因となる出来事に関連する、あるいはそれに似た刺激の回避を中心とする。ICD-10の診断基準DはDSM-5と異なる部分があり、以下のいずれかを満たさなければならない。(1) 出来事の重要な側面の想起不能、または (2) 以下の症状のいずれか2つを示す：睡眠障害、いらだたしさ／怒り、集中困難、過度の警戒心、過剰な驚愕反応。最後に、ICD-10の診断基準Eは、発症がストレス因から6カ月以内でなければならない。DSM-5では症状の持続が1カ月以上ということが唯一の時間に関する条件である（ただし、出来事から6カ月間、診断基準を完全に満たしてはいない場合には「遅延顕症型」という特定用語を用いる）。

ICD-11の準備作業はかなり進んでおり、2018年の発表が予定されている（※訳注：2018年6月に公表された）。ICD-11草稿とDSM-5の比較研究では、ICD-11ではPTSDを恐怖ベースの、ストレスに誘発された不安症と狭く定義している。ICD-11の分類体系では、PTSDとは別に複雑性PTSDを設けているが、DSM-5はそうしてはいない。両診断基準の比較研究（O'Donnell et al., 2014; Stein et al., 2013）から、ICD-11によるPTSDの有病率、うつの併存率、就業不能率はすべて、DSM-5基準による数字よりも低いことが示唆されている。ICD-11を使用した場合、DSM-5やICD-10に基づくよりもPTSDの基準を完全に満たすクライエントが少なくなるかもしれない。

クライエントから見たPTSD：機能モデル

クライエントと**配付資料5-1**について確認する際には、上段の図は通常の回復を示すものであると説明する。トラウマを体験した場合、一時的なPTSD症状は異常なものではなく、誰しもが呈しうる通常の反応であることを説明する。トラウマが終わればそれは記憶となる。その記憶は、何がなぜ起こったかについての理解と、自分・他者・世界についての理解とともにバランスのとれたかたちで統合されていく。PTSD症状を確認し、クライエントがどの症状を経験していて、それがいつ生じるかを話し合うことは、よい出発点になる。その1例として、治療者は以下のように言うことができる（ただし、これをそのまま読み上げるのではなく、自分の言葉で話すこと）。

> PTSD症状の1つのまとまりは、侵入的な記憶に関係します。つまり、望まないかたちであなたに「押し入ってくる」記憶です。眠っているときや、気分がすぐれないときかもしれません。それは、（インデックスイベントを）思い出させるような何かに出会ったときに、イ

メージや、出来事の音や、身体的あるいは感情的な反応として現れることがあります。あなたがどんな侵入症状を経験するか、何か例を挙げてみてもらえますか？　そうした経験が侵入してきたとき、強い感情を伴うのは自然なことです。そうした感情は、湧いてくるのにまかせて自然なかたちで体験される必要があります。トラウマについて考えると、どんな感情を感じますか？

　出来事の原因について、あなたなりの考えをお持ちかと思います。将来同じことが起こらないように、自分を責めたり、自分が犯したと思われる間違いを探したりしているかもしれません。そうした考えも感情に結びつきますが、それは出来事から自然に生じる感情とは別のものです。出来事についての自然な感情は、恐怖や怒り、悲しみなどでしょう。しかし、自分を責めるときに感じるのは罪悪感や恥の感情ではないでしょうか。それは自然な感情ではなく、あなたの考えに基づいた感情です。このような考えや感情を抱いたことはありませんか？

　侵入症状や感情、思考に耐えられないとしたら、そこから逃げよう、避けようとするのも自然な心の動きです。トラウマティックな出来事について考えたり、感じたりするのを回避する方法はたくさんあります。とても忙しくする。お酒を飲んだりドラッグを使ったりする。治療セッションに来ない。遅れてくる。練習課題をやってこない。こうしたことはみな、回避の例です。トラウマティックな出来事への取り組みを避けたくなる気持ちはとても理解できますし、もうずっとそうしてこられたのかもしれません。しかし、回避はあなたの回復を妨げるように働きます。

　トラウマティックな出来事からの自然な回復について説明する際には、「侵入的な記憶や強い感情や覚醒などが引き起こされているときこそ、自分自身でその感情を感じ、トラウマについて考え、支えてくれる人たちにその考えについて話をしていくと、出来事の実際の原因についての正確なフィードバックに耳を傾けやすく、自然な感情に対して人の助けを受けやすくなる」ことを指摘する。闘争－逃走－凍結反応から直接生じる自然な感情（たとえば恐怖や怒り）は、かなり速く軽減する傾向がある。思考に基づかない他の感情も同じである（ただし悲嘆は例外であり持続することが多い）。感情が和らぐにつれ、他の視点を受け入れやすくなり、トラウマティックな出来事が起こった事実を受け入れやすくなる。**配付資料5-1**の上段の図は、自然な回復において思考・感情・覚醒が相互作用し、それらが次第に縮小し、互いに分離していくようすを示している。しばらくすれば、強すぎる感情のために記憶を回避し続けなければならない状態ではなくなり、「あの出来事が当時どれほど恐ろしかったか、当時どれほどひどい気持ちになったかは覚えています」と過去形で話せるようになる。トラウマティックな出来事が、人生のなかで過去にあったことの1つとなる。

　配付資料5-1の下段の図は、人がどのようにこれらの症状でつまずき、PTSD診断に該当するようになるかを示している。PTSDの人は自然な感情を感じず、トラウマティックな出来事について人に話さず、他の視点を持たず、回避せずに症状に向き合って出来事を記憶に統合する（調節の過程、第1章参照）ことも起こらない。逆に、トラウマティックな出来事についての感情や考えをありとあらゆる努力を費やして回避することで、自然な回復の過程を止めてしまう。回避はトラウマ後に最初に出てくる反応ではないが、最終的にはこれが回復を妨げる。不幸なことに、ほとんどの回避行動（攻撃、物質乱用、他者からの引きこもりなど）は、短期的に苦痛を和らげる

ものの、長期的な回復にはつながらない。そのため、回避行動をとる頻度は徐々に増えていき、ついにはそれ自体が併存症になってしまうことも多い。また、トラウマティックな出来事より以前から何らかの機能不全的な行動をとる傾向があった場合、それがトラウマ体験後に悪化することがある。**配付資料5-1**の下段の図に示したように、回避が強すぎるためにPTSD症状が小さく見えることもありうる。PTSDの人が回避行動をやめると、PTSD症状が再び姿を現す。たとえば、PTSDと物質乱用の両方を抱える人は、物質乱用だけの人よりも再発の可能性が高い。こうしたクライエントが飲酒や薬物使用をやめると、すぐにフラッシュバックや悪夢が増えることがある。すると、PTSD症状を抑えようとして物質使用を再発させやすくなるのである。

クライエントには、症状維持に回避が果たす役割を理解してもらい、回復のためには回避をやめる必要があることを認識してもらうことが大切である。また、クライエントが回避行動をとったときには、そのことに気づいてもらい、その行動をやめられるようにすることは治療者の大切な役割の1つである。それゆえ、時間どおりにセッションに参加し、練習課題をこなし、他の回避に頼らないことの重要性が強調され、治療契約にも含まれている（第4章、**配付資料4-1**参照）。

治療者はまた、クライエントがトラウマティックな出来事の原因と結果についての自分の考えに向き合う手助けをし、思考と事実を区別しやすくし、特定の思考がどのようにさまざまな感情に結びつくかの学習を促し、バランスのとれたかたちで考え直しをするスキルを学べるようにする。PTSD症状の確認が済んだら、認知理論を説明する。その際、思考がPTSDにおいて果たす役割と、思考を変えることがどれほどPTSD症状を変化させうるかという点を強調する。

認知理論を伝える

感情障害と心理障害の認知モデルをクライエントに理解してもらうことは、CPTの重要な一部である。クライエントは認知理論や認知モデルについて聞いたこともないだろうし、誤解している可能性もある。たとえば、「表層的で無意味だ」「冷めたつまらないものだ」、場合によっては「マインドコントロールの一種だ」と誤解しているかもしれない。CPTの理論基盤と治療原理を説明し、今後取り組む明確な指針として提供できれば、治療をいい具合に開始できるだろう。

以下に認知理論の説明を示す。（繰り返しになるが、一語一語このとおりにせよということではない。あくまでもCPTの概念をどのように紹介するかの1例である。）

> 私たちは生まれたときから死ぬときまで、ずっと情報を浴び続けています。感覚を通じて、経験を通じて、人に教えられることを通じて、私たちは情報を取り込んでいます。もし人がこの情報を整理する方法を知らず、どこに注意を向けるべきで、何を無視していいかがわからなければ、浴び続ける情報に圧倒されてしまうことでしょう。私たちは人間として、自分の生活を予測し、コントロールしようとしています。そのうえ、他人や出来事を実際以上にコントロールできると思い込んでいることもよくあります。流れ込んでくる情報を整理できなければ、危険なことと安全なこと、好きなものと嫌いなもの、どう時間を過ごしたいのか、誰といたいのかといったことを、なかなか見極められないでしょう。
> 私たちは情報を整理する方法の1つとして、子どもの頃から言葉を覚え始めます。最初は環境も経験も非常に限られていて、それを表現する言葉もいくつかしか持ち合わせていません。子どもは、4本足で尻尾があって鼻が突き出した動物を「いぬ」と呼ぶかもしれません。

それが本当は猫や豚や馬やライオンであったとしても、唯一知っている言葉が「いぬ」だからです。大きくなるにつれ、もっと細かい区別のある言葉をたくさん覚え、人とコミュニケーションがとれるようになり、結果として世界をコントロールしている感覚が増大します。

　子どもは、親や教師から、あるいは宗教や一般社会から、「公正世界の神話」を教えられます。小さな子どもは、行為の結果として何がどのくらいの確率で起こりうるかや、いろいろな観点での微妙なニュアンスを総合して理解するには幼すぎるからです。公正世界の神話というのは、以下のようなものです。「人は自身に値するものを得る。誰かに悪いことが起きたなら、それはその人がそれまでに間違いを犯し、罰を受けているに違いない。よいことが起きたら、それはその人がそれまでに何か勇敢なことや賢いことを行ったか、ルールに従ったかであるはずだ。言い換えれば、よい人にはよいことが起こり、悪い人には悪いことが起こるのだ。」

　親は普通、よい行いをしても報われるかどうかはわからない、とは子どもに教えません。「間違ったことをしても、罰を受けるかどうかはわからない」とは言いません。長い年月をかけ、多くのことを学んだ経験があってこそ、犯罪者にもよいことは起こり（たとえば犯罪を犯しても逃げおおせるかもしれない）、ルールに従い他人に親切にしても悪いことは起こりうる、ということに気づくようになります。残念ながら、幼い頃に学んだことは消えません。そこで、悪い出来事を経験したときに、しばしば「なぜ私が？」という疑問に立ち返ってしまうわけです。そうして、自分が何かをしたことに対して罰を受けていると考え、自分がどんな間違いを犯したかがわかれば、将来、悪いことが起こるのを防げると考えるのです。トラウマティックな出来事の後、自己非難をする人がこれほど多い理由は、おそらくそこにあります。

　「なぜ私が？」という疑問を裏返せば、「なぜ私でなかったのか？」となります。これが生存者罪悪感の根源です。軍の兵士が次のように話すのをよく聞きます。「相棒が殺されたのはフェアじゃない。あいつはいい奴だった。結婚して小さい子どもも2人いた。俺はひとり者で子どももいない。なぜ俺が生き残ったんだ？」。竜巻で周りの家がみんな壊れたのに、自分の家だけ残ったという人も「なぜ？」と問うかもしれません。これほど多くの人が被災したのに、自分のところが助かったことに罪悪感を抱くのでしょう。「なぜ私が？」も「なぜ私でなかったのか？」も、生活上のすべての出来事は説明可能で、公正で、コントロール可能であるという前提に立って、物事を理解しようとする試みです。

　トラウマティックな出来事、それは重大な出来事であり、恐ろしさや怒り、悲嘆、戦慄などのごく自然な感情が伴います。あなたの心は、起こった出来事と、これまで抱いてきた信念や経験との折り合いを何とかつけなければなりません。もしもトラウマティックな出来事を経験しなければ、自分にはよいことしか起こらないと思い続けていたかもしれません。トラウマティックな出来事はそれまで当たり前のはずだった世界観が奪われるようなもので、あなたは、自分には悪いことも起こりうるというこの新しい情報を何とかして取り入れなければならなくなります。このとき人は、世界についてのこれまでのポジティブな信念に合うように、あるいは将来の出来事に対するコントロールの感覚が保てるように出来事を解釈しようとします。出来事の記憶をゆがめ、「自分が間違いを犯した」「誤解だった」あるいは「自分がその出来事を事前に防ぐべきだった」と自分に言い聞かせたりします。何を間違ったか

がわかれば、将来悪いことが起きるのを防げると考えるのです（※原注：[治療者への注］これは同化である）。

　虐待やネグレクトのある家庭で育った人の場合、その出来事はそれほど受け入れがたいものにはならないかもしれません。その人は以前から自分についてのネガティブな信念を持っていて、新しいトラウマティックな出来事が従来の信念を裏づける証拠なのだと捉えるようになります。その人は「私はトラウマを引き寄せる」とか「私にはいつも悪いことが起きる」と考えるかもしれません。PTSDがあり、過去のトラウマから生じたネガティブな信念を持っている場合、たとえ新たな出来事とあまり関係しない信念であっても、もともとのネガティブな信念が活性化したり強くなることがあります。たとえば、見知らぬ人に襲われたレイプ被害者の方で「もう誰も信じない」と言う人がおられました。なぜ見知らぬ人の行為が、信頼についての信念に影響するのでしょう。その信念は、おそらくそれ以前の出来事から生じていて、今回の出来事で活性化したのです。

　PTSDの人は、過去について治療者と話しているとき、直視せずに気を紛らわそうとしたり、トラウマの記憶を避けようとします。しかし、重大な出来事はやすやすと無視できるものではありませんし、回避は長い目で見るといい方向には働きません。

　トラウマティックな出来事からの回復とは、1つには、起こった出来事という新たな情報をしっかりと加味して、自分や世界についてのネガティブな信念を変えることにあります。トラウマティックな出来事は起こりうる。それを学び、受け入れることを意味します。新たな考え方は、このようなものかもしれません。「私は何も間違ったことをしていない。よい人にも悪いことは起こるのだろう。間違いを犯したのは私を傷つけた加害者のほうだ」。このように考えることを怖いと思う人もいます。自分が間違いを犯していないとしたら、悪いことを一切防げなくなってしまうかもしれないからです。トラウマティックな出来事が起こったときに、他の人からそれはあなたのせいだと責められると、何か間違ったことをしたからその出来事が起きたに違いないという考えが強くなるでしょう。実際、子どもの頃にたくさんの虐待を受けてきた人は、公正世界の神話をとても極端にした信念を持つことがあります。それは、「自分の人間性が原因で、いつでも悪いことが起こる」という信念です。そういう人は、1つのトラウマの出来事について自己非難をするのではなく、慢性的に恥を感じ、自分は悪い人間だ、自分は虐待を受けて当然だ、という深い信念を抱くようになります。

　出来事のときに他にも誰か人がいた場合、その人が実際に出来事の原因ではなく、あなたを傷つける意図がなかったとしても、その人を非難するようになることもあります。こうした第三者への非難も、加害者を非難することでは得られないコントロールの感覚――偽の感覚ですが――を得ようとする1つの方法です。軍隊では、1人ひとりがみな自分の任務を正しく遂行すれば、全員が無傷で帰還できると教えられることが多いものです。けれども、爆弾が爆発して死者が出て、しかも自分が何かミスをしたとは考えられないとしたらどうでしょう？　自分が物事をコントロールしているという考えを維持するために、部隊のなかの誰か他の人や、命令系統の上の方にいる人を非難するかもしれません。同様に、片方の親から虐待を受けた人は、もう片方の親を一番非難するかもしれません。たとえもう片方の親が虐待について何も知らなかったとしても、です。

　トラウマティックな出来事に対処するために、自分と世界についての信念を極端に変えることもあります。たとえば、こんな考え方です。「以前は自分の判断と意思決定の能力を信

じていたけれど、もう何の決定もできない」「周りの全員を支配しなければならない」「世界は常に危険で、一瞬でも警戒をゆるめてはならない」「権力者は人を傷つける」。このような極端にネガティブな信念が生じるのは、それまでの信念を全く逆に引っくり返したり、ネガティブな出来事や人だけに注目して、自分の未来を守りコントロールするにはそれらを避けるのが一番だと考えたりするためです。トラウマを体験した人は、「あの人が私を傷つけた。今後はあの人からは距離を置こう」と考えずに、その人と同じグループにまとめられる人全員を非難することがあります（たとえば、あのような男、あのような女、軍隊、権力者、など）。その結果、どんな人も信用できないと結論づけ、出来事の原因と決めつけたものに関連しそうなあらゆる物事から距離をとるようになります。トラウマの後、過度の一般化はさまざまな方向に向かいますが、多いのは安全、信頼、力とコントロール*、価値、親密さといったテーマに関連するものです。これらのテーマは、自分自身に関係することも、他者に関係することもあります（※原注：［治療者への注］これは過剰調節である）。何かを自分に言い聞かせれば聞かせるほど、それを事実として信じるようになり、自分がそうと決めたことと矛盾する証拠に目を向けることをやめてしまうでしょう。問題は、このような信念はあなたの生活に深刻な悪影響を及ぼし、PTSD症状を持続させるということです。その新しい信念に合わないことや人をすべて無視するか、ゆがめて見るかをしなければならなくなり、結局、人から孤立してしまいます。回復を妨げるこのような考えを、私たちは「スタックポイント」と呼んでいます。

　ここまで話したら**配付資料5-2**を渡し、それを使って、スタックポイントとは何か、どういうものがスタックポイントではないかを確認する。

感情の役割を話し合う

　トラウマティックな出来事からの回復を妨げる思考の役割について話し合った後、感情の役割へと話を進める。人生上のネガティブで重大な出来事は、自然と強い感情を生み出す。これらの感情は、出来事のさなかに闘争─逃走─凍結反応として生じる場合がある。軍隊や、緊急事態への初期対応（警察や消防など）を任務とし、闘争反応をするよう訓練で叩き込まれた人は、脅威に接近する反応をとり、そこには怒りが伴うことがある。逃走反応とは文字どおり、逃げる行動であり、恐怖を伴う。凍結反応には2つのタイプがある。1つは、危険を知覚した瞬間に短時間、身体を固くし、状況を見極めて脅威があるかどうかを判断し、何が起こっているか、どうするべきかを決めようとする反応である。このような反応をとったクライエントは、まるで自分が何秒間か固まっていたことで、出来事の結果が変わってしまったかのように自分を責めることがある。もう1つの凍結反応として、緊張性無動（tonic immobility）と解離がある。脅威が持続し、闘争も逃走もできないときは、凍結が生き延びるための反応となる。凍結反応には解離、感情の平板化、出来事をまるで外部から見ているかのように完全に客観視する感覚（現実感消失、離人）が伴いうる。これらの闘争─逃走─凍結という自動反応に伴う感情は出来事から直接生じる自然な感情であり、時間をかけて評価して出てくるようなものではない。人間は脅威、喪失、嫌悪対象、あ

＊ Power/Controlを"力とコントロール"と訳しているが、"権力と支配"と訳すこともできる。臨床場面では、このようなニュアンスを患者に伝えることも役立つだろう。

るいは快いものに応じて自然な感情が起こるようにできている。進化の視点からいえば、その感情は状況にどう反応するかについて重要な情報を与えるものである。そして、危険が去った後には通常の状態に戻る。しかしながら、PTSDの人は感情に蓋をして、自然に感情が去っていく経過を止めてしまう。治療者はよく、炭酸飲料のたとえ話をする。蓋を開けかけたとき、大量の液体が噴出してとめどなく流れ出すように思えて、すぐに蓋を戻そうとする。けれども、蓋を開ければ圧力が弱まり、最初にどっと噴き出した後はほどなく収まっていく。

　生物学的には、闘争―逃走反応のあいだの脳は以下のように働いている。危険を感知すると扁桃体が感情（恐怖や不安）を活性化し、神経伝達物質を脳幹に送り、脳幹が戦うか逃げるかの緊急反応を開始する（第1章参照）。この過程で、不要な機能のスイッチは切られる。前頭前皮質（PFC：抽象的思考をつかさどる）や免疫系、消化など、闘争にも逃走にも関係しない機能は停止する。扁桃体とPFCとのあいだには循環的な関係がある。片方が強く反応すると、もう一方は相対的に弱まる。冷静な状態にある人は明晰にものを考えられ、扁桃体は抑制されている。緊急事態で扁桃体が活発に活動しているときは、「人生で大事にしたい私なりの哲学は何だろう？」や「転職したほうがいいか？」といった抽象次元のことを考える必要はない。それゆえPFCの活動は低下する。通常の闘争―逃走反応では、危険が去ればPFCはそれを検知し、扁桃体に闘争―逃走反応を終えるようメッセージを送る。そして扁桃体は脳幹に送る神経伝達物質のレベルを下げる。PFCのフル稼働のスイッチはオンに戻り、バランスが回復する。しかし、PTSDの人ではPFCのスイッチが必要以上に切られてしまって、扁桃体に活動停止せよというメッセージが送られない。その結果、落ち着くまでに非常に長い時間がかかることになる。クライエントが「言葉も出ないほどの恐怖」を経験することがあるが、これは脳の言語中枢であるブローカ野（PFCの一部）のスイッチが切れているためである。話をすることによって、PFCのスイッチが入ってオンラインに戻すことができる。トラウマを再体験するのではなく、トラウマについて話し、感情にラベルづけをしてPFCを活性化させておくことは、クライエントに感情調整を教える最も効果的な方法だろう。

　出来事の後、思考から他の種類の感情も生じてくる。CPTでは、思考から生み出される感情を「作られた感情」と呼ぶ（「二次感情」と呼ぶ人もいる）。たとえば、自分を襲った加害者に怒りを抱くのではなく、自己非難をして、罪悪感や自分への怒りを感じる場合がある。なぜなら、この被害者は加害者への怒りを抱くと、同じようなことがまた起こるのではないかと考えてしまうからである。このような場合、新しい情報を得て、別の見方で出来事を見ることで、作られた感情が即座に変わることを学んでもらうようにする。自然な感情と作られた感情を区別するために、よく暖炉のたとえ話をする。以下のような話である。

　　感情と同じように、暖炉の火は大量の熱とエネルギーを持っていて、あまり近寄りすぎたりはしないでしょう。さて、座って暖炉の火を眺め、何もしないでいると、どうなるでしょう？［クライエントは普通、「燃え尽きます」と答える。］そう、暖炉の火は、薪をくべないかぎり、永遠には燃え続けませんよね。トラウマティックな出来事から生じる自然な感情も同じです。その感情をただ感じながらエネルギーが尽きるのを待てば、燃え尽きるのです。けれども、「全部自分の責任だ」とか「私はなんて馬鹿なんだ」とか「どうなるかわかっていたはずなのに」などと考えて、感情の暖炉に「薪をくべる」ようなことをしたらどうなるでしょう？　思考の薪を暖炉に投げ入れ続けているかぎり、火は燃え続けるでしょう。問題

は、これが出来事から自然に生じた感情ではないということです。暖炉の火が燃え尽きないのは、自己嫌悪や、その出来事に責任のない人への非難や、人はみな悪人だ、誰も信用できない、などというさまざまな思考により、薪がくべられているからなのです。

　この治療で私たちがしようとしているのは、まず、自然な感情を自然に燃え尽きさせることです。燃え尽きるまで、それほど時間はかかりません。そしてもう1つ、極端な思考や、正確でない思考を修正して、作られた感情を熱く燃やし続ける燃料を捨て去ることを目指します。納得できそうでしょうか？

インデックストラウマをふり返る

　PTSDの認知理論や感情の区別について質問があればそれに応える。次に、治療者とクライエントは、何がインデックスイベント（治療の最初の段階で最も苦痛と生活上の支障を生み出しているトラウマティックな出来事）なのかを確認する。初回セッションの前に、アセスメント担当者がクライエントと面談している場合がある。その場合は、クライエントがPTSDかどうか、PTSDだとしたらどのくらいの重症度かを判断するための臨床面接（DSM-5のためのPTSD臨床診断面接尺度、CAPS-5を用いることが望ましい。第3章参照）を行うにあたり、インデックスイベントを定めるためにトラウマ歴を聞きとり、クライエントがどれを最も問題の大きなトラウマと考えているかをすでに特定しているはずである。しかし、その場合でも、初回セッションでトラウマ歴をふり返り、何がインデックスイベントかをクライエントにあらためて決めてもらう。なぜなら、最初のアセスメント面接では本当に苦しいトラウマについて話すことを恐れていたり、批判されることが心配だったり、「苦痛」や「人生で最悪の出来事」と「最悪のトラウマティックな出来事とPTSD症状」とを混同している可能性があるからである（たとえば、「人生で最悪の出来事は父ががんで死んだことでした。あの後、すべてが変わってしまいました」）。悲嘆とPTSDは同じではない。実際にはPTSD症状の原因ではない出来事を評価時に話している可能性は捨てきれない。そのため、治療者は、トラウマティックだとクライエントが言っている出来事をふり返り、アセスメント以後、何か考えたことがあるかを尋ねる。以下のような質問が役に立つ。「言い忘れた出来事や、アセスメントの後で考えた出来事はありませんか？」「本当は尋ねられたくないなとか、治療中に話に出なければいいな、と思うような出来事はありますか？」「一番よく悪夢に出てきたり、予想しないときに一番よく頭に浮かんでくる出来事は何ですか？」

　CPTを最も苦痛の大きなトラウマティックな出来事から始める理由は、他の出来事も同じスタックポイントを伴っている可能性が高いからである。もし、より些細な出来事から治療を始めたなら、クライエントは最も困難な出来事についてもう一度最初から始めなければならず、治療を不必要に長引かせることになる。最も苦痛の大きな出来事についての感情に耐えられることを知れば、他のトラウマについてもログにスタックポイントを加え、考え直し用紙を使って治療の過程で取り組むことができる。

　インデックストラウマが特定されたら、そのトラウマについて簡単に（5分以内で）説明するようクライエントに求める。ただし、治療前のアセスメントで説明されている場合にはこれを省略してもよい。この簡単な説明の目的は、治療計画を立てるために、起こった出来事についての事実を聞きとることにある。この説明は、強い感情を伴う詳細な説明にならないようにすることが大切である。クライエントがトラウマについて話したいという思いを持っている場合もあるが、

治療のこの時点であまり感情的になりすぎると、治療から逃げ出したり、自分が自分を批判しているのと同じように治療者に批判されると思い込む可能性もある。治療初期のこの段階では、治療者が支えてくれるような存在であるとはまだ思えていないかもしれず、また、トラウマについても別の見方がありうるとは全く感じていないことが多い。説明があまりに詳細になりそうなときは、治療者は質問を差し挟み、話を出来事の次の場面に進めるよう促し、最後はどうなったかを尋ねて、セッションの構造を保つようにする。しかし、私たちの経験からすると、クライエントはたいてい簡単な説明をして終わる。というのも、他人に説明するバージョンとして、短い、感情を排したかたちの話を用意していることが多いからである。

治療法について説明する

ここで、治療の進め方を概説する。CPT+A（筆記ありのCPT）かCPTのどちらを行うかを決めていない場合は、この段階で決める。トラウマ筆記を好む人もいれば、筆記をすると治療をやめてしまう人もいる。この点は第6章で詳しく考察する。自分が望む治療を選ぶことができれば、クライエントはより力づけられたように感じ、積極的に治療に取り組む可能性が上がる。治療者が筆記ありのCPT+Aを勧めるとしたら、(1)解離が強く、出来事を最初、中間、結末へと適切な順序で整理しておくことが有益と思われる場合と、(2)感情麻痺が特に強い場合に限られる。後者の理由は、トラウマティックな出来事について話すだけでは引き出せない自然な感情を、トラウマ筆記を書くことで引き出せることがあるためである。クライエントが極端に感情的な場合や、重度の精神疾患を併存していて現実検討ができなくなるリスクがある場合は、CPTのほうが適切だろう。PFCと言語野の活性化と、それによる扁桃体の抑制によって感情調整が可能となるため、それで十分なクライエントにとってはトラウマ筆記やそれに伴うイメージ・感情が不要な苦痛となる可能性がある。また、第2章で触れたように、トラウマ筆記によって治療効果が上がるわけではない。

治療概要はシンプルであり、以下のように言える。

> どんなスキルでも同じですが、身につけるには練習が必要です。また、新しいことを学ぶ場合はたいていそうですが、努力すればするほど得るものも大きくなります。こうした事実は、トラウマについて考えたくない、話したくない、考えたり話したりして浮かんでくる感情を感じないようにしたい、というあなたの気持ちとは正反対に思えるかもしれません。けれども、あなたがしてきたこと――回避――は、ここまでふり返ったように、機能してこなかったようです。ですから、この治療では逆のスタンスをとり、トラウマの記憶や感情に接近していきます。CPTでは新しいスキルを1つずつお伝えしていきます。そして、自分の思考を見つめ、事実と思考を区別し、思考について自ら考え直し、考えが変わると感情がどう変わるか見つめる手助けをします。配付資料や用紙をお渡しします。用紙は思考を紙に書き出すときに役に立ちますし、トラウマに関する事実関係を考え直すスキルや、今までとは違う考え方をするスキルを学ぶ助けになります。最後には、トラウマとその影響について、今までとは違う考え方ができるようになるでしょう。そして、感情が変化していることに気づくはずです。

治療の前半ではトラウマ自体に焦点を当て、これまで自分が自分に何を語りかけてきたか

をはっきりさせます。その状況のなかで事実はどうだったのか、それについての結論は正確なのかを考える助けになる質問を使って、一緒に考えていきます。結論が正確ではなさそうな場合は、より事実に基づいた表現や言葉を見つけられるよう、一緒に取り組みます。ご自身で、そのような事実に基づいた言葉や表現を使えるように学んでいきます。考えは変えられます。トラウマが生じたときからずっと同じように考えてきて、その考えを改めて事実に基づき客観的に考え直すようなことがなかったとしたら、そうした考え方は習慣になっているのかもしれません。そのような習慣については、少しばかり探ってみる必要があります。自分の思考に取り組むスキルを学ぶ一助として、一連の配付資料と練習用紙を利用します。ここで学ぶスキルは、学校では教えてくれなかったものです。ある考え方が習慣化している場合には、その考え方を変えて、より事実に基づいた考え方を新たな習慣にするために、ある程度の練習が必要になるでしょう。そのためには、配付資料と練習用紙が役立ちます。治療では、回復を妨げている思考のリストを記録用紙に作成していきます。この用紙をスタックポイント・ログと言います。スタックポイントというのは、そのトラウマ体験が生じた理由や、自分・他者・世界に関する思考です。おそらくは、トラウマ体験の最中や直後に作られていった思考です。それがあなたを行き詰まらせ（※訳注：スタックさせ、思考停止させ、とどめて、などの表現でも可）、回復と成長を妨げます。こうしたスタックポイントに、治療全体を通じて取り組んでいきます。スタックポイント・ログなどの用紙を使いながら、スタックポイントを扱う新しい方法を学ぶことになります。

　PTSDはこの部屋の中だけでなく生活のなかでいつもあるものですから、これらの新しいスキルは毎日、用紙を使って練習することが大切です。そうすることで、これらのスキルは最も有効に働きます。1週間は168時間です。毎週、治療中の1〜2時間だけ新しい考え方の練習をして、残りの166〜167時間は古い考え方をしていたのでは、進歩はほとんど期待できません。

　治療の後半では、トラウマティックな出来事で影響されやすいテーマ——安全、信頼、力とコントロール、価値、親密さ——について話し合います。これらのテーマについてはすでに触れましたが、それぞれのテーマは自分と他人の両方について関連します。お渡しする配付資料は、トラウマの結果として信念を大きく変えすぎていないか、ネガティブな信念の例外となるものが生活のなかであるのが見過ごされていないかを考える参考になります。

練習課題を決める

　インデックストラウマがクライエントの思考にどう影響しているかを理解する第一歩として、「出来事の意味筆記」（**配付資料5-3参照**）という練習課題を課す。出来事の意味筆記とは、トラウマティックな出来事が起きた原因についてのクライエントの考えと、トラウマ体験の結果として自分・他者・世界についての信念がどうなったかを短く（通常は1枚）書くものである。トラウマの結果として信念がどう影響を受けたかを考える際、それぞれのテーマについて（第1章参照）、自分自身と他者とに関して考えてもらうようにする。

　課題の説明をして紙を渡すだけでなく、できるだけ早く取り組み、次回のセッションまで記入を追加し続けるよう促し、課題を回避しないように伝える。あまりプライバシーを保てない状況にある場合、いつ、どこで練習課題をすればいいのか、一緒に問題解決をする必要があるかもし

れない。何が起こったかという状況を描写するのではなく、なぜそれが起こったかの理由（原因）と、それが自分の思考や行動にどのように影響したかを書くのだと、念を押しておく。ここは、明確化の質問をする最初の機会となるかもしれない。意味筆記をすることにクライエントが心配を示した場合（たとえば「治療者に非難されて治療を続けてもらえないのではないかと心配です」「たくさんの感情を感じすぎて圧倒されてしまうかもしれない」など）、治療者はそれらをスタックポイントとラベルづけして、明確化の質問をする。たとえば以下のような質問である。

「では、私があなたと同じように考えているのではないかと心配なのですね？……CPTでは、それを『読心術』と呼んでいます。どんなときに私が治療を中断するか、試しに私に聞いてみてください」
「感情を感じたら、何が起こるのでしょう？……そうなったら、次に何が起こるのでしょう？……そうなったら、さらに何が起こるのでしょう？」
「たくさんの感情を感じすぎるとは、どういうことでしょう？ 感情が止まらなくなった人を見たことがありますか？」
「その出来事が自分にとってどんな意味を持つか。このことを考えると、どんな感情が出てきそうですか？」
「圧倒されないようにするには、何ができそうですか？」
「圧倒されたときには、何ができそうですか？」

穏やかに、かつ、安心してもらうように、そしてきっぱりと、クライエントは課題をこなせると告げることが重要である。たとえば、次のように言う。

> あなたには無理だと思ったら、私はこの治療をお勧めしていません。話をして、アセスメントもして、CPTを役立てていただく能力をお持ちなのを見ています。実際、最初の何回かの山を越えれば、そのうち楽しんでいただけるようになると思います。

治療者がよくする間違いに、よくなる前にいったん悪化するかもしれないと言ったり、努力をしなければならないと強調しすぎて、クライエントを怖がらせてしまうことがある。CPTでは症状が急に軽くなる経験をするクライエントは多い。治療初期に悪夢やフラッシュバックが悪化するクライエントもいるが、そうなるのはトラウマ体験後、初めて回避をやめたことによることが多い。クライエントの症状が悪化している場合、むしろこれはよいスタートであり、フラッシュバックも悪夢もしだいに減っていくだろうと伝える。PCL-5得点が数点上昇するのは、臨床的に重要ではない。

セッション外の課題のほとんどはそれほど時間を使うものではなく、治療の終了までにはいくつもの新たなスキルを身につけ、自分が自分の治療者となっていけるよう作られていると伝える。また、クライエントがトラウマティックな出来事の記憶を長いあいだ抱き続けてきたこと、CPTはそうした侵入的な記憶による苦痛を取り除き、PTSD症状が全くない状態で、納得いくかたちで起こったことを受け入れるためのものだということも、覚えておいてもらうといいだろう。

感想を確認する

　最後に、このセッションについての感想を確認し、その内容や練習課題について質問があればそれに答える。ネガティブな感情をノーマライズし、クライエントが回復への重要な一歩を踏み出したことを褒めることも忘れないようにする。また、練習課題や次回のセッションを回避したい気持ちが生じるかもしれないが、どちらも回復に大切な取り組みであることを覚えておいてもらうようにする。

配付資料5-1　トラウマティックな出来事を体験した後のPTSD症状からの回復／未回復

通常の回復では、侵入症状や感情は、時間が経つと減っていき、それぞれが他の反応の引き金になることはなくなります。

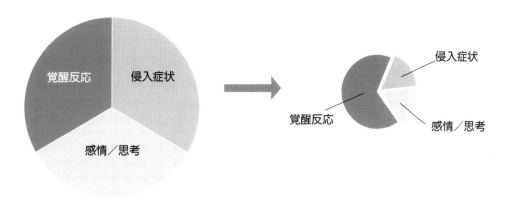

侵入症状が起こったときは、自然な感情や覚醒が生じます。これは、思考に向き合い、修正するチャンスです。これは、出来事に取り組む積極的な「接近」のプロセスです。

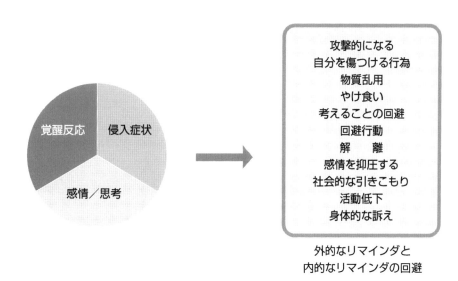

しかし、強烈なネガティブ感情により、逃避したり、回避したりするようになると、回復が難しくなります。回復するためにはトラウマに取り組むことが必要です。回避はトラウマの処理を妨げてしまいます。また、回避は一時的にしか役立ちません。

配付資料5-2　スタックポイントとは

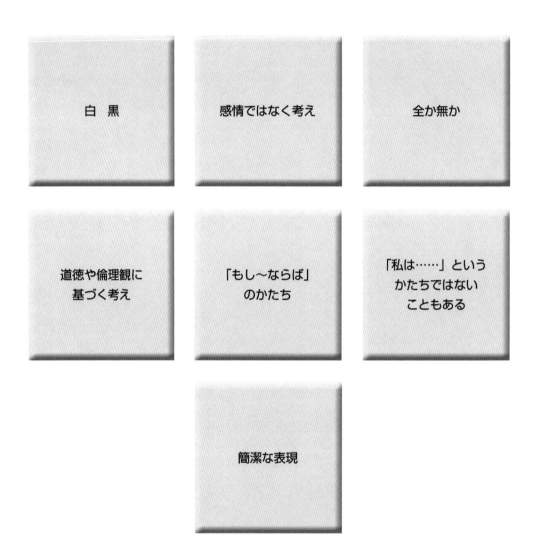

配付資料 5-3　練習課題 1

少なくとも 1 ページ、トラウマティックな出来事が**なぜ**起こったかについて、ご自身の考えを書いてきてください。トラウマティックな出来事について、その出来事自体を描写することは、ここではお願いして<u>いません</u>。その最悪な出来事が起こった<u>原因</u>が何だと考えているかを書いてください。

また、そのトラウマティックな出来事が自分自身、他者、世界についての信念にどう影響したかを、安全、信頼、力とコントロール、価値、親密さのテーマを踏まえて考えてみてください。

書いたものは、次のセッションに持ってきてください。先ほどお渡しした、PTSDの症状と、スタックポイントについての資料（配付資料 5-1、5-2）を読んで、今日お伝えしたことを理解してきてください。

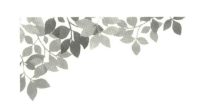

第 6 章

スタックポイントを見つける
〜セッション2・3〜

セッション2と3の目標

　セッション2と3の目標は出来事の意味筆記をふり返り、トラウマ後に回復を妨げてきたスタックポイントを見つけだすことにある。この2回のセッションは、クライエントが考えと感情のつながりを理解する基盤となる。心理教育の資料や用紙を使用し、考えと感情のつながりを自らモニタリングして、その理解を育む。治療者は、これらのセッション中にソクラテス式問答を開始する。その際、同化のスタックポイント（すなわち、インデックストラウマに対する過去の評価）に焦点を当て、出来事の文脈と、出来事における自分と他者の役割とをより正確に理解することを目指す。また、その正確な理解から生じる自然な感情を、セッション内外で表に出せるよう促す。毎日、練習課題として、ABC用紙を用いて出来事・思考・感情をモニタリングする。少なくとも1つは、インデックストラウマに関連する出来事をABC用紙で取り組む。

 セッション2：トラウマによる影響を調べる

セッション2の手順

1. 自記式尺度の得点を確認する
2. 出来事の意味筆記を読み上げてもらい、スタックポイントを見つけるのを手助けする
3. 出来事の意味筆記をやってこなかった場合、それに対応する（これはCPTのすべての練習課題について同じ）
4. 出来事・思考・感情のつながりを見つけ、事実と思考を区別できるよう援助する
5. ABC用紙を紹介する
6. スタックポイントについて説明し、話し合う
7. 練習課題を決める
8. 感想を確認する

自記式尺度の得点を確認する

セッション前か開始時に、この1週間の状態についてPCL-5（**配付資料3-1**、さらに、クライエントがPTSDに加えて抑うつも抱えている場合にはPHQ-9［**配付資料3-2**］）に記入してもらう。PCL-5の得点を**配付資料3-1**でグラフ化し、共有する。得点を記録に残す。アセスメントごとに、症状についてクライエントにフィードバックする。

出来事の意味筆記を読み上げてもらい、スタックポイントを見つける

出来事の意味筆記（セッション1の最後に出した練習課題）の目的は、トラウマティックな出来事の原因をどう考えているかクライエントから引き出し、その出来事が自分の人生のさまざまな側面（安全、信頼、力とコントロール、価値、親密さ）にどう影響を及ぼしたか考えてもらうことにある。クライエントが出来事の意味筆記を読み上げる際に、治療者は、これらの目標が達成されているかを判断する。読み上げているあいだ、治療者はトラウマについてのスタックポイント（同化）や、極端で過度に一般化された信念（過剰調節）に耳を傾ける。

同化のスタックポイントの例を挙げる――夫から身体的暴力を受けたクライエントが、「暴力が振るわれた理由は、私が夕食を焦げつかせたせいだ」と書いた。この出来事について治療者と話し合った後、クライエントはスタックポイント・ログ（**配付資料6-1**）に「もしもわたしが完璧でなければ、そのせいで夫が暴力を振るうことになる」と書くかもしれない。ここで、このスタックポイントの焦点は焦げつかせた料理から、クライエントがする可能性のあるあらゆる過ちに対する夫の対応へと変わっている。この後の何セッションかを通じて、完璧であることは可能なのか、暴力は不完全なことへの対応として適切なのか、についての証拠を検討できる。

過剰調節の例として「私は何もまともにできない」を挙げてみよう。クライエントには、言ったとおりの言葉を書き込んでもらう。そうすれば、後でこれに取り組むことができる。治療者はソクラテス式問答を少し試みて、クライエントの認知的な柔軟性を見立てる機会にできる。たとえば、「何もまともにできないと思われていらっしゃるのですね。この出来事の意味筆記はとてもよくできていると思うのですが。これは、まともにできていることにはならないのですか？」と言えるかもしれない。

出来事の意味筆記のもう1つの目的は、変化への動機づけを高めることにある。トラウマティックな出来事が自分や他者の信念に与えた影響をふり返るなかで、回避によって生じる代償が非常に大きく、むしろ、苦痛であってもトラウマを思い出して自然な感情を感じるほうが価値あると理解できるよう援助する。治療者は、トラウマティックな出来事についての解釈が実にさまざまな側面に――社会生活、仕事、自己価値感、自信、コントロール、親密さ、他者への愛着など――影響してきたかを見てとれるだろう。また、この出来事の意味筆記は治療の最後に書く筆記と比較することになり、変化を測る基準として利用できるという点でも重要な意味を持つ。

第2セッション以降は、練習課題をしてきたかどうかの質問から始める。「今週はどうでしたか？」「調子はどうですか？」などと、いつもの社交的なやり方や、他の治療モデルに従った質問から始めたくなる治療者も多いだろう。しかし、このような質問は回避を助長し、セッション時間が無関係な話に浪費される結果になりかねない。一貫していつも練習課題の質問からセッシ

ョンを始めるようにすると、練習課題が回復に重要であることを強く印象づけ、目標に焦点を当てて積極的に取り組むというこの治療の本質に向けてクライエントの姿勢を作りやすくなる。クライエントが課題をやってきたら褒める。特に、最初の出来事の意味筆記では褒める必要がある。そうすることでアドヒアランスが高まり、今後の練習課題への姿勢が整っていく（練習課題をやってこなかった場合の対応については、後に別項を立てて解説する）。

　クライエントに、出来事の意味筆記を声に出して読み上げてもらう（治療者が朗読や黙読をするのではなく、クライエントに読み上げてもらう）。その理由は、回避よりも接近の行動をとるよう支え、クライエントの積極的な役割を強化するためである。出来事の意味筆記の読み上げを聞いた後、出来事の影響をノーマライズする。加えて、トラウマティックな出来事を違うかたちで解釈する方法、すなわち、一歩ずつ回復する方法があることを伝える。次に、出来事の意味筆記をより深くふり返る。ここでは明確化の質問をしたり、筆記を読んでどう感じるかを尋ねていく。また、回復を妨げ、今後取り組むこととなるスタックポイントを見つける手助けをする。スタックポイントをログに書き込む際には、最適なかたちの文章にしようと時間をかけなくてもいい。治療者とクライエントは、治療の過程でスタックポイントを見つけるたびに、1つずつ書き加えて取り組んでいく。しかし、同化のスタックポイントについてはある程度の時間をとり、「〜すべきだった」「〜できた」といった表現よりも「もし〜ならば」というかたちで表現してもらうようにする（たとえば、「もし私が一瞬固まらずにいたなら、あの出来事を止められただろう」など）。同化のスタックポイントこそが、治療の出発点となる。

　すべてのスタックポイントを、スタックポイント・ログ（**配付資料6-1**）に記録する。スタックポイント（思考）ではなく事実であるとクライエントが主張するときには、後で一緒に検討できるように、とりあえず書いておいてくださいと伝える。それでもなお、それは思考ではなく事実だと主張する場合は、治療者は自分用の出来事の意味筆記に書き込んで、後で再検討できるようにしておく。「それほど強くおっしゃることを考えると、後でゆっくりと時間をかけて話せそうですね」と言ってもいいかもしれない。

　私たちの経験からすると、クライエントは同化の思考よりも、トラウマティックな出来事から生じた過剰調節の思考のほうに注目しやすい。これは、トラウマをふり返ることを避けようとするためか、単に日常生活のなかで「今、ここ」だけを考えるようにしているためである可能性が高い。そのため、同化の思考、すなわちトラウマティックな出来事が起きた原因についての具体的な思考を引き出すことに特別な注意を払うようにする。この同化のスタックポイントが、症例概念化にとってきわめて重要となる。すでに指摘したように、過剰調節は、同化の結果として生まれてくる。そのため、過剰調節の思考から同化の思考を推測できることが多い。

　トラウマについて考えることを避けてきたために同化の思考に気づいていなかったり、トラウマを一連の物語として捉える時間をとってこなかったりするクライエントもいる。その場合、抱いていそうな問題ある解釈について穏やかに探っていく。たとえば、別の対処ができたはずだという思考に対しては、「どう対処すべきだったとお考えですか？　そのときに選べた他の方法としては、どんなものがありましたか？」と尋ねる。後知恵バイアス（「そうなるとわかっていなければならなかった」）、自己非難（「あんなことになったのは私のせいだ」）、いろいろなかたちの否認（「私がそこにいたら彼は殺されなかった。ずっとそう考え続けています」「止めるためにできたことが何かあったに違いない。ずっとそう考えています」など）はすべて、それまでの信念に合うように出来事の解釈を変えようとする同化である。クライエントが自己非難、そうであったならという後知恵

の思考、公正世界の信念を否定した場合、トラウマに関係していない人や、出来事を起こそうと意図したのではない人に対する非難として同化が起こっていないかに留意する。過剰調節の例は、「人は常に深刻な危険に置かれている」「自分の判断は信用できない」「二度と誰かに親しみを感じることなどない」などである。安全感やコントロール感を感じたいためにこうした極端な考えがとられることがあるけれども、結局は高い代償を伴い、役に立たないことを穏やかに指摘する。

第3章の症例概念化で考察したように、優先順位をつけて取り組む順番を判断するために、同化と過剰調節のスタックポイントを区別して認識しなければならない。治療は同化の信念から始める必要がある。治療者が区別できることが重要であって、クライエントに「同化」や「過剰調節」という用語を使ってもらう必要はない。

次に示したのは、子どもの頃に性的な虐待歴があり、最近、複数の暴力被害を受けた34歳男性によって書かれた出来事の意味筆記である。この男性は、明らかに出来事のことで自分自身を非難しており（同化）、現在も他者に怯え、世界は危険なものだという過度に一般化した信念を抱いている。自己価値に関する問題も明らかである。

　　　これまでの暴行被害について感じることは、私が悪かったに違いない、あるいは、こういうことが起こるに値するような悪い人間なんだということです。いつかまた、同じことが起こるだろうと思います。家にいるときにだけ安心します。世界は恐ろしく、危険だと感じます。他の人はみな自分よりも力があるように感じますし、たいていの人は怖いです。自分を醜く、愚かだと思います。本当の意味で、人と親しくすることはできません。偉い人たちとはうまく話ができませんし、明らかにうまく働けていません。婚約者と性的な関係を持つことはなく、抱きしめるだけで不快になり、怖くなります。長く外出していると、また同じことが起こるのではと思います。こんな出来事を起こさせてきた自分自身を憎み、怒りを覚えます。自分が家族の問題を引き起こしたことに罪悪感を覚えます（この男性の両親は離婚した）。いつも自分を汚いと思っていますし、他人もそう思っているに違いありません。人と約束するときには、相手を信用しません。こうした出来事が自分の身に起こったということを、なかなか受け入れられずにいます。

出来事の意味筆記をふり返り話し合った後、スタックポイントをログに追加する。治療者は、思考と感情を区別して、考え直しがしやすいかたちにスタックポイントを書き出す（ただし、それにセッション時間をとられすぎないように）。上述の筆記であれば、次のようなスタックポイントが考えられる。

　「それが起こったのは、私が悪かったからに違いない」
　「いつでもまた虐待を受け続けるだろう」
　「私は誰より力がなく弱い」
　「私は醜く愚かだ」
　「世界は危険だ」
　「家が唯一の安全な場所だ」
　「私は働けない」
　「長く外出していると、また過去のような出来事が起こる」

「私は汚い」
「他人は私を汚い人間だと思っている」
「約束をしても人は信じられない」

　最初の出来事の意味筆記は治療者が保管しておき、最終セッションでの出来事の意味筆記に取り組む際にクライエントが見ないようにする。スタックポイント・ログは定期的にコピーをとるか、治療者が預かっておいて、クライエントが用紙を忘れたりなくしたりしても治療を進められるようにする。

出来事の意味筆記などの練習課題をやってこなかった場合の対応

　どの認知行動療法でも同じだが、練習課題をやってこなかった場合には、治療者はすみやかに効果的な対応をとることが絶対に必要である。そうしないと「適正な用法用量のCPT」を受けることはできない。PTSDは回避によって維持されるため、練習課題をやってこないことへの対応はとても重要である。しかも、治療効果を予測する因子（トラウマの種類、診断の期間、トラウマ体験の慢性度）のなかで、セッション外の練習量はとりわけ強力な改善因子である。練習課題をほとんど、あるいは全くやってこないことを許容したくなる気持ちはあるかもしれない。しかし、許容してしまえば回復は望めず、クライエントは「治療における落ちこぼれ」であると考えたまま終結に至る可能性がある。そうすると、クライエントは将来受ける別の療法からの恩恵も受けられなくなるかもしれない。将来の治療者は、セッション外では全く、あるいはほとんど練習できないという考えについても取り組まなければならなくなる。それゆえ、練習課題をやってこないことに対してすみやかに対処することがきわめて重要である。

　出来事の意味筆記を書いてこなかった場合、ソクラテス式問答を用いてその経緯を明らかにする。単に知識不足で、やるべき課題を理解していないこともある。しかし、私たちの経験上、その場合でもできるかぎり、その人なりに課題に取り組んでいるものである。たいていは、純粋な回避か、動機づけの低下が課題を妨げている。たとえば、治療に希望を持てていなかったり、自分の文章力や理解力を恥ずかしく思っていることもある。治療者は、こうした問題を見つけ、次回までの課題として、それについてABC用紙で取り組んでもらうようにする（後述のABC用紙の項を参照）。そうすることで、練習課題にまつわる考えや、その考えが行動（練習課題に取り組むかどうかの行動）に与える影響に気づいてもらう。

　ほとんどの場合、トラウマについて考えることの回避が妨げとなっている。そのため、回避が回復を邪魔する点をあらためて説明することが、第2の重要なステップとなる。トラウマに向き合う理由をどう理解しているかを確認するため、セッション1の心理教育について覚えていることを話してもらう。こうして、回避と接近について話し合うようにする。治療者はつい「講義」をしてしまったり、課題をやらなかった恥ずかしさを強めたりしてしまうことがあるが、心理教育に立ち戻ることでそうしてしまいがちな対応を控えることができる。

　第3のステップとして、課題をやったとしたらどんなことを書いたか（持ってくるのを忘れたという場合は、何を書いたか）を、セッション内において口頭で話してもらう。出来事の意味筆記をクライエントに書かせるために、セッションを中断しては**いけない**。この第3のステップは決定的に重要である。治療者はクライエントが課題をやってこないこと（すなわち回避）を助長し

てはならない。必ず、治療は中断せずに進める。セッション2の終了後に家でこの課題をやりやすくするよう、出来事の意味筆記をしていたら何を書いたかについて話してもらったうえで、メモをとってもらったり、ログに書いておく。第4のステップは、次の練習課題（ABC用紙）と合わせて出来事の意味筆記も家でやってきてもらうことである。こうして、やってこなかった練習課題をあらためて課題とすることで、治療者が回避を強化してしまう可能性を避けられる。前回の課題を終えないと次の課題に進まないというやり方だと、課題は1回おきや、ときどきやればいいのだという誤解を与えてしまう。それでは、治療者が回避に共謀することになってしまう。

　次の練習課題を出す際には、確実に課題をするための具体的な計画を尋ねる。このとき、その日から手をつけること、時間を決めておくこと、カレンダーや携帯電話にメモしておくこと、信頼できる人に課題のようすを尋ねてもらうことなどを提案できる（※原注：英語のみではあるが、CPT Coach というアプリが App Store から無料で入手できる。ここには課題がすべて含まれ、練習の完了や次回の予約についてのメモも書き込めるようになっている）。

出来事・思考・感情のつながりを考える

　出来事の意味筆記についての話し合いを終えたら、クライエントが思考と感情を見つけ、それぞれラベルづけをするのを手助けする。最初は、出来事・思考・感情の区別をつけ、それぞれの関係を理解してもらうところから始める。次に、思考を変えることで感情の強さや種類が変わりうることを紹介する。まず、資料「感情を見つける」（**配付資料6-2**）をクライエントに渡す。この資料は、さまざまな感情の種類と、その広がりと強さについて心理教育を行うためにある。少なくともセッションの3分の1の時間を、この新しい原理と資料の説明に当てる。この話し合いは、たとえば次のように始める。

　　今日は、いろいろな感情を見つけて、思考や感情のあいだのつながりを見ることができるように取り組んでいきます。まずは「基本的な」感情、つまり「自然な」感情、怒り、嫌悪、悲しみ、恐怖、幸せから始めましょう。人は誰でも、基本的な感情を抱くようにできています。それは自動的に生じてきて、現在や将来の同じような状況でどう行動すべきかについて重要な情報を与えてくれるものです。ここで、あなたはどんなことに対して怒るか、例を何か教えてくれますか？　悲しいと感じるのはどんなときですか？　幸せは？　何が怖いですか？　怒ったときには、身体はどんな感じですか？　怖さを感じているときに、身体はどんな感じですか？　怒ったときと怖いときではどう違いますか？

　　出来事から直接生じるのではなく、思考に基づいて生じてくる種類の感情もあります。私たちはこれを「作られた感情」と呼んでいます。心の中にいわば小さな工場があって、そこで出来事が起こった理由や、それが何を意味するかについてのネガティブな考えが作られ、そこから罪悪感や恥といった感情が生まれるという具合です。私たちは、出来事を起こそうと意図していなかった人や、傷つけるつもりがなかった人まで非難することがあります。その人を非難するほうが、実際の犯人や故意に実行した人を非難するよりも安全だと感じるからです。自然な感情も作られた感情も、組み合わさると嫉妬（怒り＋怖い）のような他の感情を生みます。また、感情の強さもさまざまです（たとえば、怒りも「いらいらする」から「激怒する」まで幅があります）。自然な感情については、そのままに感じていっていただけたら

と思います。すると、その感情は自然に、ほどなく弱まっていきます。作られた感情については、自分自身に正確な言葉を語りかけることを学ぶ必要があります。思考が変わると、作られた感情も変わっていくからです。トラウマの原因についての考えは、ご自身が考えてきた「前提（あるいは、仮定、仮説、解釈）」だと捉えてみます。あなたは幼かったかもしれませんし、事実をすべて知っていたわけではなかったかもしれません。これまでトラウマを思い出すことを避けてきたのですから、その考えを裏づける事実があるかどうか、確認する機会はなかったかもしれません。これから一緒に、その事実に目を向けていきましょう。

　治療者は、知り合いと道ですれ違ったのに挨拶されなかった場面や、電話をくれると約束した友人が電話してこなかった場面などを挙げる。そして、「どう感じますか？」さらに「ご自身に頭の中で何と言いますか？」と問いかける（クライエントは、たとえば「傷つきました。彼は私が嫌いに違いない」とか「怒っています。彼女はだらしない」などと答える）。もし、クライエントがいろいろな解釈を考え出せなかった場合、治療者はいくつか例を示す（「メガネをかけていなかったに違いない」「体調を崩していたのかな？」「私を見ていなかった」「電話が壊れたんだろう」）。そして、違うように考えたらどんな感情になるかを尋ねる。このようにして、頭の中で言う言葉によって違った感情が喚起されることを指摘する。出来事・思考・感情のつながりを本人に合わせて理解してもらう材料として、出来事の意味筆記を利用できる。

　　それでは、書いてきてくれた出来事の意味筆記に戻りましょう。［インデックスイベント］が起こったことの意味として、どんなことを書きましたか？　書きながら、どんなことを感じていましたか？

　クライエントが感情を正しくラベルづけできないときは、それぞれの感情が身体にどう感じられるかに注目することで、感情を区別しやすくなる。補足的な注意になるが、感情の中には複数の機能を果たすものがある。特定の例で特定の機能を見極めるには、臨床的な判断とソクラテス式問答が必要になることがある。たとえば、怒りは攻撃されたときの反応として自然な感情でありうる。それは闘争反応、あるいは正当な怒り（認知的に媒介されているが、正しい）である。怒りはまた、認知的に媒介され、誤って自分や他人に向けられることもある（「こうなったのは私のせいだ」「母は兄が私を虐待するのを防ぐべきだった」）。さらに、悲しみや悲嘆などの、怒りよりも本人にとって苦痛な感情を覆い隠すためだったり、回避として治療者などを遠ざけたりするために怒りを使うクライエントもいる。

　クライエントが自分の感情や、感情と信念とのつながりを認識していない場合、治療者は「こうした思考は気分にどう影響していますか？　行動にはどう影響していますか？」などの質問をして、思考を感情や行動に結びつけるように援助する。治療者は、クライエントが自分の思考・感情・行動のつながりについて理解したかを確認する。思考と事実を区別できないクライエントもいる。ときに、単なる「なぜ」の質問がクライエントの考えを引き出す助けとなりうる。

　　T：怒りを覚えたのはなぜでしょうか？
　　C：もっとよく知っておくべきだったからです。
　　T：つまり思考は、「このことが起こりうると知っておくべきだった」？

C：はい。
T：そして、その怒りは自分に向けられている？（※原注：つねに、怒りの方向性について尋ねることが重要）

　このやりとりでも、穏やかなソクラテス式問答が始まっている。この会話から、クライエントがどれほど柔軟に考えられるのかを見さだめ、単純な「盲目的な」仮定を（「私は知っておくべきだった」）を持っていないか、複雑で入り組んだ思考パターンを作り上げていないかを判断できる。

T：わからないのですが、どうやって、それが起こると事前に知りえたのですか？
C：朝に変な気持ちがして、何か起こるんじゃないかみたいに。
T：そういう気持ちになって、でも何も起こらなかったことはありますか？
C：ありますが、その日はとても強かったんです。何かすべきだったんです。
T：その気持ちは、何が起こるか、いつごろ起こるか知らせていたんですか？
C：いいえ。
T：では、そのときに何ができたのでしょうか？
C：わかりません。ただ、何かすべきだったんじゃないかと。
T：何か起こると確信していましたか？　変な感じがして、しかし実際何もなかったときもあったと言っておられましたが？
C：そうですね、確信していたわけではありません。
T：ということは、そうした気持ちから何かを確信していたわけではなかったんですね。それにもし確信していたとしても、何をすべきかなど知るよしもなかった。
C：そうですね。でも、それでも何かすべきであったと罪悪感を覚えます。
T：それではちょっと考えてみましょう。何が起こるはずか、いつ起こるか、誰に注意を喚起すべきか、正確に知っていたとしましょう。注意を促したとして、その人たちの反応はどうだったと思いますか？
C：信じてもらえないでしょうね。ただの嫌がらせにしか思われないかと。
T：そうだとしたら、どんなふうに感じそうですか？
C：まあ、自分に罪悪感や怒りは感じないと思います。ただ、信じてくれない人に怒ったり、何もできない事態に耐えられなくなると思います。
T：そうですよね。コントロールできない出来事があって、自分は何もできないのは耐えられないでしょう。
C：ええ、そんな状況は大嫌いです。
T：コントロールできないことがあるのを受け入れることはとても難しいですね。しかし、そういうことが起こることは、あなたのせいではないですよね。
C：そうですね、そう思います。

　クライエントが治療者に対して議論を始めたり、自分の信念を守ろうと頑なになったりする場合は、すみやかに退却して、次のように言う。「これは大切な問題のようですから、また後でお話しすることにしましょう」あるいは「お考えはわかりました。また後でお話しすることにしてもいいですか？」

第6章　スタックポイントを見つける：セッション2・3　93

スタックポイントを正当化する考えに強く巻き込まれているクライエントもいるが、特に治療初期には、ソクラテス式問答をするとクライエントはほとんど答えられなくなることがよくある。次の例を見てみよう。

　　C：私がそれを起こしたんです。
　　T：どうやって起こさせたんです？
　　C：わかりません、それが起こるのを防ぎませんでした。
　　T：どうやったら防げたんですか？
　　C：わかりません。ただそうすべきだったんです。

　このような場合、クライエントは頭ごなしに決めつけている。防げたはずだと疑問なしに信じ込んでおり、それ以上考えなくなっている。トラウマティックな出来事を幼少期に経験している場合、そのときのクライエントの思考能力はまだかなり単純だったと考えられるため、このような例は非常によく見られる。信念を調べ直さないまま決めつけてしまうと、自分がそう考えているがゆえに真実である、と思うようになる。自分が答えを持ち合わせていないことに不愉快なようすを示すようであれば、治療者は一歩引いて、（思考が停止している）それこそが治療のなかで取り組もうとしていることだと穏やかに伝える。治療者とクライエントが協力して、状況の現実について考え、実際あった事実に対する自然な感情を経験できるようにしていく。

ABC用紙を紹介する

　ABC用紙（**配付資料6-3**。記入例を**6-3A**、**6-3B**、**6-3C**に示す）は、積み上げ式の練習用紙の最初の1つで、CPT全体を通じて利用する。この用紙の最終的な目的は、クライエントが自分自身の認知療法治療者となることである。ABC用紙は、日々の出来事の解釈が、そしてトラウマについての評価が、自分の感情にどう影響するかの自覚を高めるように作られている。

　ABC用紙への導入として、それぞれの欄を指して、どう記入するかを一緒にやってみせる。シンプルにするため、最初は1枚につき1つの出来事を書くほうがよい。クライエントが課題を十分に理解できるようになったら、1枚につき複数の出来事を書くこともできる。その場合、出来事と出来事のあいだに線を引いて別の流れとして記入する。また、1つの出来事への反応として複数の思考が生じることもある。治療者はどの思考がどの感情につながっているかの対応関係を理解できるよう手助けする。

　セッション中、クライエントと治療者が一緒に用紙を記入するようにする。その際、すでに治療で話された出来事や、この数日に起きた出来事を例として用いる。書き方を理解しているか確認するうえでも、クライエント自身に用紙に記入してもらう。ABC用紙の記入例（**配付資料6-3A、6-3B、6-3C**）のうち、参考になるものを渡しておく。セルフモニタリングがしっかりできるよう、十分な枚数の用紙を渡しておく。少なくとも1枚は、インデックスイベントに取り組むよう促す。

　　これらの練習用紙は、出来事に伴って生じる思考と感情のつながりを自分で理解する助けになります。生活上で起こったこと、考えた出来事は何でも、この用紙で見つめ直すことが

できます。最初のうちは、思考よりも感情のほうに気づくことが多いかもしれません。その場合は、まずC欄を記入してください。それから、出来事は何であったかを記入してください（A欄）。次に、自分に対して（頭の中で）何と言っていたのかをふり返ってください（B欄）。どうしてそう感じたのかとふり返ってください。その答えが、おそらくあなたの思考です。題材になる出来事が起こったら、できるだけすぐに記入してください。その日（やその週）の終わりまで書かずにいると、自分に何を言っていたのか（何を考えていたのか）を思い出しにくくなってしまいます。また、記録する出来事はネガティブな出来事である必要はありません。うれしいときや、ニュートラルな出来事でも、人は思考や感情を持つものです。ただし、少なくとも1枚はトラウマティックな出来事について記入してきてください。

　ABC用紙の下の部分には、出来事について新しく解釈する2つの質問がある。考え直しに進む前のこの段階では、ABC用紙の目的は思考と感情のつながりを見つけられるようになることにある。そのため、思考のモニタリングをどれだけできているかに応じて、治療者はこの2つの質問を紹介するかどうかを判断する。通常、この2つの質問は練習課題としない。というのも、この思考は現実的なもので、それ以上言えることはないとクライエントが言うことが多いからである。極端な思考を現実的だと主張するようであれば、それは認知の固さについての重要な情報を得たと捉える。この時点ではそれで十分である。

　一方で、自発的に2つの質問部分に記入し、自分の思考が現実的でないと評価するようであれば、それはクライエントが自らの思考の考え直しを始めたと捉えられる。このような場合には下の2つの質問を練習課題にしてもよいが、必ずしなければならないわけではない。治療後半で、知的な面や理解力の問題、頭部の傷害、読み書き能力の問題などのせいで、しだいに高度になっていく練習用紙（考え直し用紙、問題のある思考パターン用紙、信念を考え直す用紙）に取り組むことが難しすぎることが明らかになってきた場合に、こうした用紙の代わりとして、この2つの質問を使うこともできる。

スタックポイントについてさらに説明し話し合う

　スタックポイントについてはすでに紹介したとおりである。しかし、何がスタックポイントで何がそうでないかについて、混乱する治療者もいるため、あらためてここで追加の説明をしておく（**図表6-1**参照）。クライエント用の資料（**配付資料6-4**）も用意した。上述したように、記入済みのABC用紙の例をクライエントに渡して参考にしてもらうのもよいだろう。通常、3枚の記入例全部を渡す必要はない。各クライエントのトラウマに近いものを選ぶと役に立つ。特定の種類のトラウマを持つクライエント（難民、自動車事故の生存者など）を専門にする治療者の場合には、独自にABC用紙の記入例を作っておくとよいだろう。

　以下は、スタックポイントについての追加説明のためのヒントである。

1. スタックポイントを初めて紹介するときには、トラウマティックな出来事とは<u>関わりのない</u>例で説明されると、よりわかりやすい場合がある。
2. トラウマを思い出させる話題は不安を喚起させることが多いため、クライエントがスタックポイントの説明を集中して聞けなくなることもある。そのため、日常的な例を用いて説

明することが役に立つ。以下のように説明できる。

　この治療では、あなたの考えや思い込みが、いかにトラウマからの回復の妨げになるかに焦点を当てます。私たちはそれらの考えを「スタックポイント」と呼びます。なぜなら、それらはあなたを症状のなかに「スタック」させる（とめ置いて動けなくさせる、行き詰まらせる、留まらせる、停止させる）考えだからです。それらは、あなたを回復から遠ざける障害となります。スタックポイントは、たとえば「私のせいだ」「もっと別のことをすべきだったのに」「右じゃなくて左に進むべきだったのに」といったものです。覚えておいてください。スタックポイントは、感情ではなく、考えです。
　考えがどのようにして人を動けなくさせ、障害となるのか、例をお示ししましょう。今日、セッションに来る準備をしていたとき、ここに来ることについて、あなたはおそらく何かを考えていたでしょう。どんなことを考えていましたか？［ホワイトボードか紙にそれらの言葉をメモする。たとえば、「ちゃんとできるかな」「これって役に立つんだろうか」「私には合わないんじゃないかな」「きっとバカだと思われる」など］
　これらの言葉を自分に向けて言っていたとすると、それでどんな気持ちになりましたか？［相応する感情をボードか紙にメモする］こうして書いてみると、それぞれの考えがご自身をどんな気持ちにさせるか、そして、今日ここに来て回復へ歩みだすのをいかに邪魔しうるか、見てとれることと思います。しかし、とにもかくにも、ここまでやって来ました。ここに来るように、自分に向かって何かを言っていたと思います。それはどういう考えでしたか？［ここでは、クライエントに答えてもらうだけでよく、答えをメモする必要はない。たとえば、「やらなきゃ」「こんなふうに生活するのはうんざりだ」「家族や自分自身のために、取り組みたい」と言うかもしれない。］
　ここに来るように、頭の中で自分に言っていた考えは、最初に書き出した考えとどう違うか考えてみてください。あなたをここに連れてきた考えがあなたを前進させるのに対して、もう片方の考えはあなたを引き戻し行き詰まらせます。そのため、こうした考えをスタックポイントと呼びます。この治療では、あなたのスタックポイントを探し、それらがいかにトラウマからの回復を妨げているかを探っていきます。

練習課題を決める

　セッション2の練習課題（**配付資料6-5**）は、ABC用紙を使って出来事・思考・感情の関係について、毎日セルフモニタリングを行うことである。最低1枚は、インデックストラウマの出来事について記入してもらう。出来事の意味筆記をしてこなかった場合には、毎日のABC用紙に加えて、出来事の意味筆記も課題とする。

感想を確認する

　最後にセッションについて感想を聞き、セッション内容や練習課題について質問がないか尋ねる。セッションで話された大切な考えや発見を強化する。また、クライエントが話した重要なメッセージを持ち帰れるよう、言及する。

図表6-1 CPT 治療者のためのスタックポイントの説明

スタックポイントは、思考が反映された短い文章表現のことであり、感情や行動や出来事ではない。通常は「もし~ならば~」というかたちで表される。クライエント自身がスタックポイントだと思って表現していても、実際にはスタックポイントのかたちをなしていない表現の場合がある。そのような場合には、ソクラテス式問答を用いて、隠れているスタックポイントを明確化する。

A. スタックポイントとして間違われやすい例

1. 間違い:「信頼」
   なぜか? これは概念であって、考えではないため。このままでは不明確なため、クライエントが信頼についてどう考えているかを明らかにする。たとえば、「信頼」について何が問題なのかクライエントに質問してみる。
   関連する可能性のあるスタックポイント:「誰も信じられない」「誰かと親しくなれば、傷つけられる」「自分の判断を信用できない」

2. 間違い:「私は、デートをするときにいつも神経質になる」
   なぜか? これは事実を述べているのであって、考えではない。この例では、スタックポイントを特定しやすいように、デートに関して自分自身に何と言っているかを尋ねることができる。
   関連する可能性のあるスタックポイント:「もしデートに行けば、傷つけられる」「人はつねに私を利用しようとしている」

3. 間違い:「私はいつも娘とケンカする」
   なぜか? これは考えではなく、行動を記述しているため。この例では、スタックポイントを特定するために、娘との最近のケンカの前・最中・後に考えたことについてさらに尋ねることができる。
   関連する可能性のあるスタックポイント:「自分は彼女にとって意味がない」「彼女の安全を確保するために、自分が彼女をコントロールしなければならない」

4. 間違い:「人が死ぬのを目撃した」
   なぜか? これは事実を述べているのであって、考えではない。この例では、他人が死ぬところを目撃したことによる影響を教えてもらうようにする。そのとき何を考えたのか? 今はどう考えているのか? あるいは、上記が発言された後に、「それから?」と尋ねる。
   関連する可能性のあるスタックポイント:「人々が死んだのは自分のせいだ」「こんなことが起こるのを防ぐために、自分が何かすべきだった」

5. 間違い:「これから何が起こるか、わからない」「これから何が起こるのだろう?」
   なぜか? これは将来に対する疑問であるため。スタックポイントを見つけるには、「ご自分にこの質問をしたら、どんな答えを思いつくでしょうか? その答えはどんな意味を持つでしょうか?」と尋ねることができる。
   関連する可能性のあるスタックポイント:「お先真っ暗だ」「自分は、これから先よい体験をするに値しない」

6. 間違い:「親は子どもを愛さなければならない」
   なぜか? これは倫理やルールの表現であり、その背後にある考えを明らかにする。この例では、ス

タックポイントを見つけるために、その倫理が自身の人生にとってどのような意味を持つのかを尋ねることができる。

関連する可能性のあるスタックポイント：「両親が私をダメにした」「家族でも信用できない」

B. スタックポイントを整理する際の留意点

1. スタックポイントが1つの簡潔な考えであることに留意する。1つのスタックポイントに複数の意味が込められている場合には、それらを分けて、別個のものとして、考え直しをしやすいように表現する。たとえば、「私のせいでジョーが死んだのだから、自分はひどいやつで、罰せられても当然だ」は、「自分のせいでジョーが死んだ」「私はひどいやつだ」「罰せられても当然である」という3つのスタックポイントに分けられる。このようにして1つ1つに分けたら、まずは同化の考えである「自分のせいでジョーが死んだ」から考え直しに取り組む。

2. 困った場合、可能ならば「もし～ならば、～である」というかたちにして、クライエントに空欄（～の部分）を埋めてもらうようにする。たとえば、「もし自分が地雷を見つけられていれば、ジョーは死なずにすんだ」と表現できる。出来事の意味筆記でスタックポイントが表れている箇所に治療者が下線を引き、それを「もし～ならば、～である」のかたちで表現して、スタックポイント・ログに書き込むことができる。

3. スタックポイントは白黒はっきりした文であることがほとんどで、極端な表現が使われる。極端さが言外に隠れていることもある。たとえば、「それは自分のせいだ」とクライエントが言っている場合、たいていは「それはすべて自分のせいだ」を意味している。この場合、後者の表現のほうが、考え直しがしやすくなる。

4. スタックポイントが漠然としすぎていると、考え直しが難しくなる。「どうやってこの結論にたどり着いたのですか？」と質問することで、より具体的にできる。たとえば、「私は誰も信じない」は、「もし誰かを信じたら、傷つけられる」と直すことができる。

5. 複数の解釈ができる言葉を見逃さないようにする。スタックポイントは具体的で、言葉の意味に誤解の余地がない場合に、考え直しがしやすくなる。たとえば、「もし私が普通だったら、失敗しなかったのに」とクライエントが述べた場合、「普通というのは、どういうことを意味しているのですか？」や「失敗というのはどういう意味ですか？」と質問し、この言葉をより具体的な表現にできる。

C. スタックポイントの例

1. もしもっとしっかり職務を遂行していれば、他の人たちは生き延びていた。（同化）
2. 自分が失敗したせいで、他の人たちが殺された。（同化）
3. 自分が誰にも言わなかったのだから、虐待された責任は自分にある。（同化）
4. 襲われたときに戦わなかったので、乱暴されたのは自分のせいだ。（同化）
5. 彼が私を傷つけるかもしれないと、知っているべきだった。（同化）
6. 事故が起きたのは自分のせいだ。（同化）
7. 自分が注意していたら、誰も死ななかった。（同化）
8. お酒を飲んでいなかったなら、あんなことは起きなかった。（同化）

9. 他の人が命を落としてしまったからには、自分には生きている価値がない。（過剰調節）
10. 他の人と親しくなると、また傷つけられる。（過剰調節）
11. 感情をあらわにすると、自分をコントロールできなくなってしまう。（過剰調節）
12. いつでも用心していなければならない。（過剰調節）
13. 自分はいつも他の人を守れていなければならない。（過剰調節）
14. 自分に起きるすべてのことをコントロールしなければならない。（過剰調節）
15. 過ちはあってはならないことで、深刻な損害や死をもたらすものだ。（過剰調節）
16. 誰も私のことをわかりっこない。（過剰調節）
17. 自分に起きたことを考えてしまうと、二度と頭から離れなくなってしまう。（過剰調節）
18. すべての脅しには、力で対抗しなければならない。（過剰調節）
19. あんなことをしてしまったのだから、私は地獄に落ちる。（過剰調節）
20. 私は愛されるに値しない人間だ。（過剰調節）
21. 他人を信頼してはならない。（過剰調節）
22. つねに万全の警戒をしていなければ、安全ではない。（過剰調節）
23. もし自分が幸せな生活を送ったら、友人を裏切ることになる。（過剰調節）
24. 何をしたって将来のことは何も変えられない。（過剰調節）
25. 人は信用できない。（過剰調節）
26. 権力者はつねに権力を乱用する。（過剰調節）
27. レイプされたせいで、私は一生傷物だ。（過剰調節）
28. （トラウマのせいで）私は愛される価値がない。（過剰調節）
29. 起きたことをコントロールできなかったのだから、私は価値のない人間だ。（過剰調節）
30. 私は自分にふりかかった忌まわしい出来事にふさわしい人間だ。（過剰調節）

セッション3：出来事・思考・感情に取り組む

セッション3の目標

　セッション3の主な目標は、クライエントが出来事と思考と感情を見つけ、それらがどのように結びついているかを確認し、思考が変われば感情も変わることに気づき始めるようにすることである。クライエントがさまざまな感情を見つけ、正しくラベルづけをし、どの感情がトラウマティックな出来事から直接生じたもの（恐怖や悲しみなどの自然な感情）であり、どれが出来事についての自分の評価や結論に基づく感情（罪悪感、恥、他者への誤った非難など）であるかを理解し始めるようにすることが、重要な目標となる。クライエントが発言を変え始めれば理想的だが

(「別のことをするべきだったと考えてきましたが、思いついたことはどれも、あのときには不可能でした」など)、この段階では、普通はそうはならない。長いあいだ、思い込みを抱いてきたクライエントは、単に自分がそう考えているがゆえに、それが真実だと信じるようになる。何度も繰り返しそう考えることにより、その考えが事実であると思い込むに至る。治療者は説得しようと努めるのではなく、忍耐強く、クライエントが自分で新たな見方に到達できるようにすることが大切である。このセッションを終える時点で、クライエントが思考とそれに対応する感情を認識し、ABC用紙の正しい欄に記入できていたら、セッションは成功である。

セッション3の手順

1. 自記式尺度を確認する
2. 練習課題を確認する。セッション3で初めて出来事の意味筆記を持ってきたクライエントには、まずそれを読み上げてもらい、ログに新しいスタックポイントを追加する。課題をやってこなければ、何よりも優先してこれに対応する
3. ABC用紙に記入してきたら、出来事に対する思考と感情をラベルづけするのを援助する。そして、思考を変えることで感情の強さと種類が変わることを紹介する
4. トラウマについてABC用紙に取り組んできたら、それを使ってインデックストラウマについての同化の考え直しを始める
5. 新しい練習課題を決める
6. 感想を確認する

自記式尺度を確認する

　毎週、セッション前か開始時にPCL-5に（配付資料3-1、クライエントがPTSDだけでなくうつも併発している場合はPHQ-9［配付資料3-2］にも）記入してもらう。自記式尺度の得点に目を通し、全体の得点が減少しているか、回避が減少しているなら侵入症状が増えていないかを確認する。気分が悪化しているとクライエントが言う場合は、PCL-5の点数をチェックして、全体の得点が増加しているか、あるいは侵入症状や過覚醒症状だけが増加しているかを見る（治療者は、「よくがんばっていますね。PTSDが悪くなっているわけではありません。今までより回避しないようになり、それだけトラウマティックな出来事に取り組み始めておられるのです。あなたの脳ががんばって考えようと取り組んでいることは何なのでしょう？」と言える）。

練習課題をふり返る

練習課題をやってこなかった場合への対応

　今回もクライエントが出来事の意味筆記とABC用紙を持ってこなかった場合、治療者とクライエントは、この段階で治療を続ける動機づけについてしっかりと話し合う。この章ですでに論じたように、クライエントが課題をほとんど、あるいは全くやってこない場合は、エビデンスに基づく治療を先に進めないよう注意する。治療抵抗性を強める可能性があるためである。練習課

題を決められたとおりにする大切さの理解を促すたとえ話として、抗生物質による治療の話をする。抗生物質は、処方どおりに服用すれば多くの細菌感染症に効果的である。しかし、服用期間中に指示された用量を守らないと、細菌が薬への耐性を獲得してしまう。具体的に課題をするための計画を立てて CPT に対して明確に前向きな姿勢を持てないようなら、完全に前向きになるまで中止するほうがよい。動機づけの欠如を考慮し、現時点で治療をする意味があるかどうか、あるいは、トラウマに焦点を当てた PTSD 治療が実施できるようになる前に、他の治療（たとえば、弁証法的行動療法〈DBT〉、怒りのマネジメント、物質使用障害治療、パニック障害治療など）を勧めることを検討してもよい。他の治療に切り替えることがすなわち回避を強化してしまう場合は、CPT 以外の治療者を紹介するほうがよい。

出来事の意味筆記をふり返り、ABC 用紙の課題をやってこなかったことに対応する

　セッション3で初めて出来事の意味筆記を持ってきたクライエントには、まず改善した取り組みをしっかりと強化し、そのうえで意味筆記を読み上げてもらう。具体的なスタックポイントに注意を向け、ログに追加する。この場合、通常の介入に加えて出来事の意味筆記の読み上げと話し合いを行うため、いつも以上に時間配分に気をつかう。セッション2で出来事の意味筆記について十分に話し合っている場合は、読み上げをせずに、見えてきたスタックポイントについて話し合い、それをログに書いてもらうだけでもいいかもしれない。その出来事の意味筆記は、最後のセッションのために治療者が保管しておく。

　セッション2で出来事の意味筆記に取り組んできたクライエントが、このセッションでは ABC 用紙をやってこなかった場合は、すでに述べたとおり、課題をやってこない場合の手順で対応する。練習課題をすることや、よくなることに関連するスタックポイントを探し、それについて ABC 用紙に書くようにすると役立つ。私たちの経験からすると、一般に、最初の出来事の意味筆記をやってきたクライエントは、その後の練習課題もやり続ける。しかし、治療の途中で、知識不足や、動機づけの低下への対処が必要になることもある。「努力した分だけ報われる」という格言は、CPT の練習課題においては正しいことをクライエントにつねに覚えてもらうようにする。また、新たな課題を出す際には、理解できるよう説明する必要がある。

　ここで、練習課題を「どれだけやってくれば十分か？」という重要な問題が生じる。クライエントが最低限の練習しかしてこないまま CPT 治療を進めることにはリスクが伴う。この場合、つねに練習量を増やすよう言い続け、援助する。しかし、最も重要な指標は PTSD と併存症の状態であり、継続した評価を参考にして各クライエントにとっての練習量を判断する。具体的には、得点が改善しないか、わずかな場合には、推奨された量の練習をしていないと捉える。この場合、最終的な治療効果を得るために、練習課題に向ける努力についてクライエントと直接的に話し合う必要がある。

ABC 用紙を使って、出来事・思考・感情のつながりを確認する

　セッション2で出来事の意味筆記を書いてきて、このセッションでも記入した ABC 用紙を持参した（つまり、すべての練習課題を予定どおりにこなした）クライエントについては、ABC 用紙のふり返りからこのセッションを開始する。やってきた練習課題を全体的に見渡し、以下のいくつかの点を考える。第1に、クライエントが思考と感情を混同することはよくある。たとえば、

あるクライエントが持ってきたABC用紙には、出来事の欄（A）に「出社するなりどなられた」と、考えの欄（B）には「一生懸命やっても、褒められることは一度もない」と、結果の欄（C）には「最初から負け戦をしている感じがする」と記入されていた。治療者は、資料「感情を見つける」（配付資料6-2）を見直してもらい、ABC用紙のCの欄に入る感情はどれかを尋ねた。クライエントは「悲しみと怒り」と答えた。Cに記入したのはBに記入する別の思考であると指摘し、CからBに向けて矢印を書き込んだ。この指摘で、クライエントは思考と感情の違いを理解するようになった。治療者はまた、思考を表現するときに「～と感じる」と書いたとしても、それだけで思考が感情になるわけではないことも指摘した。思考には「～と考える」を使い、感情には「～と感じる」を使うよう伝える。この点は治療者にとっても大切である。「～と感じる」の誤用はよくあり、治療者もよく間違う。セッション中に治療者が間違ったり、正しく言い直すことは全く問題がないし、実際、それが治療的でもある。そうすることで、誰でも間違って言葉を使いやすいことをクライエントに見てもらえる。

　ABC用紙の記入でよく問題になるのは、思考と感情とが対応していない場合である。この場合、認識されていないか、記録されていない別の思考があると推測できる。たとえば、思考が「私は何もまともにできない」で、感情が罪悪感だったとする。この場合、たとえば「自分が守れなかったから、チームが崩壊した」という思考が隠れているかもしれない。思考と感情の強さとの対応（出来事は小さいのに、感情が不つりあいに大きい）も考慮する。このような場合、クライエントは感情に対応した実際の思考を書いていない可能性がある。つまり、書かれた思考ではなく、その場面で実際に抱かれた思考のほうがずっと感情をかき立てるようなものだったかもしれない。あるいは、いくつもの思考が重なって強い感情をもたらしたのかもしれない。クライエントには、考えたことをそのまま正確に記録するよう促す。治療者に見せるのを気にするあまりに社会的に望ましいような書き方をしないように伝える。治療者はまた、特定の主要な感情（自分への怒り、罪悪感など）が繰り返し生じていないか注意する。感情が繰り返し生じるパターンの他にも、いろいろな状況にまたがって現れる特定のテーマの思考がある。これは、スキーマ／中核信念の影響がより大きいことを示すかもしれない（たとえば「私は何もまともにできない」——自己価値感の低さ）。

　ABC用紙を上手に使ってもらうようになるためには、努力をたたえること、そして、間違いを直すときには控えめに、さりげなくすることが重要である。クライエントがネガティブな自己評価に関する問題を持っている場合には、これは特に重要である（たとえば、「わかりました。では、この思考をB欄に移しましょうか。そうすると、この思考に伴うのは、ひと言で言うと、どんな感情ですか？」）。また、すべてのスタックポイントを忘れずにログに記録する。愚かで無能な根拠として、クライエントは自分が書いた練習用紙を持ち出すことがある。そのときは、感情と思考について学校で教わりましたかと問い返す。教わっていないと答えたら、教えられたこともないのにどうしてわかるのでしょうと指摘できる。

トラウマに関連したABC用紙を使って、同化の考え直しを始める

　インデックスイベントについてのABC用紙をふり返り、ソクラテス式問答を用いて同化の考え直しを始める。同化の思考を記入していないときには、過剰調節が同化に由来していることが多いのを思い出す。たとえば、「駐車場は危険だ」という過剰調節が書かれていたら、そこから「あ

の日、駐車場を避けていたら襲われずにすんだ」という同化の思考がある可能性を考慮する。このような同化の思考は、単純に「どうして駐車場が危険だという結論に達したのですか？」と尋ねることで得られる。すでに指摘したように、治療のこの段階では、同化に焦点化することが大切である。

以下は、トラウマティックな死別に関係するABC用紙をふり返った後のソクラテス式問答の例である。

> C：A欄には「奇襲のために待ち伏せされているところに私が兵士を送り込んで、半数が殺された」と書きました。考えは「私のせいだ」「私は役立たずだ」です。C欄には「恥、怒り、その晩の予定をやめにした」と書きました。
> T：では、手始めに感情についてですが、誰に対して怒ったのですか？
> C：自分自身に対してです。
> T：わかりました。では教えていただきたいのですが、待ち伏せされていたことが、どうしてあなたのせいなのですか？
> C：わかりません。ともかく、私のせいなんです。
> T：（黙って待つ）
> C：えーと、私は部下に対して責任があって、殺された者がいたのですから、私のせいです。
> T：戦闘地帯ですべてをコントロールできるのですか？
> C：いいえ。それでも私が移動中の攻撃を予測すべきだったのです。
> T：（間を置く）教えていただきたいのですが、奇襲とは何ですか？
> C：突然の攻撃です。
> T：突然だとすると、どうして予測できるんです？　相手が待ち構えているという情報があったのですか？
> C：えー、いえ。でもそれは、情報収集がうまくいっていなかったということです。誰かの責任でなければなりません。
> T：攻撃をしかけた人たちはどうなんですか？　その人たちにはどのくらい責任があるのでしょう？
> C：彼らはおおいに非難されるべきです。彼らが攻撃したのですから。
> T：非難とは、責任や意図が伴う行為にされるものです。あなたの部下を殺す意図を持っていたのは誰ですか？
> C：彼らですね。
> T：では、もし情報がなく、こんなことが起こると知りようがなかったとしたら、あなたやあなたの上官はどのくらい責任を負うのでしょう？　上官たちはこの結果を意図していたのですか？
> C：もちろんそんなことはありません。もし知っていたら、上官が私たちをあんな少人数で送り出したはずがありません。私も、部下を絶対に送っていませんよ。
> T：あなたは先ほど、敵はおおいに非難されるべきだとおっしゃいましたね。他に非難されるべき人はいますか？　意図をもってあなたの部下を待ち伏せしたのは誰ですか？
> C：彼らです。彼らにすべての責任があると思います。私はただ、私が知っていれば、と思うのです。

T：そうですね。私も、もしもあなたが知っていたら、どんなによかったかと思います。そうすれば彼らは死なずにすんだかもしれない。状況を予測できなかったこと、そして、部下が死んだことを受け入れるのは難しいことです。それは、これまで自分に負わせてきた非難とは違うと感じますか？

C：はい。これまでは自分をさんざん痛めつけてきましたが、こうしてふり返ると、あれは奇襲だったわけですから、あの日にあれほどの敵に遭遇するかは知りようがなかったわけですよね。

T：では、こうして別の見方でふり返ってみて、どんな感じですか？

C：やはり悲しいです。とても。

T：当然ですよね。仲間を失ったことを嘆き悲しむ。それを自分自身に許してあげることが必要です。あらかじめ知りようがなかった。それを考慮できなかったために、罪悪感や自分への怒りばかりが感じられていたのかもしれません。悲しみは自然な感情です。回復するには、悲しむことが大切です。

練習課題を決める

練習課題（**配付資料6-6参照**）として、毎日ABC用紙を通してセルフモニタリングを続ける。今回は毎日必ず1枚、インデックスイベントなどのトラウマについて取り組む。トラウマ関連のABC用紙以外に、日々の出来事についてのABC用紙も書くようにする。

感想を確認する

最後にセッションについて感想を聞き、セッション内容や練習課題について質問がないか尋ねる。セッションで話された大切な考えや発見を強化する。また、クライエントが話した重要なメッセージを持ち帰れるよう、言及する。

> **配付資料6-1　スタックポイント・ログ**　　　日　付：＿＿＿＿＿＿＿＿

このスタックポイント・ログは治療中ずっと使いますので、常にワークブックの前のほうに入れておいてください。出来事の意味筆記を書き終えた後、スタックポイントを見つけたらこのログに加えてください。治療期間全体を通じて、このログに書き足したり、もはや信じていない考えを消していきます。

配付資料6-2　感情を見つける

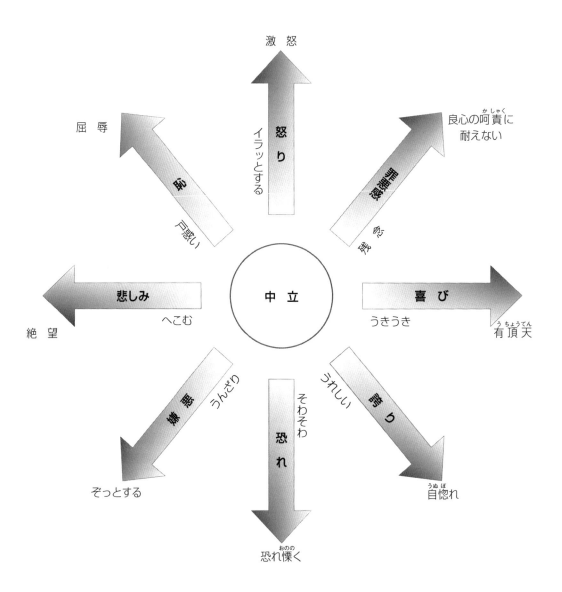

配付資料6-3　ＡＢＣ用紙

日付：＿＿＿＿＿＿

A：出来事 (Activating Event)　⇒　B：考え (Belief/Stuck Point)　⇒　C：結果 (Consequence)

[何が起こったか]　　　　　　　　　　[自分に何と言ったか]　　　　　　　　　　[何を感じたか]

[B] の考えは現実的なものですか？　あるいは役に立つものですか？ ....

今後同じようなことがあったら、自分にどんな言葉をかけますか？ ....

From *Cognitive Processing Therapy for PTSD: A Comprehensive Manual* by Patricia A. Resick, Candice M. Monson, and Kathleen M. Chard. Copyright © 2017 The Guilford Press. 本書の購入者は、個人利用、個人利用のクライエント向けの利用にかぎり、資料をコピーできます（詳細は著作権表示ページ参照）。

第6章　スタックポイントを見つける：セッション2・3　107

配付資料6-3A　ABC用紙（記入例）

日付：_____

A：出来事 (Activating Event)　⇒　B：考え (Belief/Stuck Point)　⇒　C：結果 (Consequence)
[何が起こったか]　　　　　　　　　[自分に何と言ったか]　　　　　　　[何を感じたか]

| 戦闘中にベトナム人女性を撃った。 | 「無力な市民を殺したのだから、私は悪い人間だ」 | 罪悪感と自分への怒り |

「B」の考えは現実的なものですか？　あるいは役に立つものですか？　……いいえ。1つの過ちを犯したからといって、悪い人間ということにはならない。戦闘地域のような大きなストレスがかかる状況では、このような過ちを犯す可能性は高まる。

今後同じようなことがあったら、自分にどんな言葉をかけますか？　……「私は人生のなかで過ちを犯したかもしれない。だからといって、悪い人間ということにはならない。これまで後悔するようなことをしたことがあるが、よいこともしてきた」

From *Cognitive Processing Therapy for PTSD: A Comprehensive Manual* by Patricia A. Resick, Candice M. Monson, and Kathleen M. Chard. Copyright © 2017 The Guilford Press. 本書の購入者は、個人利用・クライエント向けの利用にかぎり、資料をコピーできます（詳細は著作権表示ページ参照）。

配付資料6-3B　ＡＢＣ用紙（記入例）　　　　　　　　　　　　　　　　　日付：＿＿＿＿＿

A：出来事（Activating Event）　⇒　B：考え（Belief/Stuck Point）　⇒　C：結果（Consequence）

[何が起こったか]　　　　　　　　　　[自分に何と言ったか]　　　　　　　　　[何を感じたか]

| おじにレイプされた | 「されるがままにして、誰にも言わなかった」 | 罪悪感と恥 |

「B」の考えは現実的なものですか？ あるいは役に立つものですか？
＿＿＿＿＿＿＿＿＿＿＿＿＿＿＿＿＿＿＿＿＿＿＿＿＿＿＿＿＿＿＿＿＿＿＿＿＿＿＿

今後同じようなことがあったら、自分にどんな言葉をかけますか？
＿＿＿＿＿＿＿＿＿＿＿＿＿＿＿＿＿＿＿＿＿＿＿＿＿＿＿＿＿＿＿＿＿＿＿＿＿＿＿

From *Cognitive Processing Therapy for PTSD: A Comprehensive Manual* by Patricia A. Resick, Candice M. Monson, and Kathleen M. Chard. Copyright © 2017 The Guilford Press. 本書の購入者は、個人利用・クライエント向けの利用にかぎり、資料をコピーできます（詳細は著作権表示ページ参照）。

第6章　スタックポイントを見つける：セッション2・3

配付資料6-3c　ABC用紙（記入例）

日付：＿＿＿＿＿

A：出来事 (Activating Event)　⇒　B：考え (Belief/Stuck Point)　⇒　C：結果 (Consequence)
[何が起こったか]　　　　　　　　　[自分に何と言ったか]　　　　　　　　[何を感じたか]

| 手作りのバッグを作ったが、持ち手がたつく | 「私は何もまともにできない」 | 自分への怒りと悲しみ |

「B」の考えは現実的なものですか？　あるいは役に立つものですか？

いいえ。きちんとやれていることもあるのだから、法廷で無能だと認定されるようなものではない。

今後同じようなことがあったら、自分にどんな言葉をかけますか？

「私がきちんと成し遂げたこともある。『何もまともにできない』というのは真実ではない」。

From *Cognitive Processing Therapy for PTSD: A Comprehensive Manual* by Patricia A. Resick, Candice M. Monson, and Kathleen M. Chard. Copyright © 2017 The Guilford Press. 本書の購入者は、個人利用・クライエント向けの利用にかぎり、資料をコピーできます（詳細は著作権表示ページ参照）。

配付資料6-4　スタックポイントの説明

スタックポイントとは？

スタックポイントとは、あなたを行き詰まらせて（スタックさせて）回復を妨げる考えです。

- この考えは、100％正確なものではありません。
- スタックポイントは：
  - トラウマが起きた理由についてのあなたの考えです。
  - トラウマの結果として劇的に変わった、自分・他者・世界についての考えです。
- スタックポイントは短い文章です（しかし、ひとつの単語よりは長いものです。たとえば「信頼」はスタックポイントではありません）。
- スタックポイントはよく「もし～ならば…」のかたちをとります。たとえば、「もし他人を近づけたら、傷つけられるだろう」などです。
- スタックポイントにはよく極端な言葉が使われます（例：「決して…でない」「つねに」「皆」）。

スタックポイントではないものは？

- **行動**：「私はいつも娘とケンカする」という文は、行動を描写したものであり、スタックポイントではありません。代わりに、娘さんとケンカしているときに、どんな考えが浮かんでいるかをふり返ってみてください。
- **感情**：「私は、デートをするときにいつも神経質になる」という文は、感情を記述しており、スタックポイントではありません。代わりに、自分が神経質であると感じるときに、自分自身に何と言っているかを考えてください。
- **事実**：「人が死ぬのを目撃した」という文は、実際に起きたことであり、スタックポイントではありません。代わりに、その出来事が起きたときに考えていたことは何か、そのことについて現在どのように考えているかをふり返ってください。
- **疑問**：「これから何が起こるのだろう？」という文は、疑問であり、スタックポイントではありません。代わりに、たとえば「お先真っ暗だ」のように、自分自身への問いかけや疑問に対して、自分がどういう答えを出しているかを考えてください。
- **モラル・道徳**：「軍は兵士の面倒をみるべきだ」という文は、理想的な行動の基準を表したものであり、スタックポイントではありません。代わりに、「軍に裏切られた」「政府を信じられない」などのように、その文があなたにとって何を意味するのかを考えてください。

From *Cognitive Processing Therapy for PTSD: A Comprehensive Manual* by Patricia A. Resick, Candice M. Monson, and Kathleen M. Chard. Copyright © 2017 The Guilford Press. 本書の購入者は、個人利用・クライエント向けの利用にかぎり、資料をコピーできます（詳細は著作権表示ページ参照）。

スタックポイントの例

1. もしもっとしっかり職務を遂行していれば、他の人たちは生き延びていた。
2. 自分が誰にも言わなかったのだから、虐待された責任は自分にある。
3. 襲われたときに戦わなかったので、乱暴されたのは自分のせいだ。
4. 彼が私を傷つけるかもしれないと、知っているべきだった。
5. 事故が起きたのは自分のせいだ。
6. 自分が注意していたら、誰も死ななかった。
7. お酒を飲んでいなかったなら、あんなことは起きなかったはずだ。
8. 他の人が命を落としてしまったからには、自分には生きている価値がない。
9. 他の人と親しくなると、また傷つけられる。
10. 感情をあらわにすると、自分をコントロールできなくなってしまう。
11. いつでも用心していなければならない。
12. 自分はいつも他の人を守れていなければならない。
13. 自分に起きるすべてのことをコントロールしなければならない。
14. 過ちはあってはならないことであり、深刻な損害や死をもたらすものだ。
15. 誰も私のことをわかりっこない。
16. 自分に起きたことを考えてしまうと、二度と頭から離れなくなってしまう。
17. すべての脅しには、力で対抗しなければならない。
18. あんなことをしてしまったのだから、私は決して本当に善良で道徳的な人物にはなれない。
19. 他人を信頼してはならない。
20. 他人は私を信頼しないはずだ。
21. もし自分が幸せな生活を送ったら、友人を裏切ることになる。
22. 何をしたって将来のことは何も変えられない。
23. 政府は信用できない。
24. 権力者は常に権力を乱用する。
25. レイプされたせいで、私は一生傷物(きずもの)だ。
26. （トラウマのせいで）私は愛される価値がない。
27. 起きたことをコントロールできなかったのだから、私は価値のない人間だ。
28. 私は自分にふりかかった忌まわしい出来事にふさわしい人間だ。
29. 私は汚い。
30. 私は虐待されるにふさわしい人間だ。
31. その場にいた人にしかわからない。

> 配付資料6-5　　練習課題2

出来事、思考、感情のつながりに気づけるようになるために、ABC用紙（配付資料6-3）を完成させてきてください。少なくとも1日1枚、用紙に取り組んでください。何か起こったらできるだけすぐに記入し、新しいスタックポイントが出てきたら、スタックポイント・ログ（配付資料6-1）に追加してください。少なくとも1枚は、最も多くのPTSD症状を引き起こしているトラウマティックな出来事についてふり返り、ABC用紙に取り組んできてください。

自分が感じている感情が何かを判断するために、資料「感情を見つける」（配付資料6-2）を参考にしてください。

配付資料6-6　練習課題3

引き続き、出来事、思考、感情のつながりに気づけるようになるために、ABC用紙（配付資料6-3）を完成させてきてください。少なくとも1日1枚、最もトラウマティックだった出来事か他のトラウマを取り上げて、ABC用紙に取り組んでください。日常的な出来事についても、追加的に取り組んでみてもかまいません。ABC用紙を使っていて、新たに気づいたスタックポイントがあれば、スタックポイント・ログ（配付資料6-1）に追加してください。

第 7 章

インデックスイベントの処理
〜セッション4・5〜

セッション4と5の目標

　セッション4と5の目標は、出来事・思考・感情にラベルづけをして、それらの関係を理解できるようになることである。また、新たに2つの練習用紙（考え直し用紙、問題ある思考パターン用紙）を紹介する。これらの用紙は、自分の考えの正確さを問い直し、自分の考え方の特徴を見直すことを通じて、クライエントが自分自身の治療者になれるよう作られている。ソクラテス式問答を通して、スタックポイントの考え直しを支える。これらのセッションでは、インデックストラウマについての同化のスタックポイントを優先的に扱う（このスタックポイントは他のトラウマとも関係していることもある）。セッション4ではおそらく全セッション中で最も多くソクラテス式問答——特に明確化の質問——をすることになる。

セッション4：インデックスイベントに取り組む

セッション4の手順

1. 自記式尺度を確認する（確認のしかたは第6章を参照）
2. ABC用紙をふり返る
3. 同化のスタックポイントに取り組む。ソクラテス式問答を使って同化のスタックポイントを明確化し、考え直し始める。インデックストラウマが生じた文脈を把握する。クライエントが非難と意図、責任、予知不可能性を区別できるように手助けする
4. 考え直し用紙を紹介する
5. 新しい練習課題を決める
6. セッションと練習課題に対する感想を確認する

ABC 用紙をふり返る

　セッション3の最後には、毎日1枚、インデックストラウマについてABC用紙に取り組む課題を出した。その他のトラウマや、日常生活での出来事については、必要に応じてABC用紙に書くよう指示した。前回のセッションや、練習課題のなかで新たに見つかったスタックポイントを適切なかたちに整え、ログに加えられているか確認する。B欄に、「出来事が自分のせいである」「自分は何か他のことをするべきだった」と書かれていることが多い。ときには、自分を非難してはいない（「私はまだ子どもだった」など）というクライエントもいる。この場合でも、他の人（両親など）が出来事を否認しているために、本当にその出来事があったかわからなくなっていることもある。これもまた同化であり（「出来事はなかった」）、そこにはトラウマについての不公平感（公正世界の考え方）が隠れている可能性がある。これまでの章で指摘したように、クライエントは他者を誤って非難していることがある。他害や出来事を意図していた犯人ではなく、そのような意図のなかった身近な人を非難する場合である。

　ソクラテス式問答のなかで、同化の思考を明らかにしていく。内面に注意を向けやすいクライエントは、トラウマにおける自分の役割に注意を向け、自分を非難し、おそらくはうつを併発する可能性が高い。怒りを呈するクライエントの場合には、外側に向けた思考を抱いていることが多い。出来事の体験時やその前後で非難しやすい相手（加害者ではない）がいた場合や、自分が何か間違いを犯したと考えない場合には、特に怒りが示されやすい。また、他者への誤った非難は公正世界の思考のかたちをとり、出来事が誰か他の人により避けることができたという考えに向かう。例としては、軍の兵士が司令官や部隊の指揮官を非難して、奇襲をかけた相手や地雷をしかけた者のことを考えない場合がある。虐待されている事実を知らなかったもう片方の親を非難したり、加害者よりも傍観者を非難するのも同じである。感情にラベルづけをしたら、トラウマについての歪んだ（すなわち同化された）思考に焦点化した質問をする。

認知処理：同化のスタックポイントに取り組む

　セッション4の大半を、トラウマそのものに焦点を当てたソクラテス式問答に費やす。まず、事実はどうであったかを理解するための明確化の質問から始める。そして、クライエントが言っていることが事実に即しているか、スタックポイントかを判断する。私たちの経験上、明確化の質問と、実際の根拠や別の思考を検討する質問の比率は8対2が望ましい。一例として、レイプ被害者で、レイプされたのは自分のせいだと信じているクライエントとの会話を示す。治療者は、まず明確化の質問をして、話の内容をまとめている。

　　T：レイプされたとき、他にどんなことができたか教えてもらえますか？
　　C：もっと何度も「いやだ」と言うべきでした。相手は聞いていなかったか、誤解したのかもしれません。
　　T：「いやだ」と何回言ったのですか？
　　C：4、5回です。それで、向こうは「黙れ」と言いました。
　　T：黙れと言ったということは、聞こえていたということではありませんか？

C：そうかもしれませんが、私の言うことを信じなかったのかもしれません。あの人は「わかっているだろう。おまえは自分が望んでいるんだ」と言いました。
T：あなたは望んでいたんですか？
C：いいえ。
T：相手にそう言いましたか？
C：言いました。それで押しのけようとしたんです。でも相手が大きすぎて。
T：その状況から考えて、どの段階からあなたのせいではなく、相手のせいになったと思いますか？ 法律には、それが犯罪になるためには何回「いやだ」と言わなければいけないという決まりがあるのでしょうか？
C：1回言えばいいと思います。
T：もう1度、正しく理解できているか確認させてください。あなたはその人とセックスをしたくないと言った。何度も「いやだ」と言い、相手を押しのけようとしたけれどもできなかった。そういうことですね？
C：はい。
T：こうして考えてみて、そのときあなたに他に何ができたと思いますか？
C：もっと強く戦うべきでした。
T：(不思議そうに) どうすればもっと強く戦えたか、説明してもらえますか？ 相手を押しのけられなかったとおっしゃいましたよね。押さえつけられていたのでは？
C：ええ。両脚が動かせなかったので、蹴ることはできませんでした。片手は背中の下で動けなくされていましたし。黙れと言われて、顔を殴られました。
T：それは初めて聞きました。重要なことです。繰り返し「いやだ」と言って、片手と両脚が動かせなかったけれども、もう片方の手で押し退けようとしたのですね。そして殴られた。おっしゃったことはこういうことだと思いますが、何か誤解しているところはありますか？
C：(静かに涙を流しながら) いいえ。あの人は私をレイプしたんです。

このような事例では、合意のうえでセックスをするときや、「普通の日」であれば通常どんなことが起こるのかを考えてもらい、自分はレイプを望まず、その被害が自分のせいではないことにさらにはっきりと気づけるようにする。危険な状況であるときの典型的な「手順」はどんなものか尋ねるのもいいだろう。以下は、戦闘に関連するスタックポイントをめぐる治療者とクライエントの会話である。

T：一番強いスタックポイントは、「自分が相棒を援護できていたら彼は殺されずにすんだ」のようですね。
C：そのとおりです。私がそこにいて援護していたら、彼は今も生きていたでしょう。
T：そう言うとき、どんな気持ちですか？
C：怒りを感じます。
T：誰に対する怒りですか？
C：部隊の司令官に対してです。彼のせいです。でも、友人と一緒にいなかった自分にも怒っています。

T：あなた自身についていえば、一緒にいるべきだったというその考えについては、何か他の感情を覚えますか？

C：罪悪感もあります。

T：引っかかっているスタックポイントは2つあるようですね。1つは相棒の援護ができたはずだということ。もう1つは、そうしていたら彼は殺されなかったということ。1つずつ考えましょう。援護射撃ができなかった理由は何でしょう？

C：司令官が私を別の場所に配置したからです。ある家に反政府活動家が1人いるから、その男を確保するようにと言われました。相棒は正面玄関に向かうチームにいました。私は他の2人と一緒に裏口と窓に回されたんです。

T：そういう状況で家に侵入する場合、それは通常とられる作戦ですか？

C：正面玄関と裏口をカバーするということですか？　はい。向かったのはいつもの配置です。でも、あの晩は何か変な感じがしたんです。

T：どんな感じです？

C：通りにいる人がいつもより少なかったんです。とても静かでした。何が起きるかわかるべきだったんです。

T：それは別のスタックポイントだと思います。スタックポイント・ログに書きましょう。それは、未来を予測する能力を持っているべきだったとおっしゃっているように聞こえます。罪悪感のもとになっているようにも思われます。それはともかくとして、最初のスタックポイントに戻りましょう。いつもよりも静かだった。それは、通常の作戦でいえば、位置を変えて家の正面に向かうべきだったということでしょうか。

C：いいえ。神経質になり始めたのは、単純な身柄確保作戦だったはずなのに、そう感じられなかったからです。けれども、正面に配置されたわけではなかったので、自分の位置につきました。活動家たちが裏口や窓から逃げようとする可能性がありましたから。

T：それで、何があったんですか？

C：大混乱です。相手は待ち構えていたんです。活動家たちが何人も正面玄関から飛び出してきて、こちらの部隊3人が殺されました。負傷者も2人出ました。私たちは裏から正面に回って、私が1人撃ちました。他に撃たれた相手が2人いて、逃げたのも2人いました。衛生兵はいませんでしたから、仲間にはできるだけの手当をして援助を待ちました。

T：最初に「相棒を援護できていたら彼は殺されずにすんだ」とお考えでした。あなたが誰かの代わりに正面側にいたら、彼を守れたという証拠はありますか？　正面側にいた人たちがみんな撃たれたわけですが、あなただったら撃たれなかったと考える理由は何でしょう？

C：わかりません。ただ、私がそちらにいたら、マークを殺したやつを先に撃てただろうと想像するのです。自分がやつを撃ったのが遅すぎた。

T：（しばらく黙る）1つ聞いてもいいですか？

C：はい。

T：マークを撃った男を見たのですか？　つまり、銃声を聞いてから家の前に回ってきたと思っていたものですから、お尋ねするのですが。

C：ああ。ちょっと考えさせてください。そうですね。あれがマークを撃ったやつかどうか

はわかりません。家の前に回って撃ち始めたときには、仲間はもう倒れていました。私が撃ったのはマークの一番近くにいたやつです。だからあいつだと思ったのです。
T：けれどもあなたは「遅すぎた」とおっしゃった。銃声を聞く前に持ち場を離れる理由はありましたか？
C：いえ、実際にはありません。ただ、マークを救えたなら、と思っているだけです。
T：私も、マークが殺されなかったらどんなによかったかと思います。（少し間をおく）けれど、いまあなたがおっしゃっていることは、最初と少し違いますよね。「マークを救えたなら」と口にするとき、どんな気持ちですか？
C：悲しいです。「全部やり直す」ことができて、違う結果を導けたらと思います。
T：人はみな、そう思うものです。気にかけている相手を失うと悲しいですし、どれほどその結果を変えたいと望んでも変えられないという現実を受け入れることは、難しいです。悲しみは自然な感情で、私たちはそれを感じる必要があります。（少し間をおく）今ここにある悲しみは、司令官のせいだと言ったり、自分に怒りを向けたりしたときの感情とは違うのではないでしょうか。
C：ええ。待ち伏せされていると知っておくべきだったと考えるのは、ただ気持ちをまぎらわすだけです。待ち伏せがあると司令官が知っていたら、通常の配置にはつかせなかっただろうということはわかっています。私は誰かを責めたいだけなんです。
T：それについても、やはり、人はそう思うものです。攻撃を意図して奇襲を計画した活動家を責めることもありうるでしょうか？
C：ええ。それでも、自分たちに何かできたのではないかという考えを捨てるのは難しいです。
T：その点についてはこれからも取り組んでいきましょう。その取り組みのあいだにも、あなたにはご友人を失った悲しみを感じていていただきたいと思っています。大切な人を失ったときには、それはとても自然な感情です。自分や命令に怒りを抱くのは、それよりもっとつらい悲しみの感情を感じたくないからだという可能性はあるでしょうか。
　　友人の死とは何の関係もない妻や子どもたちにやつあたりをすることがあるとおっしゃっていましたね。
C：ええ、そうです。ただそのままに悲しむというのは、難しいです。

　この例では、同化やそれに伴う感情のもととなるトラウマの出来事について、質問をしながら情報を得ていくようすが示されている。これらの質問は治療者とクライエントの双方の助けとなり、クライエントが状況の文脈や前後関係を理解するようできている。すなわち、別の行動は実際に可能だったのか、別の行動をとった場合に結果がさらに悪くなっていた可能性がないかを考えられるよう組み立てられている。トラウマティックな出来事を適切な文脈の中に位置づけることは、CPTにおいて不可欠である。この場合、危険が迫っているという事前の警告がほとんどなかったことと、判断や行動の時間がなかったことに気がつく手助けとなっている。実際、この出来事は予測不能で防げないものだっただろう。
　上の２つの例で、レイプのようすや、この兵士が関わった奇襲について具体的な細部を尋ねていない点に注意してほしい。クライエントは、これらの出来事のフラッシュバックや悪夢を経験しているかもしれないが、そのような反応は認知的介入とともに減少していくものであり、出来

事の詳細を繰り返し話したり、激しい感情を引き起こしたりする必要はないことがわかっている。どんなトラウマ（児童虐待、自動車事故、火事など）でも、この原則は当てはまる。むごたらしいイメージや苦痛を伴うイメージは、PTSDの原因ではないようであり、研究ではこうしたイメージの細部を話す必要がないことが明らかになっている。また、兵士が2つめのスタックポイントを話したとき、治療者がその点を深追いせず、最初のスタックポイントに戻った点にも注意してほしい。中途半端にして別のスタックポイントに移る前に、まず取り組んでいるスタックポイントが解決されるのを優先している。

　時間があれば別のスタックポイントを取り上げてもよいが、その際にはやはりトラウマの原因に焦点を維持する。戦闘の事例では、2つめのスタックポイントに次の焦点を当ててもよいだろう。その場合、クライエントが家の正面側にいたら結果は違っていたか？　もっと悪い結果になった可能性はないか？　と問う。あるいは、司令官への怒りに焦点を当ててもよいだろうが、このクライエントは司令官への非難についてはすでにある程度、認知的な柔軟性を示しつつある。最初の例でも、このレイプ被害にあった女性はある程度の認知の柔軟性を示していた。そのため、治療者は「この出来事を『レイプ』と呼ぶ場合と、『誤解』と呼ぶ場合とで、どんな気持ちになりますか？」と問うこともできるだろう。

　典型的な同化のスタックポイントは、(1) 後知恵バイアス、(2) 結果に基づく推論、(3) 行為への意図、責任（役割を果たしているか）、予測不可能性の混同などがある。「後知恵バイアス」とは、トラウマの後に、その出来事を防いだり止めたりするために自分ができたことやするべきだったさまざまを考えることである。出来事が起こった時点で自分はそうした（後知恵の）知識を知っていて、その予知された知識に基づいて行動できなかったとか、ミスを犯したのだと信じている場合さえある。この推論は正確ではない。当時知りえた情報や、取りえた行動について、実際、クライエントは非常にゆがんだ考え方をしていることがある。自分がすべきだった行動や、その結果についてきわめて非現実的な考えを抱いていることもある（たとえば、5歳の子どもが親の虐待を止める、曲がり角の向こうを見通して酒酔い運転の自動車を避ける、など）。まとめると、後知恵バイアスとは、何らかの方法で出来事が起こるのを阻止するべきだった——何が起こるかをあらかじめ知っていたのに防ぐことができなかった、という仮定（前提）なのである。

　「結果に基づく推論」は、公正世界の神話と、全知全能でありたいという希望に密接に関係する。これは、「出来事の結果が悪いのだから、自分が何か間違ったことを絶対にしたに違いない。自分に非がなければ、もっとましな結果になっていたはずだ」という信念から生じている。クライエントはよく、「起きたことには理由がある」と言う。そう考えて、理由を知ってさえいれば、結果を変えられたし、将来悪いことが起きるのも防げる、と言う。典型的には、「悪い結果になったのですから、悪い判断をしたはずなんです」といった発言がされる。比較的若い人（あるいは幼少期にトラウマを受け、そのトラウマについての考えに向き合う機会がなかった人）は特に、判断には正しいか間違っているかのどちらかしかなく、悪い結果になったなら自分が間違った選択をしたからに違いないと考える人が多い。このように信じているクライエントは、しばしば自分で物事を決めたり選択するのを放棄して、自分のための判断を他人任せにしたり、自分で判断をしなければならない場面で動かなくなってしまう。この場合、実際の現実として「選択をしない」ことは「（選択をしないという）選択をする」ことであるのに本人は気づかないままでいる。

　意図、責任、予知不可能性を区別することはやや複雑な問題であり、以下に論じる。

意図、責任、予知不可能性を区別する

　たいていの社会では、行動する意図、責任、偶発事故・予知不可能性とが区別されている。法律上の解釈を見ると、この概念がわかりやすい。たとえば、住宅街を徐行運転しているときに、路肩に止まった車の陰からボールを追って飛び出してきた子どもをはねてしまった場合は、偶発事故と見なされる。運転者にとってこの出来事は深いトラウマになるかもしれないが、避けられない事故だったと検察が判断すれば、起訴されたり、法的に罰せられたりすることはない。しかし、スピードを出しすぎていたり飲酒運転だったりして、はねた子どもが死んでしまったとしたら、過失運転致死罪、危険運転致死罪、故殺の罪に問われる可能性がある。この場合、運転者に子どもを殺す意図がなかったという事実により、刑罰は多少軽減されるだろう。事故の責任はあるが、殺人の意図はなかったということである。怒りにかられた運転者が道を外れて人をはねたとしたら、第2級殺人罪に問われる。最後に、誰かを待ち構えて計画的にひいたとしたら、第1級殺人となる。最後の2つの例では、激情にかられてか、計画したかの違いはあるが、行動は意図のもとに行われている。これには非難／責任／罪が伴う。たいていの国の刑事裁判制度にはこうした区別があり、それに応じて刑罰の重さが決まっている。犯罪被害者が「犯罪を止められなかったのは私に落ち度がある」と言ったとしても、その「落ち度」という言葉の使い方は適切ではない。被害者はその結果を意図していなかったし、おそらく予見もしていない。これらの概念をクライエントに説明しやすくするため、資料「責任のレベル」（**配付資料7-1**）を利用する。

　まるで自分がした・しなかったことの罰を受けているかのように、クライエントは「私のせいだ」「自分を責める」と言う。治療者は、こういう言葉を使うのをやめて、より適切な言葉を使うよう手助けすることが大切である。たとえば、クライエントが「レイプされたのは私のせいだ。友だちとバーで飲んでいて、短いスカートをはいていたから」と言ったら、不思議そうな顔でこう問いかけるといい。「それは、誰かに襲われるつもりだったということですか？」。そんなことはないとクライエントが答えたら、さらに「その晩はどういうつもりでそこへ行ったんですか？」（おそらく友人と楽しい時間を過ごすため）とか、「バーにいた他の女性たちの服装はどうでしたか？」と重ねて尋ねる。その他にも治療者が問いかけられる質問はたくさんある。「どこのバーでもいいですが、これまでバーにいて、レイプされなかったことはありますか？」「お酒を飲んでいないときに、あるいは、スカートをはいていないときにレイプされたという人の話を聞いたことがありますか？」「レイプの被害にあった人はみな、起こったことを責められるべきでしょうか？」「加害者についてはどうでしょう？　加害者にはどのくらいの意図と責任があるでしょう？」などである。

　最終的には、そのトラウマティックな出来事の機会を作った部分があるかもしれないけれども、決して自分が原因だから出来事が起こったわけではないことを認識する必要がある。言い換えれば、自分はたまたま悪いときに悪い場所にいたのであって、そのことが自分に大きな影響を与えたかもしれないが、その出来事自体は、人間としての自分について何かを意味しているわけではない、ということを理解する必要がある。犯罪被害にあって孤立していた場合には、このことがなかなか理解されにくいことがある。

　事実として、クライエントがいくぶんまずい判断をしてしまっていたり、実際にある程度の責任があったり、いくぶんかの意図を持って行動していたり、できたことをしていない場合もある。

あるいは、出来事の際に、自分のほうが他人に危害を加える意図を持っていた場合でさえ、PTSDになりうる。刑務所には、人生で長年にわたってさまざまな被害にあい続けた後に、犯罪行為に加担したPTSDの人が多くいる。犯罪地域での暗黙のルールは「組織に入って犯罪を起こし、人を殺せ。さもなければ殺される」である。あるいは、軍関係者の場合には、帰国して時間ができたときに自分がした・しなかったことをふり返り、実際に自分がしたこと、あらかじめ防げなかったさまざまなことを後悔することがある。これらのどのクライエントであっても、もし本人に良心がなければ罪悪感も恥も感じることはなく、それゆえトラウマティックな出来事に苦しめられ続けることもないだろうと伝えることが大切である。PTSD治療を求めてやってきたという事実、そして、誰かに対して何かをした（あるいはできるときにしなかった）という事実は、その人が良心を持っている証である。

　トラウマティックな出来事で本当に役割を果たしたり、実際に意図して犯罪を行ったと主張するクライエントがやってきたらどうしたらいいか、という質問をよく受ける。第1に、クライエントによる誤った非難としてのスタックポイント（考え）なのか、正しい信念（事実）なのかをソクラテス式問答を通して判断することが大切である。クライエントが本当に悔いているか、現在も同じような行為に手を染めていないかという点も考慮しなければならない。実際に責任があったり、誰かを傷つける意図があったりした場合は、後悔や罪悪感を抱くのは適切な反応であり、それを取り去ろうとすべきではない。そのクライエントは自分がしたことを受け止め、被害者や社会一般に対して何らかの償いをすることができるかを考えなければならないだろう。ホームレスのシェルターでボランティアとして働くことなどで、地域社会にお返しができないかなどを考えてもいいだろう。

　このようなPTSDの場合、罪悪感や後悔につながる過去の出来事について話をする。するとクライエントは、陪審員以上に自分にきびしい発言をする。その場合、治療者の課題は、スタックポイント（たとえば「私は邪悪な怪物以外の何者でもない」）を「適切な大きさ」にし、出来事をそれが起こった文脈のなかに位置づけるとともに、それをクライエントの人生というより大きな文脈のなかで理解できるよう支える。治療者は、クライエントがその行動をとるに至った文脈をはっきりさせる明確化の質問をする。同様のことを今もしているか、それとも生活をすっかりあらためたかについて質問するのもよい。罪悪感のもととなる犯罪を続けながらPTSD治療を求めてくる、というクライエントにはまだ会ったことがない。典型的なやり方としては、円グラフを描いて「人生のなかで犯罪に手を染めているのはどのくらいの割合で、他の役割を果たしている割合はどのくらいですか？」と尋ねることができる（下の例を参照）。次に、現在のクライエントはどんな人間かを尋ね、「私は邪悪な人間に違いない」の代わりに「よい人間でも一定の状況のもとでは悪いことをすることがある」と言ったときにどう感じるか想像してもらう。治療者はまた、生まれ育ち、物事を学んでいった環境について考えてもらい、その環境を踏まえて自分の行動をどう理解できるか考えるよう援助する。

　一般に、戦争で人を殺した場合、特にその時点での軍の戦いの規則や指令に従っている場合は、それは殺人とは見なされず、起訴されることはない。クライエントが「人は人を殺すべきではない。私は人を殺した。それゆえ私は怪物だ」と言う場合、その思考は出来事を正確に表現してはいない。このような場合、「『私は怪物だ』と言うとき、どんな気持ちですか？」と尋ね、続けて、戦争に行く前に人を殺したことがあるか、戦争の後はどうか、いま、人を殺したいという衝動があるか、といった文脈に関する一連の質問ができる。その答えにより、それがパターン化した行

動なのか、戦争という文脈でのみ起こったことなのかを理解できる。以下は、この問題についてのソクラテス式問答の例である。

T：「怪物」というのはどういう意味ですか？
C：人間ではない、人と一緒にいるには適さないという意味です。
T：あなたが、人づきあいをせずに、ときには家族とさえ話をしないのは、そのためですか？
C：ええ、そうだと思います。こんなに危険な人間とつきあいたいと思う人がいるでしょうか。
T：危険、ですか？　どうして自分が危険だと思われるのですか？
C：人を殺したことがあります。またしないとも限りません。
T：ある特殊な環境で、ほとんどの人が人を殺めるような環境がないでしょうか？　子どもが襲われる状況で母親ではどうでしょう？　子どもを守るために人を殺しうることがあるかもしれません。
C：ええ、たしかに。でもそれとは違います。その母親は、人を救うためにしていますから。
T：あなたが人を殺したときの任務はどういったものでしたか？　そのとき何があったのでしょう？
C：ジャングルをパトロールしていたんです。そのとき私たちの小隊がベトコンに襲われました。
T：そのとき、あなたはただ相手を殺そうとしたんですか？　それとも自分や仲間を救おうとしたのですか？
C：選択肢などありませんでした。
T：そうすると、子どもを守ろうとした母親とどう違うのでしょう？　あなたも母親も怪物ですか？
C：そんなふうに考えたことはありませんでした。いえ、母親は怪物なんかじゃありません。私は自分と仲間を守るために撃ちました。でも、まだ他にあるんです。その男を殺したとき、身体に興奮が走りました。よし！　って思いました。おかしいですよ。
T：命の危険にさらされると、人の身体は、戦うか逃げるかの行動を即座に起こせるように、さまざまな化学反応を起こします。アドレナリンがあふれたとき、おそらく生き延びたことに安堵して、仲間を救えたことに「よし！」と感じたのでしょう。解離を経験することもありますし、痛みを感じなくするエンドルフィンが脳内にあふれて、ランナーズハイのような状態にさえなります。それのどこがおかしいのでしょう？
C：わかりません。でも、そんなふうになった人を見たことがあります。殺すのをやめられなくなる人もいます。目に入る人を片っ端から撃ち続けるんです。
T：危険に直面したときに、脳のいろいろな部位が活動したり、停止したりするとお伝えしたのを覚えていらっしゃいますか？　脳のサバイバルの部分のスイッチが入ったのです。そうすると、闘争ー逃走ー凍結反応も一緒に起こります。そのサバイバルの部分には、怒りや恐怖などの感情も含まれます。同時に、脳の前の方、つまりものを考える部分ですが、こちらのスイッチは切れます。少なくとも一時的に。あなたの場合、危険が去って感情の波が引いた後、前頭葉——脳の考える部分——が復活して、冷静になって

殺し続けなかったわけです。けれども仲間のなかには、あなたほど、冷静にコントロールできる水準になかった人もいたのかもしれません。19歳とか20歳とか、若くて脳が発達しきっていなくて、脳の考える部分がブレーキを踏めずに、感情の部分が戦闘モードのままになってしまったようです。けれども、その人たちもきっと、ずっと殺し続けることはなかったと思います。激しい戦争のなかで自分がしたことをひどく後悔しているんじゃないでしょうか。（少し間をおく）ですが、今は「怪物」という言葉に戻りましょう。言葉には、感情を生み出す強い力があります。「怪物」という言葉は正確でしょうか。

C：いいえ、正確だとは思いません。でも、私は「人殺し」です。

T：確かにあなたは人を殺しました。でもそれは「人殺し」というのとは違うのでは？

C：まあ確かに、「人殺し」というと、「人を殺し続けている人」と聞こえなくはないです。

T：そうすると、あなたは「人殺し」ですか、それとも「人を殺したことのある人」でしょうか。

C：うーん……人を殺したことのある人、ですね。

T：そう言ってみて、どんな感じがしますか？

C：卑劣な感じがやわらぎました。

T：わかりました。では次に行きましょう。もう1つお聞きします。「人を殺したことのある人」という以外に、あなたは何者でしょうか？

C：どういう意味ですか？

T：あなたは誰かの息子ですか？

C：ええ。

T：あなたは息子として、怪物や人殺しですか？

C：(笑いながら) そうですね、子どもの頃はときどき小さな怪物だったかもしれませんね。でも、まあ、今でもよい子どもですし、母親の面倒もみています。

T：あなたは夫や父親ですか？

C：はい。言いたいことはわかりました。私は人殺しであるだけじゃない。

T：そのとおりです。円グラフを描いてみましょう。そこにあなたが何者であるか——息子、父親、おじ、労働者、上司、親の面倒をみる人、庭の手入れをする人、ドアのノブを修理する人、お皿を洗う人、友人、教会の一員——を書き込んでいったら、「人殺し」の部分は現実的に言ってどのくらいになるでしょう。

C：小さい部分ですけど、重要な部分です。

T：確かに、重要な部分ではありますね。でも、あなたを成り立たせている他のすべての部分を無視しないことも大切です。それらも、あなたご自身、そして、あなたの人生全体を作っている一部ではありませんか？

C：ええ。以前に、一部分だけでなく全体を考えることについてお話しされましたよね。そのことを、このスタックポイントのせいで忘れていたようです。

T：「戦争中は自分自身と仲間を守るために人を殺した」と自分で言ってみて、どういう感じがしますか？

C：そうですね。悪くないです。よくなったようです。

T：よくなったというのは、どんな感情ですか？

C：あまり恥ずかしくはなくなりました。今はまだそうは思えませんが、自分が仲間を守ったと思えば、誇りを感じられるかもしれないとは思います。

T：新しい考え方をしたらどう感じるかを想像されているのはいいですね。では、その考えをしっかりと抱くための練習に入ります。次の練習用紙には、この例を使うことにしましょう。

この段階で、考え直し用紙（**配付資料7-2**）の紹介を始める。

考え直し用紙を紹介する

　新しい練習用紙を紹介する際は、セッションの終わりまでにクライエントが練習できるよう、十分に時間をとることが大切である。用紙の難しさにもよるが、最大、セッションの3分の1の時間をかける。新しい練習用紙を紹介するときは、必ず、それを使う理由を説明する。そして、セッション中に話されたスタックポイントか、ログにあるものを使って、一緒に書き込んでいく。考え直し用紙の目的は、一連の質問を通じて、トラウマについての自分の考え、自分・他者・世界についての現在の信念を考え直し始めることにある。

練習課題を決める

　練習課題は、スタックポイント・ログ（**配付資料6-1**）にあるスタックポイントの1つについて毎日1枚、考え直し用紙（**配付資料7-2**）に取り組むことである。白紙の用紙を渡すだけでなく、記入例（**配付資料7-2Aと7-2B**）を使ってスタックポイントをどのように考え直すかを具体的に示す。また、それぞれの質問が何を尋ねているかを詳しく説明するために、考え直し用紙の手引き（**配付資料7-3**）を利用する。この話し合いによって、次回のセッションまで毎日考え直し用紙に書き込む課題に取り組むにあたり、課題をどう進めればよいかをクライエントがはっきりと理解できるようにすることが大切である。考え直し用紙にはさまざまな質問が含まれており、そのため、どのスタックポイントにもすべての質問が使えるわけではないという点も伝えておく。

感想を確認する

　最後に、このセッションについての感想を引き出し、セッションの内容や新しい練習課題について質問がないか尋ねる（**配付資料7-4参照**）。取り組んでもらいたい同化のスタックポイントに印をつけたり、考え直し用紙の最初の欄に書き込んでおいてもよい。セッションで話された大切な考えや発見を強化する。また、クライエントが話した重要なメッセージを持ち帰れるよう、言及する。

セッション5：考え直し用紙を使う

セッション5の手順

1. 自記式尺度を確認する（確認のしかたは第6章を参照）
2. 考え直し用紙をふり返る
3. 問題ある思考パターン用紙を紹介する
4. 練習課題を決める
5. 感想を確認する

考え直し用紙をふり返る

　セッション4の後に、毎日考え直し用紙に取り組むよう求めている。最初に、何枚の用紙に記入したかを確認する。1枚もしていない、または非常に少ないときは、回避の役割について話し合う。あらかじめスタックポイントを書き入れた用紙を渡してあった場合は、どの用紙が記入され、どの用紙が回避されたかを確認する。これは、どのスタックポイントが特に固定化し脅威となっているかを知る手がかりとなる。セッション時間の半分以上は、インデックストラウマに関する同化のスタックポイントに焦点を当てる。ただし、クライエントが何かしらの理解につまずいているときは、ある程度の時間をとって対応する。

　インデックストラウマについての同化のスタックポイントをすべて解決した（あるいは他のトラウマティックな出来事に進んだ）場合でも、その解決をセッションの焦点にする。特定のスタックポイントをもはや信じていないと言ったとしても（「今は自分のせいだとは考えていません」など）、そのスタックポイントについて用紙を通して取り組んでもらい、バインダーやワークブックに入れて参照できるようにし、新しい学習を強化する。考え直し用紙の使い方を学ぶ際には、用紙のすべての質問に答えるよう試みる。また、「はい」や「いいえ」だけでなく、その答えの理由も説明してもらう。

　考え直し用紙でよくある間違いは、取り組んでいるスタックポイントを裏づける根拠として別のスタックポイントを持ち出すことである。たとえば、スタックポイントが「レイプされたのは私のせいだった」であり、その根拠として「私がセックスを望んでいると相手に思わせるようなことを何かしたに違いない」が挙げられたなら、ある程度の時間をとって、思考と事実の違いを説明する必要がある。意見や思考は、スタックポイントを裏づける根拠にはなりえない。根拠にできるのは、法廷で認められるような証拠や一流の新聞に掲載できるような証拠である。この点についての話し合いの例を以下に示す。

> T：前にCPTの「根拠」についてお話ししたとき、根拠にできるのは、法廷で通用するような証拠、一流の新聞やニュースサイトに掲載されるような証拠だとお伝えしました。たとえば、陪審員が「あなたはセックスを望んでいると相手に思わせるようなことを何かしたに違いない」と言うと思いますか？　その晩にあなたが相手に言ったことを、も

う一度話していただけますか？
Ｃ：「いいシャツ着てるね」と言いました。
Ｔ：シャツがいいねと言ったことがどうしてレイプを望んでいるというメッセージを送っているということになるのか、説明できますか？
Ｃ：でも、それって誘っていることになりませんか？
Ｔ：かもしれません。しかし、仮にそのとき誘いの意図があったとしても、それでも襲われたいというメッセージになるでしょうか？
Ｃ：いいえ。
Ｔ：そして仮にあなたがその相手とのセックスを望んでいたとしても、それで相手にレイプする権利を与えたことになるでしょうか？
Ｃ：いいえ。
Ｔ：では、考え直し用紙に戻りましょう。レイプがあなたのせいだったというスタックポイントを裏づける根拠は何でしょう？　レイプされる意図がありましたか？　レイプをする意図を持っていたのは誰でしょう？
Ｃ：彼です。でも、そうすると、レイプが私のせいだったという根拠がなくなってしまいます。
Ｔ：そうですね。では、考え直し用紙にそう書き込みましょう。「レイプが私のせいだという根拠はない」と。あなたのせいだという考えに反する証拠はどうでしょう？
Ｃ：家まで送ると言って、車で町の外に連れて行って私を襲いました。
Ｔ：はい。その男はあなたを町の外に連れ出してレイプした。それで、あなたは「いやだ」と言いましたか？
Ｃ：はい。ありったけの力で抵抗して、逃げようとしましたが、捕まって殴り倒されました。
Ｔ：そうすると、レイプがあなたのせいだという考えに反する証拠はたくさんあるように思えます。スタックポイントの反証の欄に書き込みましょう。

　一部のクライエントは、考え直し用紙の３番めの質問「そのスタックポイントで、考慮されていない情報はありませんか？」でつまずく。この質問の狙いは、状況を文脈のなかに位置づけ、これまでクライエントが無視してきた要素を考えることにある。上の例では、このクライエントは、「いやだ」と言ったこと、抵抗したこと、加害者が被害者の家に送っていくと言いながら町から連れ出したことを、レイプの文脈に含めていなかった。あるいは、兵士が自分や部隊の誰かを非難しているのみで、敵に奇襲を受けた事実を無視している場合もある。奇襲とは定義上、予期できない突然の攻撃であり、これも、トラウマが生じた文脈の一部である。同様に、体重20キロほどの子どもが90キロの大人に抵抗できただろうか？　信頼していた知り合いが突然襲いかかってくると、あらかじめわかっただろうか？　家族なら、燃えさかる家の中に飛び込んで２階から人を救助できるだろうか？　クライエントが「知っているべきだった」「（トラウマティックな出来事を）未然に防ぐべきだった」と言うとき、治療者は、クライエントがどういう人間で、文脈はどういうもので、現実にどんな選択肢があり、そのとき何を知っていて、現実的に何ができたか問いかけることが大切である。

　考え直し用紙の４番と５番の質問は似ているが、質問４はあたかも２つの選択肢しか文脈にない（中間的なさまざまな選択肢がない）かのように、"全か無か"の言葉を使っていないかを問う

ものである。質問5は、極端な表現や大げさな言葉を使っていないかを問うている。「すべき」（「私は狙撃を防ぐべきだった」など）は、極端な言葉ではあるかもしれないが、「立ち位置をずらしていれば、狙撃を防げていた」という絶対的な白黒の表現ではない。両方の質問をすることで、同化に関するさまざまな思考を把握できる。

また、治療者は思考のなかの隠れた言葉にも目を向ける必要がある。母親が「娘が虐待されたのは私のせいだ」と言うとき、実際に言っているのは「すべて自分のせいだ」ということではないだろうか。では加害者はどうなのか？　母親は虐待の事実を知っていたのか？　それとも、娘を傷つけるかもしれないと疑っていた相手に預けたことで、ある程度の責任はあるのか？　もしある程度の責任があった場合でも、母親には娘を害する意図はなかったし、虐待に加わったわけでもない。一方、加害者には意図があり、それゆえ罪がある。娘を加害者に預けたとしたら母親にも非難の一端が向けられるかもしれないが、母親が加害者に暴力を強制できたはずがない。やはり非難されるべきは加害者なのである。

質問6は、状況の一部分だけに注目して、他の側面を見逃していないかを問うている。たとえば、襲われる前にお酒を飲んでいた女性は、アルコールがその出来事の原因であると思い込み、「飲んでいなければ襲われなかった」と考えるかもしれない。この場合、その晩、そこにいた人はみなが酒を飲んでいた事実や、飲酒しようがしまいが襲われた可能性があったことを見逃している。アルコールは襲われることのリスク因子かもしれないし、その後の対応において問題になるかもしれないが、出来事を引き起こす原因であるとはいえない。たとえば、アルコールには、人に犯罪を起こさせる作用はない。このような状況でも、被害者自身を非難しないことが大切である。

質問7は、スタックポイントの情報源を問う。情報源がクライエント自身である場合もある。しかし、自分のせいだと子どもの頃に判断していたとしたら、それは信頼でき、成熟した大人が判断した情報とはいえない。スタックポイントは、自分ではどうにもならない状況をコントロールしようと、後づけの努力から生まれた空想的な考えであることもある（「相手をたたきのめすべきだった」など）。あるいは、スタックポイントが他の人に由来することもある。レイプ加害者が、「わかっているだろう。おまえはこれを望んでいるんだ」と言った場合、この男は情報源として正確あるいは信頼できるだろうか？　虐待をする親が「おまえが私を殴らせている」と言ったとして、そんなことがありうるだろうか？　スタックポイントを生む情報源を見つけだし、その情報源が信頼できないかもしれないと認識することは、クライエントにとって大切である。治療者は「あなたが一番尊敬する人は何と言っていますか？」と質問してもいい。

質問8は、「『起こりうる』ことと『よくある』ことを混同していないか」である。言い換えれば、可能性の低い稀な出来事（北米へのテロ攻撃など）と、可能性の高い出来事（朝になれば日が昇るなど）を混同していないかということである。PTSDの人はよく、1回か2回起きたという理由で、注意しないとまた必ず起こると思い込む。PTSDに見られる回避行動の多くは、悪い出来事を未然に防ごうとする努力である。PTSDの兵士や退役軍人は、人混みは危険であり悪いことが起こるという思い込みゆえに、大型店やレストランを避ける。レイプ被害者は、暗い中でレイプされたという理由で、一晩中、すべての照明を点けっぱなしにすることがある。自動車事故にあったクライエントのなかには、混雑した高速道路など、事故を思い出させる道路で運転したがらない人がいる。それゆえ、質問8は安全のスタックポイントに関係することが多い。

質問9は、感情による理由づけに関する質問である。感情による理由づけとは、感情をスタックポイントの「証明」として利用する場合である。言い換えれば、事実を見たうえでどう感じ

かではなく、まず感情が正当な理由を持ち、スタックポイントを正しいと裏づけるものと捉える場合である。恐怖を感じていることが、危険であることを意味すると決めつける。怒りを感じることが、不当な扱いを受けた証だと決めつける。あるいは、罪悪感を感じていることが、自分が誰かを不当に扱った証だとするなどである。先の例で言うなら、混み合う大型店に足を踏み入れると、不安を感じ始め、それをもって自分が危険な状態にあると考え、店を出る。何も起こらないことに気づくことなく、店を出てしまう。このようにすぐに状況を離れてしまうことで、店が危険であるという信念が強化されてしまう。トラウマを体験したときには多くの手がかりが条件づけされ、それが般化されていく。感情反応も条件づけされてしまう（危険 → 感情）ため、感情反応があることは危険だという逆方向のかたち（感情 → 危険）で解釈するパターンが身についてしまう。

　最後の質問は、出来事の原因に関係のない部分に注目していないかを問う。前出のレイプの被害者は、加害者のシャツについてお世辞を言ったことがレイプの原因だと思い込んでいた。この被害者は、自分が誘いをかけたに違いないと考えていた（その可能性はないわけではない）。しかし、強制的にレイプされたさまざまな側面や経過に目を向けずに、そのシャツの件だけに注目していた。誘いをかけることは、攻撃を強制することではない。合意のうえでのセックスに誘うこととも混同されるべきではない。自動車事故でPTSDになった人にとって、運転手が飲酒していた点は関係あることかもしれないが、事故がその町で起こった点は関係ないだろう。にもかかわらず、また事故が起こらないようにと引っ越しを考えていると言うクライエントがよくいる。犯罪発生率が非常に高い地域に住んでいるなら、それはリスク因子になるかもしれない。しかし、安全な地域に住んでいながら、近所や町や国を非難するとしたら、それは犯罪や自動車事故を正確に評価せず、出来事に関係のない部分に注目している可能性が高い。

問題ある思考パターン用紙を紹介する

　記入してきた考え直し用紙を、セッション時間の3分の2を使ってふり返った後、問題ある思考パターン用紙（配付資料7-5）を紹介する。この用紙は、1つのスタックポイントに焦点を当てるのではなく、問題化しうる考え方の傾向やパターンを見つける手助けをするものである。治療者はクライエントと一緒に用紙を見渡して、ログにあるスタックポイントや、日々出てくる思考について、それぞれのパターンに該当するものを考えてもらう。ここで確認する思考パターンは、トラウマティックな出来事以前から存在していた可能性がある。中核信念となっている可能性さえある。すべての思考パターンに該当するクライエントもいれば、1つの思考パターンばかりが該当する「スペシャリスト」（結論への飛躍はするが、感情による理由づけはしない、など）のクライエントもいる。治療者は、こうしたパターンがいかにして自動的になり、ネガティブな感情をもたらし、自己破壊的な行動（誰も信頼できないと結論づけて人間関係を回避するなど）を生み出すのかを説明する。

　この用紙で新たに紹介する考え方に、読心術（実際の証拠がなくても、人が自分を悪く思っていると考える）がある。治療を開始したときに、治療者がこれこれのふるまいをするだろうとか、自分のトラウマの話に反感や拒絶を示すだろうとクライエントが考えている場合には、その文脈のなかで読心術について話し合う機会があったかもしれない。治療者は、その読心術が正しくないことを指摘し、その内容は他者（治療者）が考えていることというよりもクライエント自身が

考えていることかもしれないと示唆できる。問題ある思考パターン用紙は、セッションのない日に毎日記入できるよう、何枚か渡す。課題の理解と記入の助けとなるよう、記入例（**配付資料7-5A、7-5B参照**）も渡す。

練習課題を決める

問題ある思考パターン用紙は練習課題として毎日取り組んできてもらう（**配付資料7-6参照**）。思考パターンはスタックポイント・ログからも、日々の出来事のなかからも取り出すようにする。この課題の目的は、1つの特定の思考パターン（読心術など）だけがあるのか、もっと「全般的」にさまざまな思考パターンを利用しているかを知ることにある。トラウマティックな出来事のスタックポイントとともに日々の思考に目を向けることで、クライエントは自分の考え方の習慣に向き合うことができる。

感想を確認する

最後に、セッションについての感想を引き出し、セッション内容や新しい練習課題について質問がないか尋ねる。ログに書かれたスタックポイントとともに、日々の思考についても省みて、特に顕著な思考パターンがあるかを検討するよう促す。セッションで話された大切な考えや発見を強化する。また、クライエントが話した重要なメッセージを持ち帰れるよう、言及する。

配付資料7-1　責任のレベル

トラウマの出来事におけるあなたの役割：実際にはどれだったでしょうか？

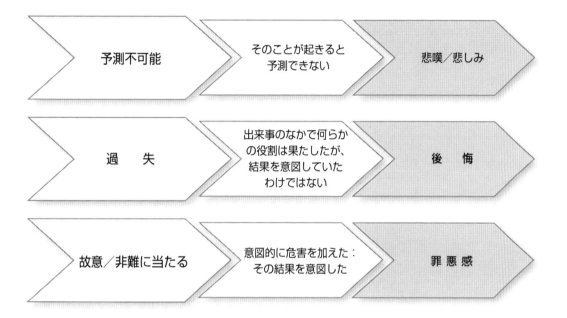

※訳注：責任を問うのは、出来事にどのように関わっていたかによって変わってきます。誰かを「非難する」とは、その対象となる人が意図的に危害を引き起こしていて、その人に責任と罪があるときに該当します（一番下）。もし意図してその出来事を引き起こしてはいなかったけれども、出来事の一部に関わりがあった場合には「過失」に該当し、その場合には自然と後悔の気持ちが出てくるかもしれません。そしてどのような場合でも、トラウマの出来事はほとんど予測不可能なかたちで起こっているのが現実です（そう思いたくないために、後知恵バイアスで「予知できたに違いない」と考えることはありますが）。予測できない出来事が起こり、望まない事実やその後の経過が起こったことから、自然と悲嘆や悲しみを感じることもあるでしょう。

| 配付資料7-2　考え直し用紙 | 日　付：＿＿＿＿＿＿＿＿ |

以下は、スタックポイントや問題ある信念の考え直しをする際に役立つ質問のリストです。すべての質問がぴったり使えるわけではありません。自分の考えを見直すのに使えそうな質問をできるだけ多く選んで、答えるようにしてください。

スタックポイント／信念：

1. そのスタックポイントの根拠となるものと、反証となるものは何ですか？
   根　拠：

   反　証：

2. 事実に基づいていますか？　それとも、そう考える習慣ができたのでしょうか？

3. 出来事全体のなかで考慮されていない部分や情報はありませんか？
   どのようにして、その部分を考慮しないかたちになっていますか？

4. スタックポイントに、"全か無か"の言葉が含まれていませんか？

5. 極端な表現や大げさな言葉を使っていませんか？（例：いつも、この先ずっと、決して〜ない、〜する必要がある、〜すべき、ねばならない、できない、いつ何時も）

6. 出来事全体の、ある一部分だけに注目していませんか？
   前後関係のなかで、何が、どのように見過ごされていますか？

7. スタックポイントはどこから来ましたか？　信頼できる確かな情報源からでしょうか？

8. "起こりうる"ことと、"よくある"ことを混同していませんか？
   物事が起こる可能性について、どのように混同していますか？

9. 事実ではなく、感情に基づいていませんか？　どのようにして、そうなっていますか？

10. 関係のない部分を関連づけてはいませんか？　どのようにして、そうなっていますか？

From *Cognitive Processing Therapy for PTSD: A Comprehensive Manual* by Patricia A. Resick, Candice M. Monson, and Kathleen M. Chard. Copyright © 2017 The Guilford Press. 本書の購入者は、個人利用・クライエント向けの利用にかぎり、資料をコピーできます（詳細は著作権表示ページ参照）。

配付資料7-2A　考え直し用紙（記入例）　　日付：＿＿＿＿＿＿

以下は、スタックポイントや問題ある信念の考え直しをする際に役立つ質問のリストです。すべての質問がぴったり使えるわけではありません。自分の考えを見直すのに使えそうな質問をできるだけ多く選んで、答えるようにしてください。

> **スタックポイント／信念**：おじが私とセックスしたのは私のせいだ。[治療者は、このスタックポイントに"すべて"という言葉が隠れているのではないかと尋ねた。]

1. そのスタックポイントの根拠となるものと、反証となるものは何ですか？
   根　拠：私は、おじに同意したと考えさせるようなことを何かしたに違いない。[責任と意図について治療者からいくつか質問された後] 私のせいだったという証拠はない。
   反　証：私はそんなことは望まなかったし、おじにそう言った。おじは、私の幼い妹を傷つけると言って脅した。おじは、誰も私を信じないだろうと言った。おじは大人で、私は子どもだった。おじは私より大きく、強かった。

2. 事実に基づいていますか？　それとも、そう考える習慣ができたのでしょうか？
   習慣。25年間、自分にそう言い続けてきた。

3. 出来事全体のなかで考慮されていない部分や情報はありませんか？
   どのようにして、その部分を考慮しないかたちになっていますか？
   どうして私のせいだったなどと思ったのだろうか？　おじがことを始めたとき、私はセックスが何であるのかさえ知らなかった。普通の人は子どもにそんなことをしない。おじが私に本を読んだりして子守りをしてくれたからといって、そんなことをする権利はない。

4. スタックポイントに、"全か無か"の言葉が含まれていませんか？
   「すべて」という言葉が隠れていることについて話をした。私は、すべて自分のせいだと考えていた。おじを非難することなど考えもしなかった。私にはおじがあまりにも恐ろしかったし、母はおじを愛していた。

5. 極端な表現や大げさな言葉を使っていませんか？（例：いつも、この先ずっと、決して〜ない、〜する必要がある、〜すべき、ねばならない、できない、いつ何時も）
   「全部私のせいだ」

6. 出来事全体の、ある一部分だけに注目していませんか？
   前後関係のなかで、何が、どのように見過ごされていますか？
   私に対することだったので、私が問題なのだと思い込んでいた。私が子どもで、おじがしたことは犯罪なのだということを考えなかった。私は「いやだ」と言った。おじは私の家族を傷つけると脅した。

7. スタックポイントはどこから来ましたか？　信頼できる確かな情報源からでしょうか？
   ほとんどは私自身から。おじは、私のせいに見えるようなことを言ったと思う。たとえば、私がとてもかわいくて手を離すことができないとか、私は特別だ、など。

8. "起こりうる"ことと、"よくある"ことを混同していませんか？
   物事が起こる可能性について、どのように混同していますか？
   （記入なし）

9. 事実ではなく、感情に基づいていませんか？　どのようにして、そうなっていますか？
   罪悪感と恥ずかしさを感じていたために、私のせいに違いないと考えた。

10. 関係のない部分を関連づけてはいませんか？　どのようにして、そうなっていますか？
    自分に状況をコントロールする力が実際以上にあると考えていたに違いない。

From *Cognitive Processing Therapy for PTSD: A Comprehensive Manual* by Patricia A. Resick, Candice M. Monson, and Kathleen M. Chard. Copyright © 2017 The Guilford Press. 本書の購入者は、個人利用・クライエント向けの利用にかぎり、資料をコピーできます（詳細は著作権表示ページ参照）。

配付資料7-2B　考え直し用紙（記入例）　　日 付：＿＿＿＿＿＿＿

以下は、スタックポイントや問題ある信念の考え直しをする際に役立つ質問のリストです。すべての質問がぴったり使えるわけではありません。自分の考えを見直すのに使えそうな質問をできるだけ多く選んで、答えるようにしてください。

> スタックポイント／信念：弟が自動車事故で死んだのは、私が違う行動をとらなかったせいだ。

1. そのスタックポイントの根拠となるものと、反証となるものは何ですか？
   根　拠：弟にシートベルトを締めさせるべきだった。弟は嫌がった。私もすぐに着くから大丈夫だろうと考えた。笑いながらおしゃべりをしていた。
   反　証：事故の原因は私ではない。衝突した相手がメールしながら運転していて信号無視をした。警官によると、あのように横から突っ込まれたらシートベルトをしていても助からなかっただろうという。

2. 事実に基づいていますか？　それとも、そう考える習慣ができたのでしょうか？
   習慣。2年間、自分を責めてきた。シートベルトをさせておけば、というのは願望だったと思う。

3. 出来事全体のなかで考慮されていない部分や情報はありませんか？
   どのようにして、その部分を考慮しないかたちになっていますか？
   信号が青になって交差点に進入する前に、私は左右を確認した。相手は猛スピードで突っ込んできたから、逃げようがなかった。

4. スタックポイントに、"全か無か"の言葉が含まれていませんか？
   弟が死んだ以上、すべては私のせいだと考えていた。相手のドライバーのことは考えもしなかった。衝突を避けるために何か他のことをするべきだったと言い続けてきた。

5. 極端な表現や大げさな言葉を使っていませんか？（例：いつも、この先ずっと、決して～ない、～する必要がある、～すべき、ねばならない、できない、いつ何時も）
   「全部私のせいだ」「別のことをするべきだった」

6. 出来事全体の、ある一部分だけに注目していませんか？
   前後関係のなかで、何が、どのように見過ごされていますか？
   弟がシートベルトを嫌がったことばかりに注意を向けていた。警官が、このような衝突ではシートベルトは関係なかっただろうと言った言葉にあまり耳を傾けなかった。おしゃべりして笑っていたことばかりに注目して、左右を見ていたことを見過ごしていた。

7. スタックポイントはどこから来ましたか？　信頼できる確かな情報源からでしょうか？
   私自身から。けれども、事故後、両親は「あなたのせいだ。弟がシートベルトを締めるまで出発するべきではなかった」と言われた。けれども、その後は、両親は私の支えになって責めることはなかった。当時は動転して、私に怒りをぶつけたのだと思う。

8. "起こりうる"ことと、"よくある"ことを混同していませんか？
   物事が起こる可能性について、どのように混同していますか？
   何か別の行動をとれば事故を避けられた、とずっと考えてきた。何かできたことはあったのかもしれないが、その可能性は低い。

9. 事実ではなく、感情に基づいていませんか？　どのようにして、そうなっていますか？
   罪悪感を感じていたために、私のせいに違いないと考えた。

10. 関係のない部分を関連づけてはいませんか？　どのようにして、そうなっていますか？
    シートベルトばかりに目を向けていた。私が弟を殺したわけではない。殺したのは相手のドライバーだ。運転中にメールなどするべきではないし、スピードを出しすぎていた。私たちが笑っていたことは無関係。左右に注意していたし、交通ルールも守っていた。

From *Cognitive Processing Therapy for PTSD: A Comprehensive Manual* by Patricia A. Resick, Candice M. Monson, and Kathleen M. Chard. Copyright © 2017 The Guilford Press. 本書の購入者は、個人利用・クライエント向けの利用にかぎり、資料をコピーできます（詳細は著作権表示ページ参照）。

配付資料7-3　考え直し用紙の補足説明

以下は、スタックポイントや問題ある信念の考え直しをする際に役立つ質問のリストです。すべての質問がぴったり使えるわけではありません。自分の考えを見直すのに使えそうな質問をできるだけ多く選んで、答えるようにしてください。

> **スタックポイント／信念**：スタックポイントを1つ記入します。スタックポイント・ログを使って、取り上げるスタックポイントを探しましょう。感情や行動ではなく、思考を書きます。あいまいにならないようにし、可能であれば「もし〜ならば」のかたちを使ってください。

1. **そのスタックポイントの根拠となるものと、反証となるものは何ですか？**

    証拠は、法廷に提出されるような事実です。ここでは、出来事が本当に起こったかどうかを問題にするのではありません。上に挙げたスタックポイントを裏づける証拠、あるいはスタックポイントと矛盾する反証を探します。

    根　拠：別のスタックポイント（思考）を使わないこと。事実を挙げているか、確認してください。

    反　証：反証するために必要なのは、信念が事実ではないとするたった1つの例外を見つけることです。事実は100％確かなものです。スタックポイントの例外を1つでも見つけることができれば、それは法廷に提出することができる事実ではなくなります。

2. **事実に基づいていますか？　それとも、そう考える習慣ができたのでしょうか？**

    これまで長い間、この信念を自分自身に言い聞かせてきたために、事実のように感じるのではないでしょうか？　それはまるで、しばらくすると信じ始めてしまう「広告」のようなものです。この信念は、自分自身に言い聞かせることが長い習慣になっているものではありませんか？

3. **出来事全体のなかで考慮されていない部分や情報はありませんか？
どのようにして、その部分を考慮しないかたちになっていますか？**

    スタックポイントが現実的ではなかったり、完全には正確でなかったり、完全には真実ではないという可能性はありませんか？　あなたの信念は、その状況におけるすべての事実を考慮に入れたものでしょうか？　トラウマの起こった文脈を思い出してみましょう。

4. **スタックポイントに、"全か無か"の言葉が含まれていませんか？**

    スタックポイントは、白か黒かの二択のみになっていませんか？　すべてがよい、すべてが悪い、とはなっていませんか？　グレーゾーン、白とも黒ともならないような部分を欠いていないでしょうか？　例：物事が完璧にできなければ、自分はダメな人間だと思う。

From *Cognitive Processing Therapy for PTSD: A Comprehensive Manual* by Patricia A. Resick, Candice M. Monson, and Kathleen M. Chard. Copyright © 2017 The Guilford Press. 本書の購入者は、個人利用・クライエント向けの利用にかぎり、資料をコピーできます（詳細は著作権表示ページ参照）。

5. 極端な表現や大げさな言葉を使っていませんか？（例：いつも、この先ずっと、決して〜ない、〜する必要がある、〜すべき、ねばならない、できない、いつ何時も）

   これらの言葉は隠されて表に現れてこないこともあります。例：「男の人は信じられない」は、実際には「すべての男の人は信じられない」を意味する。

6. 出来事全体の、ある一部分だけに注目していませんか？
   前後関係のなかで、何が、どのように見過ごされていますか？

   これは、出来事の１つの側面を取り上げ、出来事が起きたのはそのせいだとすることを指します。そして、その１つの側面を使ってスタックポイントが作り出されます。例：「私がもっと強かったら、こんなことは起きなかったのに」。円グラフを描き、あなたが焦点を当てている一側面をその中の小さな１つのピース（部分、断片）として表すと思ってみてください。この１つの「ピース」に「非難」や「原因」の100％を割り当て、グラフの残りの部分にある他の要因（ピース）を無視しているかもしれません。他のピースには、あなたが不利な立場に置かれていたとか、相手が武器を持っていたとか、驚きのあまり頭が真っ白になっていたとか、当時他の選択肢は存在していなかった、などが含まれるかもしれません。そういった他の要因／ピースも考えてみましょう。それらを無視して、１つの要因／ピースだけに焦点を当てていませんか？

7. スタックポイントはどこから来ましたか？　信頼できる確かな情報源からでしょうか？

   出来事が起こった時期について考えてみましょう。当時あなたはどういった立場の人間でしたか？（戦闘で怖い思いをしている20歳、大人に虐められる子ども、など）　スタックポイントは、あなたが怖がっているときや、とても幼かったときに抱いた考えに基づいているかもしれません。当時の考えに基づいて、ずっとスタックポイントを持ち続けてきたかもしれません。あるいは、敵や加害者について考えてみてください。あなたを傷つけようとした人々は、人間として信頼ができ、その出来事（やあなた）についての判断を行う基準にできるような人でしょうか？　スタックポイントは、加害者に言われた言葉かもしれません。加害者のその言葉は信じられる（信頼がおける）でしょうか？　加害者を正しいと見なすことが、事実として正確でしょうか？　スタックポイントの元になった情報源を考えてみましょう。

8. "起こりうる"ことと、"よくある"ことを混同していませんか？
   物事が起こる可能性について、どのように混同していますか？

   この質問は、現在や未来に焦点を当てたスタックポイントに最適です。ここでは、「そのスタックポイントが再び起こる可能性はどれくらいか？」を問うています。現在や将来についてのスタックポイントとは、たとえば「もし他の人を信じたら、私は傷つけられる」といったものです。そのことが起きる可能性は低いかもしれませんが、あなたは、あたかもそれが確実に起こるかのように生活しておられるかもしれません。確かに起こりうる可能性はありますが、それが"必ずいつも起こる"こととして生活していませんか？　もちろん、実際に危険な状況に置かれている場合には、その結果（死亡やけが）が甚大なだけに、さまざまなことを高い可能性で考えなければならないかもしれません。しかし、あらゆる状況で（危険なことが起こる）可能性を同程度に見積もっておく必要がないということは、考慮に入れられているでしょうか？　逆に、スタックポイントについて、すべての状況で今も危険なことが起こる可能性が高い（確実に起こる）と捉えていませんか？　運転を例に考えてみましょう。毎年、交通事故で多くの死者が出ていますが、それでも人は運転しています。私たちがそうするのは、交通事故で死ぬことがあると知っていますが、それが必ずいつも起こることだとして生活しているわけではないからです。

9. **事実ではなく、感情に基づいていませんか？ どのようにして、そうなっていますか？**

これは、何かを正しいように感じると、「そうに違いない」と考えることについての質問です。たとえば、過覚醒について考えてみましょう。人混みの中で居心地の悪さを感じたり脅威にさらされたように感じると、あなたは危険だと決めつけます（あるいはそういう信念を持つようになります）。こうして「私は人混みが嫌いだ」ということが「私は人混みの中では決して安全でいられない」とか「人混みの中に入ったら、私は傷つけられる」といったスタックポイントへと変換されます。他の例としては、罪悪感を感じるから、自分が悪いと決めつける、といったものもあります。

10. **関係のない部分を関連づけてはいませんか？ どのようにして、そうなっていますか？**

この質問は、出来事が起きるのとは何の関係もない事柄を、原因と見なしたり非難したりすることに関わります。たとえば、「私が赤いドレスを着ていたから、乱暴されたんだ」というようなものです。この質問は、質問6とは違います。こちらの質問は全く関係のないことを出来事の要因として捉えることについてです。質問6では実際にあった一部の要因のみに注目してそれを100％の原因とする場合を問うています。しかし、質問6でも焦点を当てた部分が間違った、事実に基づかないものである可能性はあります。

配付資料 7-4　練習課題 4

毎日 1 つのスタックポイントを選び、1 つ 1 つのスタックポイントについて、考え直し用紙にある質問に答えてください。初めに、トラウマに直接関連するスタックポイントに取り組んでください（例：「それは私のせいだ」「その出来事を防ぐことができたはずだ」「私が〜をしていたら、こんなことは起こらなかったのに」）。用紙を何枚かお渡ししますので、いくつかスタックポイントに取り組んできてください。配付資料 7-2A と 7-2B は参照できる記入例です。考え直し用紙の補足説明（配付資料 7-3）もお渡しします。

| 配付資料7-5　問題ある思考パターン用紙 | 日付：＿＿＿＿＿＿＿＿ |

以下に、人がさまざまな状況で用いる、問題ある思考パターンを挙げています。こうした思考パターンは自動化して習慣になっていて、自分を傷つける行動を引き起こします。ご自身のスタックポイントをふり返り、それぞれに該当するスタックポイントを挙げてください。各欄に自分のスタックポイントを書き込み、どこが、どのようにそのパターンに当てはまるのかを書いてください。そして、その思考パターンが自分にどう影響しているか、考えてください。

1. **結論への飛躍**、未来を決めつける

2. 状況の**過大評価・過小評価**（物事を大げさに捉える、重要性を不適切に軽く見る）

3. 状況の**重要な部分の無視**

4. 物事を、よい／悪い、正しい／間違いと**過度に単純化**をする

5. 1つの出来事を**過度に一般化**する（悪いことが永遠に繰り返されると思う）

6. **読心術**（はっきりした証拠がなくても、人が自分を悪く思っていると考える）

7. **感情による理由づけ**（感情を根拠として用いる　例：「怖いから危ないに違いない」）

From *Cognitive Processing Therapy for PTSD: A Comprehensive Manual* by Patricia A. Resick, Candice M. Monson, and Kathleen M. Chard. Copyright © 2017 The Guilford Press. 本書の購入者は、個人利用・クライエント向けの利用にかぎり、資料をコピーできます（詳細は著作権表示ページ参照）。

> **配付資料7-5A　問題ある思考パターン用紙（幼少期の性的虐待の被害者の記入例）**

以下に、人がさまざまな状況で用いる、問題ある思考パターンを挙げています。こうした思考パターンは自動化して習慣になっていて、自分を傷つける行動を引き起こします。ご自身のスタックポイントをふり返り、それぞれに該当するスタックポイントを挙げてください。各欄に自分のスタックポイントを書き込み、どこが、どのようにそのパターンに当てはまるのかを書いてください。そして、その思考パターンが自分にどう影響しているか、考えてください。

1. **結論への飛躍、未来を決めつける**
   スタックポイント：「父が虐待したくなるようなことを、自分がしたに違いない」
   自分そのものや、自分がしたことのせいにしているが、実際には、ただ父の気分次第で虐待していたのかもしれない。

2. **状況の過大評価・過小評価**（物事を大げさに捉える、重要性を不適切に軽く見る）
   スタックポイント：「自分がされるがままにしていたのだから、虐待の責任は特に自分にある」
   自分の責任や、どれだけ自分がコントロールできたかを過大評価している。

3. **状況の重要な部分の無視**
   スタックポイント：「初めて虐待されたときに、誰かに話すべきだった。」
   自分が子どもだったこと、よけいにひどいことになるのを恐れていたことを無視している。

4. **物事を、よい／悪い、正しい／間違いと過度に単純化をする**
   スタックポイント：「虐待のせいで、自分は完全にいかれてしまった。」
   世の中には「普通」か「いかれている」かの2つしかないような言い方をしている。

5. **1つの出来事を過度に一般化する**（悪いことが永遠に繰り返されると思う）
   スタックポイント：「誰かを信じたら、その人に虐待されるに違いない」
   過去に虐待されたことがあるから、誰もが自分を虐待すると決めつけている。

6. **読心術**（はっきりした証拠がなくても、人が自分を悪く思っていると考える）
   スタックポイント：「母は、わたしが虐待されているのをぜったいに知っていたはずだ。」
   私のようすを見ていたから、母は知っているはずだと決めつけていた。けれども、母は全く知らなかった可能性も十分考えられる。

7. **感情による理由づけ**（感情を根拠として用いる　例：「怖いから危ないに違いない」）
   スタックポイント：「私は汚い」
   父が私にしたことから、自分が汚いと感じるようになった。けれども、父がしたことが、私がどういう人間かを意味することはない。

From *Cognitive Processing Therapy for PTSD: A Comprehensive Manual* by Patricia A. Resick, Candice M. Monson, and Kathleen M. Chard. Copyright © 2017 The Guilford Press. 本書の購入者は、個人利用・クライエント向けの利用にかぎり、資料をコピーできます（詳細は著作権表示ページ参照）。

> 配布資料7-5B　問題ある思考パターン用紙（さまざまな患者の記入例）

以下に、人がさまざまな状況で用いる、問題ある思考パターンを挙げています。こうした思考パターンは自動化して習慣になっていて、自分を傷つける行動を引き起こします。ご自身のスタックポイントをふり返り、それぞれに該当するスタックポイントを挙げてください。各欄に自分のスタックポイントを書き込み、どこが、どのようにそのパターンに当てはまるのかを書いてください。そして、その思考パターンが自分にどう影響しているか、考えてください。

1. **結論への飛躍、未来を決めつける**
   [幼少期の性的虐待の被害者] 男性が1人で子どもといると、その男は子どもを傷つける。けれども私の夫は子どもたちを傷つけない。だから、この信念は私の結婚生活に問題を引き起こす。

2. **状況の過大評価・過小評価**（物事を大げさに捉える、重要性を不適切に軽く見る）
   [旅行者] 一体の死体と暴徒を見た。けれども私はけがをしなかったし、他にもっとひどいものを見た人もいる。だから、状況への私の反応は間違っていた。私は弱かった。

3. **状況の重要な部分の無視**
   [強盗の被害者] 加害者が銃を持っていた事実を忘れようとしている。これは、私がどのくらい状況をコントロールできたかについて、重要な情報だ。

4. **物事を、よい／悪い、正しい／間違いと過度に単純化をする**
   [警官] 全くの善人や全くの悪人ばかりではない。私はこれまでの人生で、それほどよくないこともしてきたが、だからといって私が悪人になるわけではない。

5. **1つの出来事を過度に一般化する**（悪いことが永遠に繰り返されると思う）
   [成人のレイプ被害者] 男性にレイプされた。すべての男は危険である。この信念を、男性から遠ざかっているために利用しているかもしれない。

6. **読心術**（はっきりした証拠がなくても、人が自分を悪く思っていると考える）
   [幼少期の身体的虐待の被害者] 父は今も怒鳴っているため、怒っているに違いないと思う。けれども、そうではないことも多い。父は片耳が聞こえず、もう片方も聞こえにくくなっている。怒鳴るのは、自分が怒鳴っているとわからないからだ。

7. **感情による理由づけ**（感情を根拠として用いる　例：「怖いから危ないに違いない」）
   [トラウマティックな喪失を体験した人] 友人の死に罪悪感を感じている。だから、私が何か間違ったことをしたに違いない。

From *Cognitive Processing Therapy for PTSD: A Comprehensive Manual* by Patricia A. Resick, Candice M. Monson, and Kathleen M. Chard. Copyright © 2017 The Guilford Press. 本書の購入者は、個人利用・クライエント向けの利用にかぎり、資料をコピーできます（詳細は著作権表示ページ参照）。

> 配付資料7-6　練習課題5

スタックポイントや日々考えていることをふり返って、問題ある思考パターン用紙（配付資料7-5）にリストされた思考パターンそれぞれに関連する例を見つけてください。毎日1つ、それぞれのパターンの下にスタックポイントか日常の考えの例を挙げ、トラウマティックな出来事への反応に、こうした習慣となったパターン（問題ある思考パターン）がどう影響してきたか、考えてください。記入例を記したワークシート（配付資料7-5A、7-5B）をお渡しします。

※訳注：問題ある思考パターン用紙の使い方の補足説明
　①スタックポイント・ログや日々自分が（歪めたり偏って）考えていることがないかをふり返る。
　②スタックポイントや、歪んだり偏っていたりしそうな考えをピックアップして、それぞれが1～7のどの問題ある思考パターンに当てはまるか検討し、当てはまるところにそのスタックポイント・考え方を書き込む。
　③スタックポイントのどこが、どのようにして、そのパターンに当てはまっているかを書き込む。
　④上記①～③に毎日取り組む。

From *Cognitive Processing Therapy for PTSD: A Comprehensive Manual* by Patricia A. Resick, Candice M. Monson, and Kathleen M. Chard. Copyright © 2017 The Guilford Press. 本書の購入者は、個人利用・クライエント向けの利用にかぎり、資料をコピーできます（詳細は著作権表示ページ参照）。

第 8 章

自分で考え直せるようになる
〜セッション6・7〜

セッション6と7の目標

　セッション6と7の目標は、クライエントが自分自身の認知療法の治療者となれるように引き続き教えることにある。そのために、問題ある思考パターン用紙を使って、自分に特徴的な思考や解釈のパターンを見つけられるよう手助けしていく。その次に、最後の用紙である「信念を考え直す用紙」を紹介する。これは、これまでクライエントが教わってきたすべての用紙を1つにまとめ、それに加えて別の思考や関連する感情を書く欄を増やした用紙である。信念を考え直す用紙は、残りのすべてのセッションで使われていく。

セッション6：問題ある思考パターン用紙をふり返り、信念を考え直す用紙を紹介する

セッション6の手順

1. 自記式尺度を確認し、治療反応についての中間アセスメントを行う
2. 問題ある思考パターン用紙をふり返る
3. 信念を考え直す用紙を紹介し、トラウマの例を使って記入の練習をする
4. 練習課題を決める
5. 感想を確認する

治療反応についての中間アセスメントを行う

　CPTではセッション6が中間地点となる。ここまででPCL-5などPTSDの自記式尺度の得点は大きく下がっているはずである。もし下がっていなければ、おそらく同化への取り組みが不十分であると考えられる。第3章の「症例概念化」などこれまでの章で強調してきたように、セッションではインデックスイベントと同化の思考に焦点を当て続けなければならない。また、他に

もトラウマティックな出来事があり、それについての同化のスタックポイントに取り組む必要がある場合もある。私たちの経験から、テーマの似たトラウマ（人からの暴力、軍の体験など）についての同化の思考は、インデックストラウマに焦点を当て続けることで考え直せることが多い。たとえば、大人になってからのレイプ被害をインデックストラウマとしているけれども、児童期に性的虐待を受けていたクライエントがいるとする。この場合、インデックストラウマにおける自分と加害者の役割についてしっかりと考え直しができると、それが児童期の性的虐待の信念の考え直し（「加害者が立場を悪用して性的なことをしたのであって、私に非はない」など）につながる。もし中核信念（「人はいつも私を裏切る」）が見つかった場合、それは児童期の虐待に起因したもので、大人になってからのトラウマにより活性化したものかもしれない。

インデックスイベントとは類似しないトラウマ体験については、個々に取り組む必要があるだろう。たとえば、あるクライエントは、子どもが溺死したことをインデックスイベントとしていたが、強盗にあった経験もあった。子どもの死については考え直しが進み、ほどよく調節できるようになっていた。そのため、次に強盗に関連する同化に焦点を当てることで、PTSD症状を大幅に改善できた。恥ずかしさや、もっと重要なスタックポイントを見ないようにするため、インデックストラウマの重要な部分が省略されることがある（近親相姦が私のせいでないとしたら、父が私を愛していなかったことになる。父が私を愛しておらず守ってくれなかったとしたら、誰も私を愛してくれない）。

また、PTSDの自記式尺度を項目ごとに見直し、問題として残っている症状を判断する。出来事について考えたり、自然な感情を感じたりするのを依然として避けているときは、その回避を考え直せるよう援助する。そのために、出来事や感情に向き合うことにまつわるスタックポイントを見つけ、用紙を使ってそれらを考え直す。悪夢やフラッシュバックが続いているようであれば、その内容について質問する。その内容が、クライエントが依然としてスタックしている出来事の一部を理解するヒントになる。また、PCL-5がインデックスイベントに関する症状について回答されているのであって、「日々の全般的なストレス」について回答されているわけではないことを確認するのも重要である。

また、併存症についての自記式尺度（PHQ-9など）も大切であり、併存症が治療に影響を与えていないか判断する。たとえば、物質使用の量や頻度が減っていないときは、物質乱用が治療の妨げにならないよう、この問題に取り組む必要がある。同様に、解離が維持・増加している場合も治療の進行を妨げる可能性があるため、対応する必要がある。

問題ある思考パターン用紙をふり返る

このセッションは、問題ある思考パターン用紙をふり返ることに焦点を当てる。クライエントが問題ある思考パターンを見つけだし、そのパターンを言葉にして理解できているか判断する。それらのパターンがトラウマティックな出来事を解釈するうえでどう影響してきたかや、そのパターンがどう形成されてきたかについて話し合う。よく見られる問題ある思考パターンがいくつかある。たとえば、悪い結果はいつも自分の失敗であると結論に飛躍するクライエントは、出来事の後に自己非難しやすくなる。読心術も多い。クライエントは、他の人たちも自分と同じように感じ考えると思い込み、それが事実であるかのように反応するため、結果的に他の人たちから疎外されてしまう。恐怖・恥・罪悪感の感情による理由づけもよく見られる。それらの感情を、

自分が間違いを犯したことの証拠であると見なす。1回きりの出来事からの過度な一般化や、極端な白黒思考もよく見られる。

　バランスのとれた思考を初めから信じられない場合でも、使う言葉を修正するよう働きかけることで、作られた感情の強さがすぐに変わることがある。おそらく何らかのかたちで信頼できる人もいる（たとえ1人であっても）という事実を指摘できたなら、「誰も信頼できない」が正確ではないことをクライエントに思い出してもらうよう、それ以降のセッションで指摘し続けることができる。クライエントが「信頼できない人も（なかには）いる」と言い始めたら、「誰も信頼できない」と言っていたときよりも、感情は弱くなる。一部のクライエントの問題ある思考パターンは、中核信念を表していることがある。そのため、治療者はクライエントとともに、その思考が何に由来するか不思議がってもいいだろう。そうした思考パターンが幼少期の虐待に由来し、中核信念やスキーマ——自動的で深く根づいた思考——になっている場合がある。

トラウマの例を使って、信念を考え直す用紙を紹介する

　問題ある思考パターン用紙をふり返った後、信念を考え直す用紙（**配付資料8-1**）を紹介する。この用紙は複雑に見えるかもしれないので、紹介の際にはクライエントが圧倒されないよう注意する。「これまでの用紙を1つにまとめたものです」と紹介するのがいいだろう。信念を考え直す用紙における新しい部分は、別の考えと感情を書く欄と、その思考と感情の強さを評価する欄のみである。信念を考え直す用紙は残りの全セッションで使われていく。

　用紙の右側を別の紙などで隠して、左端の2つの欄（AとB）はABC用紙に相当する部分であることを指摘する。ただし、B欄では思考をどのくらい信じているかの評価（0-100％）がつけ加わる。また、C欄では生じた感情の強さの評定が加わる（0-100％）。治療のこの段階でこれらの強さの評価を導入する理由は、初期にはこれらの思考を100％信じて事実と混同され、関連する感情も「ある」か「ない」かで見られていることが多いためである。練習を重ねるなかで、クライエントは思考と感情の強さにはかなりの幅があることに気づいていく。

　用紙の次の2つの欄（DとE）には、考え直し用紙と問題ある思考パターン用紙にあった項目を思い出してもらう言葉が配置され、考え直しを進める部分である。繰り返しになるが、取り上げた思考に、考え直し用紙や問題ある思考パターン用紙のすべての質問が関係するわけではない。2つの用紙をあらためて取り出し、D欄とE欄の言葉がもとの用紙のどの項目と対応しているかを確認する必要があるかもしれない。そして最後に、よりバランスがとれた、根拠に基づいた別の考えを書く（F欄）。また、別の考えを書いた後の、もともとのスタックポイントの確信度を再評価し（G欄）、関連する感情の変化をモニタリングする（H欄）。

　トラウマを体験する以前の信念に戻ることはCPTの目的ではない、と強調することが重要である。というのも、クライエントはトラウマ以前にも現実的ではない信念を抱いていた可能性があるからである（「悪いことは予測できるし、自分の身に起こることはコントロールできる」「誰も信頼できない」など）。目的は、バランスのとれた、適応的で、現実的な信念を持ってもらうことである。たとえば、「誰も信頼できない」という信念をトラウマ以前から抱いていれば、トラウマティックな出来事はこの信念を裏づける根拠として解釈される可能性が高い。この場合、「あることについては、ある程度の範囲で信頼できる人も、世の中には何人かはいる」といった柔軟で、微妙なニュアンスを含む信念にたどり着くことが目標となる。トラウマの前から「いつでも感情

を押し殺しておくべきだ」という信念を抱いている場合には、この信念に戻らないようにする。トラウマに関して長い歴史を持つ人々、特に幼少期にトラウマが始まっていた人たちは、非常に固定化した極端な信念を持ちやすい。バランスのとれた思考を考えるのが難しいようなら、D欄のスタックポイントへの「反証」がヒントになるかもしれない。

　このセッション中に、少なくとも1枚はクライエントと一緒に信念を考え直す用紙を記入する。それにより用紙を理解し、次回のセッションまで毎日用紙に記入する可能性が高まる。すでに述べたように、最も効率的に治療効果を得るために、トラウマティックな出来事についての同化の思考を優先して取り組み続ける。クライエントと一緒にスタックポイント・ログを見直し、もはや全く信じていないスタックポイントに線を引いて消し、さらに取り組みが必要なスタックポイントを選ぶ。中核信念を反映するスタックポイント（「悪いことが起こったら、それは私のせいだ」など）を解決するには、何枚も用紙に取り組む必要があるかもしれない。中核信念は過剰調節として表現されることもあるが、虐待的な親からその虐待について繰り返し非難されたり（※訳注：「いつもこうなるのは、おまえのせいだ」など）、虐待を受けるのは自分が役立たずで愚かな人間だからだと言われ続けるなど、同化の信念と密接につながっていることもある。こうしたスタックポイントはもはや事実としての前提のように思い込まれているため、そうではないことが認識され、バランスのとれた別の考えになっていくまでには、さまざまなトラウマや日常の出来事も含めて、たくさんの用紙に取り組む必要があるだろう。

練習課題を決める

　このセッションでの練習課題は、信念を考え直す用紙でスタックポイントを考え直すことである。取り組む必要のあるスタックポイントをログから選び出すのを手伝い、それを用紙に書いてもらう。こうすることで、セッション外で用紙に取り組む可能性を高められる。信念を考え直す用紙の理解を促すため、記入例（**配付資料8-1A～8-1E**）、特にそのクライエント自身の状況に関係する記入例を渡す。毎日1枚は記入してもらう（**配付資料8-2参照**）。

感想を確認する

　最後に、セッションについての感想を引き出し、セッション内容や新しい練習課題について質問がないか尋ねる。セッション中に出てきた重要な考えや発見を強化する。また、クライエント自身が話した重要な点を覚えてもらえるよう、言及して強調する。

セッション 7：信念を考え直す用紙をふり返り、5つのテーマを紹介する

セッション7の手順

1. 自記式尺度を確認する（確認のしかたは第6章を参照）
2. 信念を考え直す用紙をふり返り、クライエントが用紙を理解し、トラウマに関連したスタックポイントをうまく考え直せたかを判断する
3. 今後のセッションで取り組む5つのテーマの概要を伝える
4. 安全のテーマを紹介する
5. 練習課題を決める
6. 感想を確認する

信念を考え直す用紙をふり返る

　これまでのセッションと同様に、自記式尺度の得点を確認した後、取り組んできた信念を考え直す用紙をクライエントとともにふり返る。この用紙を使い、認知（あるいは、それに伴う感情）が変化したか、問題があったかを話し合う。D欄の考え直しの質問を利用して、まだ問題が残る認知に向き合うのを手助けする。たとえば、あるクライエントは、乗っていたエレベーターが20階分急降下し、地面に衝突する寸前に停止する体験をした。このクライエントは悪夢とフラッシュバックを経験し、エレベーターに乗れなくなっていた。「エレベーターは危険だ」「次は死ぬだろう」と考えていた。用紙には、「エレベーターは危険であるという根拠は正しく、今回は命が助かったのだから次は死ぬだろう」と書かれていた。事実が誇張され、根拠がないのに結論づけられ、感情によって理由づけられていることに気づかれていなかった。用紙の最後の部分では、評価は変わっていなかった。ソクラテス式問答に立ち返る機会として治療者は捉え、10〜15分の問答をして再び用紙に戻った。治療者はクライエントに、次の事故でクライエントが死ぬ確率や、エレベーターが突然20階分落下する確率について前回のセッションで話し合ったことを思い出してもらった。

　最初のうちは用紙の記入に苦労する例もあるが、ほとんどのクライエントは考え直し用紙や問題ある思考パターン用紙で培った土台をもとに、別の思考を考え、感情を変えられる。治療者はコーチとなって対応し、クライエントが用紙から最大限の恩恵を受けられるよう、必要があれば穏やかに記入を修正していく。また、考え直しを続けている同化のスタックポイントのふり返りを優先する。十分に考え直せるよう、同じような表現を持つスタックポイントについてもそれぞれ1つ1つ取り組む。たとえば、レイプの被害者では「もっと強く抵抗するべきだった」「あの男を信用するべきではなかった」「色目を使うべきではなかった」「身体が固まってしまわなければ襲われなかっただろう」などのスタックポイントのすべてを用紙で取り組む課題とする。これらの思考は、そのとき起こったことの結果を変え、出来事の文脈を忘れようとする同化の思考である。似たような同化のスタックポイントで進歩が見られたら、それを他のスタックポイントに

一般化して、それを支えにより健康的な考え方ができるようにする。

　治療がここまで進んでくると、クライエントはよくこのように言う。「おっしゃることはわかりますし、筋が通っていると思いますが、そうは感じられないんです」。このように言われたときは、これまでの進歩を喜ぶようにする。「最初、ご自身の考えが真実だと確信されていました。気持ちが考えに追いつくのに少し時間がかかることもあります」。あるいは、こう言う。「今までずっと逆の考え方をしてきて、それが習慣になっていますね。新しい考え方は落ち着かず、まだリアルに感じられないのです。練習を重ねれば、出来事についてのバランスのとれたこの新しい考え方が新しい習慣となって、気持ちが落ち着いているのは今ほど変な感じがしなくなってきます。」

５つのテーマの概要を伝える

　次に、今後のセッションで順次取り組む５つのテーマを紹介する。第３章の「症例概念化」で論じたように、これらのテーマはトラウマティックな出来事により裏づけられたように見えたり、その出来事の結果として変化したりした、ネガティブで重要な中核信念やスキーマである。安全、信頼、力とコントロール、価値、親密さという５つのテーマは、基本的な要求からより複雑な要求への階層を踏まえた順番にしている。加えて、各テーマには自分についてと、他者についての二側面がある（たとえば、自分が安全を保つ能力についての信念と、他人が安全かについての信念）。以下は、５つのテーマの紹介の例である。

　　これ以降の５回のセッションでは、人生のなかでも、トラウマの影響を受けやすい分野や信念について考えていきます。セッションごとに、出来事より以前に抱いていた信念を考えてもらい、そして、トラウマが以前の信念にどう影響したか、またそれらの信念にどう影響されたかを考えていただきます。こうしたテーマがスタックポイントに現れているようであれば、用紙に取り組み、自分に言う言葉を変えていってもらいたいと思います。５つのテーマとは、安全、信頼、力とコントロール、価値、親密さです。どのテーマも２つの方向から考えます。１つは自分自身についてどう考えるか、もう１つは、他者についてどう考えるかです。

　それぞれのテーマは以後のセッションでも提示され、どのテーマに属するスタックポイントであっても見つけていけるようにする。しかし、症例概念化におけるアプローチと同じく、各クライエントの回復へのカギとなるスタックポイントを見さだめ、優先することが大切である。特に、なかなか和らがない同化のスタックポイントがあるなら、それに集中して取り組む。というのも、同化のスタックポイントの解消は、５つのテーマで取り組む過剰調節された信念の考え直しにつながるからである。たとえば、あるクライエントは銀行強盗を防げたはずだというスタックポイントに取り組んだ。このクライエントは「自分が犯人たちの強盗をコントロールすることなどできるはずがなかった」と考え直すようになった。そこから、安全についての信念や、職場での力とコントロールについての過剰調節の信念も考え直せるようになっていった。このように、トラウマについての解釈を変えることで、過剰調節された信念にも効果が及ぶ。これ以後のセッションの目標は、５つのテーマのそれぞれでバランスのとれた多面的な見方を持てるように援助して

いくことにある。

安全のテーマを紹介する

最初のテーマは安全である。このテーマは以下のように紹介できる。

> 最初に取り組むテーマは、「安全」です。トラウマティックな出来事より以前に、世の中はとても安全で、他者は危険ではなく、あなたは自分の身を守れると信じていたのなら、その信念は出来事によって壊されたことでしょう。一方で、出来事以前から、他者は危険で、自分に危害を加えようとし、あなたは自分自身を守ることなどできないという経験をしてきたのなら、出来事はその信念を確たるものにし、さらに強めたことでしょう。あなたが成長するなかで、世の中は安全ではない、危険だと信じるようになった体験はありますか？ そのときあなたは守られましたか？ トラウマティックな出来事に傷つけられることなどあるはずがないと信じていませんでしたか？

出来事より以前の信念について話してもらった後、そうした信念がトラウマティックな出来事によって崩されたのか、強められたのかをクライエントが判断できるよう援助する。他者の安全性や、被害から自分を守る能力に関わるネガティブな信念を抱いているかを、治療者とクライエントとで判断する。そうである場合、その信念がいかにして不安を喚起させるかを話し合う（「ひとりで車で出かけたら、何か悪いことが起こる」など）。クライエントは、こうした信念や感情がいかに自分の行動に影響しているか（回避、社会的引きこもりなど）に気づく必要がある。

過度に一般化された恐怖によって、特定の集団の人すべてを回避しているクライエントもいる。たとえば、ベトナム戦争の退役軍人はアジア人がいるといつも落ち着かなくなり、イラク戦争の帰還兵は中東出身の風貌をした人が近づくといつも身構えていると話していた。レイプ被害を受けた女性は、男性全般を避けようとする。いずれの事例も、過去の体験を何らかのかたちで思い出させる人に、ほぼいつも警戒するようになっている。これらのクライエントは、治療初期には出来事が起こる可能性に大小の差をつけられず、さまざまな状況が等しく危険だと考えている。少しでも危害を受ける可能性があることに耐えられなくなっている。

こうしたクライエントには、このセッションの後半か次のセッションにおいて、しかるべき安全対策と、恐怖に基づく回避とを区別できるよう援助する。しかるべき安全対策をとることで、恐怖やパニックを感じずに、また過剰な回避行動をとることもなく、被害にあう可能性を減らすことができる（たとえば、鍵を閉め、繰り返し確認はしない）。しかし、なかには予測や回避ができず、危険の減らしようがない出来事もある（世界貿易センタービルへのテロ攻撃など）。クライエントが危険性の高い行動をとっていることに気づいても、治療の初期にはそれについて取り組まない。というのも、出来事について治療者に非難されているとクライエントが誤解する可能性が高いからである（※訳注：「出来事の当時にあなたはそれをすべきだった」などと言われているかのような誤解を与える可能性が高いという意味である）。安全性のテーマのセッションで危険性を減らす方法を話し合うまでは、この点を取り上げるのを待つ。

恐怖を一般化して安全を確保するための強迫的な行動をとっても、トラウマティックな出来事を防ぐことにはつながらないどころか、単に回復を阻害するだけである。同じようなかたちで、

トラウマに関連した要因に多大な注意を向けてあらゆる安全対策をしている一方で、より危険性の高い他の要因には見向きもしないクライエントもいる。たとえば、自宅で襲われた経験を持つあるクライエントは、莫大な時間と資金をかけて自宅の警報システムを整え、窓を新しくし、ドアの鍵を頻繁に取り替えていた。一方、このクライエントは定期的に飲みに出かけては、友人と酔っぱらっていた。そして、飲物に睡眠薬を入れられ、デートレイプの被害にさえあった。それでもまだ、このクライエントは自宅で襲撃される可能性にのみ注目し、その他にある危険については無視していた。

　治療者は、クライエントが、安全のテーマについて自分に何を言っているかを認識し、代わりとなるような、より適切な、あまり恐怖が喚起されない表現をしていけるよう援助する（たとえば「確実にまた起こるに違いない」を「また起こることはそうそうないだろう」に置き換える）。出来事が一度でも起こったら、それはまた必ず起こることを意味すると信じているクライエントもいる。このようなクライエントには、実際の確率がわかる統計資料を探してもらってもいいだろう。また、危険性の高い状況（軍隊の作戦など）であったとして、そのような出来事が実際どのくらいの頻度で起こるものかについて「適切な大きさ」を測れるよう、ソクラテス式問答をしてもいいだろう。トラウマティックな出来事が二度と起こることはないと治療者が約束することはできないが、高い確率で起こるものとして行動するのをやめられるよう援助する。さらには、クライエントはPTSDから回復してきており、CPTでスキルを学んできたため、トラウマティックな出来事が再び起こったとしても、それに耐える力（や、直面したときのレジリエンス）が以前よりもあるのだという、より健康的な表現ができるよう支える。

練習課題を決める

　安全のテーマについての心理教育を強化するため、安全のテーマの資料（**配付資料8-3**）を渡す。クライエントの発言や行動から安全のテーマが明らかなら、次のセッションまでに少なくとも1枚、安全に関して信念を考え直す用紙を記入してきてもらう。そうでなければ、これまで見つけてきた他のスタックポイントや、トラウマに関係して苦痛となっている最近の出来事について、信念を考え直す用紙を使って取り組んでくるようにする。信念を考え直す用紙は、毎日1枚は記入してもらう（**配付資料8-1**参照）。

感想を確認する

　最後に、セッションについての感想を引き出し、セッション内容や新しい練習課題について質問がないか尋ねる。セッション中に出てきた重要な考えや発見を強化する。また、クライエントが話した重要なメッセージを覚えていられるよう、言及する。

配付資料8-1　**信念を考え直す用紙**　　　　　　　　　　　　　　　　　　　　　　　　　　　日付：＿＿＿＿＿

A. 状況	D. 考え直し	E. 問題ある思考パターン	F. 別の考え
嫌な気持ちにつながった出来事を挙げてください	考え直しの質問を使って、Bの考え／スタックポイントを見直しましょう。その考え／スタックポイントはバランスがとれて事実に基づいたものか、それとも極端なものか、考えてください（該当するもののみ）	問題ある思考パターン用紙を使って、あなたの考えが、問題を引き起こしやすいパターンになっていないか確認してください（該当するもののみ）	Bの他に、何と言えるでしょうか？ Bとは別の解釈をすると？ 別の考えをどのくらい信じられるか、0-100％で評定してください
	根拠？	結論への飛躍	
	反証？		
B. 考え／スタックポイント	習慣？ 事実？	過大・過小評価	
Aに関連する考え／スタックポイントを書いてください。この考え／スタックポイントを、どのくらい信じているか、0-100％で評定してください	見逃している情報は？	重要な部分の無視	
	全か無か？		
	極端さや誇張は？	過度の単純化	G. 以前の考え／スタックポイントの再評価
	一部だけに焦点？	過度の一般化	Bの考えを、今どのくらい信じているか、0-100％で再評定してください
	情報源は確かか？	読心術	
C. 感情	"あり得る"を"よくある"と混同？		H. 感情
悲しみ、怒りなど、どんな感情を感じていたかを記し、それぞれの感情の強さを0-100％で評定してください	もとにしているのは感情？ 事実？	感情による理由づけ	今、どのように感じていますか？（0-100％）
	関係ないことに注目？		

From *Cognitive Processing Therapy for PTSD: A Comprehensive Manual* by Patricia A. Resick, Candice M. Monson, and Kathleen M. Chard. Copyright © 2017 The Guilford Press. 本書の購入者は、個人利用・クライエント向けの利用にかぎり、資料をコピーできます（詳細は著作権表示ページ参照）。

第8章　自分で考え直せるようになる：セッション6・7　　151

配付資料 8-1A　信念を考え直す用紙（記入例）

A. 状況	B. 考え／スタックポイント	C. 感情	D. 考え直し	E. 問題ある思考パターン	F. 別の考え	G. 以前の考え／スタックポイントの再評価	H. 感情
嫌な気持ちにつながった出来事を挙げてください	Aに関連する考え／スタックポイントを書いてください。この考え／スタックポイントを、どのくらい信じているか、0-100%で評定してください	悲しみ、怒りなど、どんな感情を感じていたかを記し、それぞれの感情の強さを 0-100%で評定してください	考え直しの質問を使って、Bの考え／スタックポイントを見直しましょう。その考え／スタックポイントはバランスがとれて事実に基づいたものか、それとも極端なものか、考えてください（該当するもののみ）	問題ある思考パターン用紙を使って、あなたの考えが、問題を引き起こしやすいパターンになっていないか確認してください（該当するもののみ）	Bの他に、何と言えるでしょうか？ Bとは別の解釈をすると？ 別の考えをどのくらい信じられるか、0-100%で評定してください	Bの考えを、今どのくらい信じているか、0-100%で再評定してください	今、どのように感じていますか？（0-100%）
飛行機に乗らなければならない。	飛行機は危険だ。 75%	恐れ 100% 絶望感 75% 不安 75%	根拠？ 飛行機事故で死んだ人がいる。 反証？ 昔よりも安全は向上している。 習慣？ 事実？ 習慣。 見逃している情報は？ 毎日たくさんの人が飛行機に乗っているけれど、その人たちには何も起きていない。すべてのフライトが危険だとは言っていない。 極端さや誇張は？ 危険性を大げさに見ている。 一部分だけに焦点？ 飛行機事故のニュースがあると気づくけれども毎日安全に行われているすべてのフライトには注意を払っていない。 情報源は確かか？ 確かではない。乱気流の解釈を間違っていた。 "あり得る"を"よくある"と混同？ 事故はよく起こることだと思っていた。 もとにしている情報は？ 私は飛行機事故はよく起こるという話で育ってきた。 関係ないことに注目？ 多くの知り合いは飛行機を利用しているが、事故にあったことはない。	結論への飛躍 飛行機に乗れば事故が起こるものと決めつかっている 過大・過小評価 可能性を大げさに見ている 重要な部分の無視 毎日数え切れないほどの飛行機が飛んでいるけれども、事故を起こしてはいない。 過度の単純化 過度の一般化 読心術 感情による理由づけ 飛行機に乗るのが不安だからといって、飛行機が危険だということにはならない。	飛行中に私が死んでけがをする機会はあったら? いいえ。95% 急なトラブルで飛行機を襲っても、それに対して私は何もできない。80%	15%	今、どのように感じていますか？（0-100%） 恐れ 40% 絶望感 5% 不安 10%

配付資料8-1B　信念を考え直す用紙（記入例）

A. 状況	D. 考え直し	E. 問題ある思考パターン	F. 別の考え
嫌な気持ちにつながった出来事を挙げてください	考え直しの質問を使って、Bの考え／スタックポイントを見直しましょう。その考え／スタックポイントはバランスがとれて事実に基づいたものか、それとも極端なものか、考えてください（該当するもののみ）	問題ある思考パターン用紙を使って、あなたの考えが、問題を引き起こしやすいパターンになっていないか確認してください（該当するもののみ）	Bの他に、何と言えるでしょうか？ Bとは別の解釈をすると、別の考えをどのくらい信じられるか、0-100%で評定してください
部隊を率いて奇襲を受け、多くの部下が殺された。	根拠？ 待ち伏せを予測することはできなかった。	結論への飛躍	その時点では将来を知る術はなかった。85%
	反証？ 待ち伏せはそういうものだ予測するべきだったと考えることは、それが待ち伏せであるという事実を無視している。	防ぐことができたということ。	状況を考えれば、できるだけのことはした。90%
B. 考え／スタックポイント	習慣？ 事実？ 何年もそう言い続けてきた。	過大・過小評価	
Aに関連する考え／スタックポイントを書いてください。この考え／スタックポイントを、どのくらい信じているか、0-100%で評定してください	見逃している情報は？ それが待ち伏せだったということ。あの地域に反乱軍がいるという情報は入ってこなかった。	状況をコントロールする自分の力を過大評価。	
自分が防がなければならなかった。100%	全か無か？ 部隊を待ち伏せのなかに連れていった者などいない。	重要な部分の無視 それが待ち伏せだったという事実に注意を向けなかったかもしれないということ。	G. 以前の考え／スタックポイントの再評価
	極端さや誇張は？ 知らないのに防ぐべきだったということは極端だ。	過度の単純化	Bの考えを、今どのくらい信じているか、0-100%で再評定してください。
	一部分だけに焦点？ 私は部下に責任があるという点だけに焦点。	過度の一般化	10%
C. 感情	情報源は確かか？ 自分自身が自己非難の源。他は誰も私を非難しなかった。	読心術	
悲しみ、怒りなど、どんな感情を感じていたかを記し、それぞれの感情の強さを0-100%で評定してください	"あり得る"を"よくある"と混同？		H. 感情
悲しみ　100% 罪悪感　100% 絶望感　100% 不安　75%	もとにしていることに注目？ 事実？ 感情？ 関係ないことに注目？ 私が将校を辞官であったことと、未来を予測できなかったこと。	感情による理由づけ 罪悪感を感じるのだから、自分には罪がある。	今、どのように感じていますか？ (0-100%) 罪悪感　40% 絶望感　80% 不安　40%

配付資料8-1C　信念を考え直す用紙（記入例）

A. 状況	D. 考え直し	E. 問題ある思考パターン	F. 別の考え
嫌な気持ちにつながった出来事を挙げてください。CPTの練習課題をもらわずに一枚置している。	考え直しの質問を使い、Bの考え/スタックポイントを見直しましょう。その考えはバランスがとれて事実に基づいているものか、それとも極端なものか、考えてください（該当するもののみ）	問題ある思考パターン用紙を使って、あなたの考えが、問題を引き起こしやすいパターンになっていないか確認してください（該当するもののみ）	Bの他に、何と言えるでしょうか？ Bとは別の解釈をすると？ 別の考えをどのくらい信じられるか、0-100%で評定してください
	根拠？ 過去に、怒ったとき（=攻撃的に）行動したことがある。	結論への飛躍 感情を根拠にコントロールできなくなると、結論に飛躍している。	攻撃的な言動をしなくても怒りは表出できる。 60%
	反証？ 怒りは、本当に感じていても、自分で選択することではいることができる。その例からは離れることはいつでもできる。	過大・過小評価 本当はただ単に不快なだけのことを、激怒するものと同じように捉えている。	怒りは悲しみと同じように感情である。そのままに感じていて、行動をコントロールし続けることはできる。 60%
B. 考え/スタックポイント	習慣？ 事実？ 習慣。	重要な部分の無視 怒りを感じてもコントロールを維持していたこともあることを無視している。	
Aに関連する考え/スタックポイントを書いてください。この考え/スタックポイントを、どのくらい信じているか、0-100%で評定してください。 怒りを感じたら、コントロールできなくなるだろう。 50%	見逃している情報は？ 完全にコントロールを失っているわけではない。今でもどうふるまうかを選択している。	過度の単純化 コントロールできなくなるというのは誇張している。らはコントロールしていることだ。	
	全か無か？ 完全にコントロールを失っている。	過度の一般化 過去にも攻撃的になったことはあるが、用紙に記入すること、そうなるとは限らない。	G. 以前の考え/スタックポイントの再評価
	極端さや誇張は？ コントロールできなくなるというのは誇張している。ほらはコントロールしていることだ。	読心術	Bの考えを、今のどのくらい信じているか、0-100%で再評定してください 20%
C. 感情	一部分だけに焦点？ セッションか、腹が立って自分をコントロールできなくなるという点。	感情による理由づけ 怒りは必ずしも攻撃につながる。	H. 感 情
悲しみ、怒りなど、どんな感情を感じていたかを記し、それぞれの感情の強さを0-100%で評定してください 怒り 50% 恐れ 95%	情報源は確かか？ 確かではない。私の想定といえる。		今、どのように感じていますか？ （0-100%）
	"あり得る"を"よくある"と混同？ 用紙に記入するだけでコントロールを失う可能性は高くない。		怒り 30% 恐れ 35%
	もとにしていることは感情？ 事実？ 感情。		
	関係ないことに注目？ 練習用紙はすぐにできない、トラウマではない。		

From *Cognitive Processing Therapy for PTSD: A Comprehensive Manual* by Patricia A. Resick, Candice M. Monson, and Kathleen M. Chard. Copyright © 2017 The Guilford Press. 本書の購入者は、個人利用・クライエント向けの利用のみにかぎり、資料をコピーできます（詳細は著作権表示ページ参照）。

配付資料8-1D　信念を考え直す用紙（記入例）

A. 状況	D. 考え直し	E. 問題ある思考パターン	F. 別の考え
嫌な気持ちにつながった出来事を挙げてください	考え直しの質問を使って、Bの考え／スタッフポイントを見直しましょう。その考え／スタッフポイントが、どれで事実に基づいたものか、それとも極端なものか、考えてください（該当するもののみ）	問題ある思考パターン用紙を使って、あなたの考えが、問題を引き起こしやすいパターンになっていないか確認してください（該当するもののみ）	Bの他に、何と言えるでしょうか？ Bとは別の解釈をすると？ 別の考えをどのくらい信じられるか、0-100%で評価してください
友人が、知り合いに私をデートにさそがっている。	**根拠？** 以前、暴行のことをデートの相手に話した後、そのひとはとても優しくしてくれた。でも、だんだん距離ができて、ついにはあいに連絡をもらえなくなった。 **反証？** 夫と家族は、今も変わらず私を支えてくれている。 **習慣？ 事実？** 習慣。 **見逃している情報は？** 友人が私をつまらないデートにさせることはないだろう。 **全か無か？** 健康的な人の多くは、関係から逃げ出したりしない。 **極端さや誇張は？** 他人がどう反応するかを決めつけている。 **一部分だけに焦点？** 相手が私を非難するだろうという点。 **情報源は確かか？** 昔のネガティブな経験と健全でない人にょって、そう思うようになった。 **"あり得る"を"よくある"と混同？** 相手が私を気に入らないということもあるうる。 **もとにしているのは感情？ 事実？** 感情。 **関係ないことによって、誰が私を非難するわけではないかもしれない。**	**結論への飛躍** 1人のデートの相手に問題があったからといって、うまくいかないと想定している。 **過大・過小評価** 1人のデート相手にいるからといって、他の人もそうだとは限らない。 **重要な部分の無視** その人は健全で安全でなかった。 **過度の単純化** 話した相手がそのことにうまく対処できなくて、それは必ずしも悪いことではない。だって、その人との関係について（何が重要なのかがわかることになるのだから） **過度の一般化** 失敗などの1つの悪い経験があるからといって、誰もが同じように限らない。自分の制限された生活のことを話す必要はない。 **読心術** している。相手が考えることを想定している。まだ出会ってもいないのに。 **感情による理由づけ** 怖いという理由で、うまくいかないと思っている。	デートにようで、過去に暴行された経験を克服しようとしている自分を知ると、そんな自分を見て相手は距離を置くようになるだろうけれど、そう思うどのくらいで評価してください 60% とても温かく支えてくれる人たちもいる。 70%

B. 考え／スタッフポイント			G. 以前の考え／スタッフポイントの再評価
Aに関連する考え／スタッフポイントを書いてください。この考え／スタッフポイントを、どのくらい信じているか、0-100%で評価してください 誰とも親しくなれない。とても制限された生活を送るようになったことを知られないよう、人を近寄らせない。 75%			Bの考えを、今どのくらい信じているか、0-100%で再評価してください 50%

C. 感情			H. 感情
悲しみ、怒りなど、どんな感情を感じていたかを記し、それぞれの感情の強さを 0-100%で評価してください 恐怖　50% 悲しみ　80% 怒り　50%			今、どのように感じますか？（0-100%） 恐怖　25% 悲しみ　40% 怒り　10%

配付資料8-1E 信念を考え直す用紙（記入例）

A. 状況	B. 考え/スタックポイント	C. 感情	D. 考え直し	E. 問題ある思考パターン	F. 別の考え	G. 以前の考え/スタックポイントの再評価	H. 感情
嫌な気持ちにつながった出来事を挙げてください 反乱軍が多いとわかっている道に上官が私の部隊を送り出した。あの上官のせいで4人の友人たちが殺された。	Aに関連する考え/スタックポイントを書いてください。この考え/スタックポイントを、どのくらい信じているか、0-100%で評定してください 彼が4人を殺した。100%	悲しみ、怒りなど、どんな感情を感じていたかを記し、それぞれの感情の強さを0-100%で評定してください 怒り 100%	考え直しの質問を使って、Bの考え/スタックポイントを見直しましょう。その考え/スタックポイントはバランスがとれて事実に基づいたものか、それとも極端なものか、考えてください（該当するもののみ） 根拠？ 友人たちは死んだ！ 反証？ 補給が必要だったから上官は私たちを派遣したのだろう。 習慣？ 事実？ 上官が実際に友人たちを殺したのではない。 見逃している情報は？ 全か無か？ はい。 極端さや誇張は？ 極端だと思う。それでも、その命令は筋が通らなかったと思う。なぜあのとき行かなければならなかったのか、全員が生還できる可能性は十分にあった。 一部分だけに焦点？ あの時点で私たちを派遣することを（命令）が上官に対してあったのだろうか、私は知らない。 情報源は確かか？ 私の想定。 "あり得る"を"よくある"と混同？ もとにしていたのは感情？ 事実？ 上官があの命令を下した理由を私が知らないというのへの怒り。 関係ないことに注目？ 上官のせいだ？ 上官が、彼らが殺されることを意図していたのではない。	問題ある思考パターン用紙を使って、あなたの考えが、問題を引き起こしやすいパターンになっていないか確認してください（該当するもののみ） 結論への飛躍 上官が命令を下したときに何を考えていたかはわからないと思う。 過大・過小評価 しているか。 重要な部分の無視 命令の理由はわからない。 過度の単純化 非常に危険な場所ではあったが、それでもそこを通過する作業を行ったことはあった。 過度の一般化 読心術 上官の意図を読んでいる。 感情による理由づけ 上官は、彼らが殺されることを意図していた（怒り、非難している）。	Bの他に、何と言えるでしょうか？ Bとは別の解釈をすると？ 別の考えをどのくらい信じられるか、0-100%で評定してください 友人たちが死んだことはたまらない。あの補給作業が不可欠だとは思えなかったが、上官の考えや背後の事情はわからない。95% 非常に危険ではあったが、過去に4回、無事に通り抜けたことがあった。90%	Bの考えを、今どのくらい信じているか、0-100%で再評定してください 40%	今、どのように感じていますか？（0-100%） 怒り 60%

配付資料8-2　練習課題6

信念を考え直す用紙（配付資料8-1）を使って、毎日1つのスタックポイントを分析し、向き合ってください。信念を考え直す用紙は、日々の生活上の出来事でのネガティブな考えや、問題のある考え、それに関わる感情について考え直しをするためにも使うことができます。

配付資料8-3　安全のテーマ

自分の安全についての信念：危害から自分を守れるか、自分が物事をコントロールできるかについての信念

■ 出来事より前の経験が…… ■

よくないものだった	よいものだった
繰り返し危険な目にあったり、状況をコントロールできず、「自分を守ることはできない」と考えていた	特に危険な目にあうこともなく、たいていは安全に過ごしていて、「自分を守れるし世界は安全だ」と考えていた
↓	↓
トラウマの影響： そのとおりだと確信するようになる	トラウマの影響： それまでの信念が壊される

自分の安全についてのネガティブな信念がもたらす症状

- いつも絶え間なく不安がある
- 危険に関するイメージが突然浮かぶ（侵入思考）
- イライラ
- ちょっとしたことでも驚く（驚愕反応）、身体が覚醒状態にある
- 将来起こりうる被害についての強い恐怖

ありそうなスタックポイントの例

- 私は自分を危険から守ることができない
- 外に出れば、傷つけられる
- 恐怖を感じているということは、実際に危険な状況に置かれていることを意味する

■ 考え直せるとしたら…… ■

もし以前にこう信じていたら……	別の考えの例は……
「自分には起こりっこない」 こう思っていた場合、この考えと被害を受けた事実についてのズレを解決する必要があるかもしれません	「もう同じことは起こらないだろう。でも可能性はゼロじゃない。たとえそうだとしても、今の自分は、反応を調整するために使えるスキルを前よりもたくさん持っている」
「どんな危害からも自分の身を守れる」 こう思っていた場合、以前の考えとトラウマティックな出来事とのあいだのズレを解決する必要があるかもしれません	「何でもコントロールできるわけではない。けれど、今後トラウマになるようなことが起こる可能性を減らす対策はしていける」
「私は自分の身を守れない」 こう思っていた場合、新たに起こったトラウマティックな出来事は、その信念を強めます。自分を安全な状態に保つ能力に関わる、よりバランスのとれた新しい考えを生み出す必要があります	「私には、自分の安全を保つ能力が備わっていて、自分を危害から守るためのステップを踏むことができる」

From *Cognitive Processing Therapy for PTSD: A Comprehensive Manual* by Patricia A. Resick, Candice M. Monson, and Kathleen M. Chard. Copyright © 2017 The Guilford Press. 本書の購入者は、個人利用・クライエント向けの利用にかぎり、資料をコピーできます（詳細は著作権表示ページ参照）。

他者の安全についての信念：他者の危険性についての信念や、危害・けが・喪失を引き起こす他者の故意（意図）についての考え

■ 出来事より前の経験が…… ■

よくないものだった	よいものだった
小さい頃から「人は危険なものだ」と思って生活していて、世の中はそういうものだと思っていた ↓ トラウマの影響： そのとおりだと確信するようになる	小さい頃から「人は安全だ」と感じていて、「他者が危害を及ぼすはずはなく、安全を守ってくれる」と思っていた ↓ トラウマの影響： それまでの信念が壊される
他者の安全性についてのネガティブな信念がもたらす症状	
・人を避けたり、強い恐怖を覚えるようになる ・人と関わらなくなり、引きこもる	
ありそうなスタックポイントの例	
・世界中どこでも危険でいっぱいだ ・人々はいつも私に危害を加えようとしている ・安全な場所はどこにもない	

■ 考え直せるとしたら…… ■

もし以前にこう信じていたら……	別の考えの例は……
「他者は自分に悪意を抱いており、多くの人はあわよくば私を傷つけようとする」 こう思っている場合、この考えを修正する必要があります。さもないと、他の人とは信頼がおけて満足のいく関係を持つことはできません	「世の中には危険な人もいるけれど、人類すべてが自分に危害を加えようとしているわけではない」
「他者に傷つけられることなんてない」 こう思っている場合、この考えと被害を受けた事実についてのズレを解決する必要があるかもしれません	「誰か私に危害を加えるような人間はいるかもしれない。けれど、出会う人がみんな自分に危害を加えようとしているわけではない。他者から危害を受ける可能性を減らすために、予防策をとることはできる」

第8章　自分で考え直せるようになる：セッション6・7

> 配付資料8-4　練習課題7

信念を考え直す用紙（配付資料8-1）を使って、毎日1つのスタックポイントを分析し、向き合ってください。

安全についての資料（配付資料8-3）を読み、以前から持っていた信念が、トラウマによってどう影響を受けたかを考えてください。自分や他者についての安全の問題が何かあれば、その信念に向き合うために少なくとも1枚、信念を考え直す用紙を完成させてきてください。

残りの信念を考え直す用紙は、他のスタックポイントや、最近起きた嫌な出来事について取り組んでください。

From *Cognitive Processing Therapy for PTSD: A Comprehensive Manual* by Patricia A. Resick, Candice M. Monson, and Kathleen M. Chard. Copyright © 2017 The Guilford Press. 本書の購入者は、個人利用・クライエント向けの利用にかぎり、資料をコピーできます（詳細は著作権表示ページ参照）。

第 9 章

トラウマのテーマ
安全、信頼、力とコントロール

～セッション8−10～

セッション8・9・10の目標

　安全、信頼、力とコントロールのテーマについてのセッションにおける目標は共通しており、それぞれのテーマについて信念を考え直す用紙をふり返ることにある。また、未解決の同化のスタックポイントや、他のトラウマについてのスタックポイントがあれば、セッションや練習課題に組み入れる。セッション10では、自己価値や他者の価値を高めるための行動課題が2つ追加される。

セッション8：安全について話し合い、信頼のテーマを紹介する

セッション8の手順

1. 自記式尺度を確認する（確認のしかたは第6章を参照）
2. 安全のテーマや他のスタックポイントについての信念を考え直す用紙をふり返る
3. 信頼のテーマを紹介する
4. 練習課題を決める
5. 感想を確認する

信念を考え直す用紙をふり返る

　記入された用紙のふり返りから始め、スタックポイント（または、それに伴う感情）をうまく変えられたか、問題はなかったかを話し合う。自己や他者についての安全のテーマに関する用紙を少なくとも1枚完成させていることが理想である。治療者は、その他の練習用紙をふり返る前に、

必ず、安全についての用紙と、未解決の同化のスタックポイントについての用紙に焦点を当てる。セッション内に見られなかった用紙は、次のセッションまでに確認しておく。特定のスタックポイントにクライエントがよほど苦しんでいなければ、1つの用紙に時間をかけすぎないようにする。

　ほとんどの場合、安全のテーマの中心には可能性・確率（probability）の問題がある。よくある安全のスタックポイントに、「トラウマティックな出来事は**必ず**また起こる」という考えがある。レイプ被害者は、「男はみんなレイプ犯だ」と言うかもしれない。また、軍関係者や隊員、退役軍人は「自分はきっと戦闘で死ぬ」や「世の中は危険だから家族だけで外出させたくない」と言うことがある。これらのスタックポイントによってクライエントの生活は大きく制限される。レイプ被害者は、デート、パーティー、あるいは、人前に出ることにさえ恐怖を抱いているかもしれない。兵士は現在派遣されていたり、派遣が迫っていたり、危険だと思い込んでいる他国と関わる任務をすることに、非常に苦しんでいることがある。

　セッションのなかで、用紙の記入内容に手を加えてもらうよう具体的に促すことが重要である。そうすればクライエントは、修正された用紙を自宅で見返すことができる。また、治療のこの段階でも、自分の考えに固執するあまりに、出来事を他の角度から見つめることが非常に難しいクライエントもいる。安全についての過剰調節のスタックポイントに取り組めない場合、治療者にはさまざまな介入の選択肢がある。たとえば、トラウマティックな出来事が再び起こる可能性に注目するよう手助けをする。日々の生活のなかでは、重大なトラウマティックな出来事を経験する可能性が実際にはきわめて低いことを理解できるように、別の出来事が起こる現実的な確率に目を向けるよう求める。「必ずまた起こる」というスタックポイントを抱いている場合、日常生活のなかでそのスタックポイントに基づいて行動し、以前は問題のなかった状況が避けられていることが多い。

　この場合、たとえば次のようなアプローチを行う。大型スーパーに行くのは危険だと言うクライエントには、そのスーパーでの犯罪率を調べてもらう。レイプ被害者には以下のような質問をしてみるとよい。

　　　世界中に男性は何人いますか？　その36億の男性のうち、何人に出会ったと思いますか？そのうち何人が、あなたをレイプしようとしたでしょうか？　実際はあなたを助けようとしたり、親切だった男性はいますか？　では、親切な男性に出会う確率と、あなたをレイプしようとする男性に出会う確率では、実際にはどちらが高いですか？

　交通事故の被害者が運転を恐れている場合、過去に何回運転し、何回事故でけがをしたのかを尋ねる。

　　　T：今までに何回、交通事故でけがをしましたか？
　　　C：一度もありません。でも、交通事故のニュースはしょっちゅう見ます。
　　　T：事故にあう前は、そうしたニュースに気づいていましたか？
　　　C：いいえ、特には。
　　　T：これは「選択的注意」というものです。注意を向ける対象を選択している、つまり、実際にそのことが起こったため、以前は注意を向けていなかったことに今は気づくわけで

　　　　す。ですが、事故が起こる確率が高くなったという根拠はありますか？　あるいは、あ
　　　　なたが事故に巻き込まれやすくなったことの根拠は？
　　C：ありません。ただ、事故が起こりうることを前より意識するようになっただけですね。
　　T：だとすれば、これからは以前よりも注意深く運転するのではないでしょうか？
　　C：そうですね。二度と運転中にメールは打ちません。

　治療者は、クライエントは事故に「あう」ことを知らなかったことを指摘し、事故が「起こり得る（could）」と言う場合と「必ず起こる（will）」と言う場合とで、どう感じるかを尋ねた。クライエントはそれぞれの言い方で感じ方が違うこと、「起こりうる」と「必ず起こる」は確率的に全く意味が違うこと（後者は100％だが前者はそれ以下）に気づくようになった。このセッションではこのテーマについてそれ以上話さず、信念を考え直す用紙でさらに取り組んでくることとなった。用紙のB欄には「もし運転したら、私は必ず事故にあう」と書いて、練習課題とされた。
　スタックポイントをうまく考え直せた用紙があれば、クライエントにその用紙を何度も定期的に読み返すように勧め、その考え方に馴染んでもらうようにする。単に話をするだけではなく用紙に書くことを重視するのはこのためであり、書いておくことで何度も読み返すことができる。

信頼のテーマを紹介する

　セッションの残りの3分の1を使って、信頼のテーマを紹介する。治療者とクライエントとで、信頼のテーマの資料（**配付資料9-1**）にざっと目を通す。たとえば、次のように言ってこの資料を渡す。

　　　自分への信頼には、自分の思考や認識、判断は信じられるという信念が含まれます。トラウマティックな出来事の後、多くの人は後知恵で自分を疑うようになり、トラウマの多くの側面について疑問を持つようになります。出来事が起こった状況での自分の判断、出来事のあいだの自分の行動を疑問に思うようになり、さらに、とりわけ暴行の加害者が知人であった場合には、他人の性格を判断する能力が信じられなくなります。
　　　逆に、他者への信頼は、他者を信じて頼りにすることについてバランスのとれた感覚を持つ能力と関わっています。他者への信頼も、トラウマティックな出来事の後には、崩れてしまうことがよくあります。信頼していた人に裏切られてトラウマティックな出来事が起こった場合にはもちろんですが、トラウマティックな出来事の最中やその後に助けてもらおうとしたり、支えてもらおうとしたときにも裏切られたと感じることがあります。たとえば、戦闘中に指揮官が重大な間違いを犯したと思った兵士は、「いかなる状況でも自分の安全を守るためには誰も信頼してはならない」と考えるようになるかもしれません。また、親から暴行を受けた子どもは、成長すると「誰も信じられない」と思うかもしれません。そうした信念を何十年も持ち続けるクライエントもいます。この場合、他の人たちの裏切りを示す事実が本当にあったのか、他の人たちの行動には別の説明がありうるかどうか、考えないままでいることがほとんどです。たとえば、間違っていたのは軍情報部だった、または、虐待していないほうの親は虐待の事実を知らなかった、などの説明です。

練習課題を決める

　信頼についての心理教育を強化するために、信頼のテーマの資料（**配付資料9-1**）をクライエントに渡す。もし、クライエントの行動や発言、スタックポイント・ログから、自己や他者への信頼に関する問題が見てとれたら、次のセッションまでに少なくとも1枚、信頼に関する用紙を記入してきてもらうようにする。それがなければ、これまで見つけてきた他のスタックポイントや、トラウマに関係して苦痛となっている最近の出来事について、信念を考え直す用紙を使って取り組んでくるようにする。信念を考え直す用紙に1日1枚取り組んできてもらう（**配付資料9-2を参照**）。

感想を確認する

　これまでと同様に、セッション8でも感想を引き出し、セッション内容や新しい練習課題について疑問がないか尋ねる。セッション中に出てきた重要な考えや発見を強化する。また、クライエント自身が話した重要な気づきを持ち帰れるよう、言及する。

セッション9：信頼について話し合い、力とコントロールのテーマを紹介する

セッション9の手順

1. 自記式尺度を確認する（確認のしかたは第6章を参照）
2. 信頼のテーマや他のスタックポイントについての信念を考え直す用紙をふり返る
3. 力とコントロールのテーマを紹介する
4. 練習課題を決める
5. 感想を確認する

信念を考え直す用紙をふり返る

　用紙のふり返りから始め、信頼についてのスタックポイントに取り組む。必要があればソクラテス式問答を通して、別の考え方を引き出し、セッションのなかで練習用紙に追記してもらうようにする。練習課題を通して、他の同化のスタックポイントや、信頼のテーマ以外に関連するスタックポイントが新しく見つかることもある。スタックポイントをしっかり考え直せたかどうかを確かめるためにも、治療者はセッション中になるべくすべての用紙を確認する。

　トラウマを経験した多くの人にとって、信頼は連続線上のものではなく、全か無かの概念となっている。そのため、他者を極端に信頼しすぎるか（たとえば、「同年代の人はみな信頼できる」など）、信じるに値する証拠が圧倒的にある状況でないかぎり、他者を全く信じなくなる。その結果、

人と関わらず引きこもるようになるか、不健康で一方的な人間関係を持つようになる。さまざまな種類の信頼があり、重要なものもそうでないものもあることを理解できるように、さまざまな種類の信頼を例示する（たとえば、秘密を打ち明けられるという信頼、医者やパイロットの能力への信頼、忠誠心、頼りになるかどうか、クライエントの情報を悪用しないか、など）。

ソクラテス式問答を通して、信頼とは連続線上のものでいろいろな面を持ち、人によって程度があり種類もさまざまであるという考えを深められるよう援助する。たとえば、以下のように会話を進める。

C：私のスタックポイントは、「もし他人を信じたら、傷つけられる」です。
T：まず、「傷つけられる」とはどういう意味ですか？
C：そうですね、身体を傷つけられたり、拒絶されることだと思います。
T：つまり、さまざまな傷つけられ方があるということですね？「信頼」とはどういう意味ですか？　とても大きな意味を持つ言葉ですね。
C：どういう意味ですか？　人は信頼するか、しないかです。
T：信頼にはさまざまな種類と程度があると考えるといいかもしれません。たとえば、ペットのイヌやネコ、子どもを預けられるくらい信頼できるけれど、1000円貸したら返してくれなさそうな人がいますか？
C：います。
T：人としては完全に信頼できるけれども、映画の待ち合わせ時間では信用できない人は？
C：ええ、そういう人もいますね。
T：その人がどんなことでは信頼できて、どんなことではできないかがわかるまでには、時間がかかるものではないですか？
C：だからこそです。誰も信用しないほうが安全なんです。
T：お考えはわかりますが、そう考えると問題が出てきませんか？
C：どういう意味かわかりませんが。
T：つまり、あなたのことを心から大切に思っている人がいるとします。でも、身に覚えがないのに、信頼できないというメッセージを送られ続けたら、側にい続けようと思うでしょうか。
C：ずっといい続けようとは思わないでしょうね。人の気持ちを傷つけるつもりはないのですが。
T：「どこまでやれば十分なのか」と自分に聞いてみる必要があるかもしれません。たしか最初のセッションで、孤独はうんざりだとおっしゃいましたよね。
C：でも、最初から人を信頼したら、傷つけられます。
T：わかりました。それが、考え直さなければならないスタックポイントです。たしかに、傷つけられるかもしれませんし、あなたの信頼は踏みにじられるかもしれません。でも、夕食に20分遅れてこられるのと、2万円盗まれるのとは同じでしょうか？　真ん中から始めて、そこから相手の行動を評価することもできるかもしれません。
C：どういう意味ですか？
T：「完全に信頼できる」と「全く信頼できない」の真ん中をゼロと呼ぶことにします。「全く情報がない」「情報ゼロ」ということです。そして、信頼とは、真ん中の点から一直

線上にあるものとしてではなく、いろいろな方向を持つ星型に線がのびているものとして考えることができます。相手によって、信頼の種類や程度もさまざまです。（**配付資料9-3と9-3Aを見せる**）信頼のスターの練習用紙を書いてみましょう。まず、いろいろな種類の信頼をリストアップします。それから、周囲の誰か1人を選び、その人をどれだけ信頼しているか、ここで挙げたさまざまな側面で評定してみてください。つまり、お金を貸すなら「〇〇（友人や親戚の名前）」を信頼できるが、子どもを預けたり秘密を打ち明けるなら他の友人にする、といったことです。相手のことをよく知れば、多くのことで信頼できることがわかってくるかもしれません。すべての人を、すべての領域で同じように信頼しなくてもいいのです。たとえば、自動車整備工に車の修理はしてもらうけれど、イヌの散歩はしてもらわないでしょう。その人の限界を知ればつきあい方も判断できますし、過剰な期待をするあまりに裏切られて傷つけられることもなくなります。

C：それはわかりますが、また傷つきたくはないです。

T：たしかに、傷つきたいと思う人はいないですね。傷つく可能性を減らす最善の方法は、ある点について相手が信頼できるか判断できるようになるまで、小さなことからゆっくり始めることです。また、相手があなたにどれぐらい本当のことを話しているかを観察してみてください。もしも秘密を打ち明けていないようでしたら、それはあなたに対する信頼について多くを語っています。

C：ええ、それはわかります。

T：他にも、どの点でどれだけ信頼できるかを判断する方法があります。その人が他人とどう接しているか、その人の友だちや家族を好きになれるかどうか、その人がさまざまな状況でどう行動しているか、などを観察します。バスケットボールのチームで一緒にプレーするのに、命を預けられなければなりませんか？　さて、では記入してきた用紙をふり返って、「人を信頼すると傷つけられる」という考えについて詳しく見ていきましょう。

　自己非難の同化から信頼のスタックポイントがもたらされていることがあるため、他者についての信頼だけでなく、自己についての信頼もしっかり確認することが重要である。自分への信頼でよく見られるスタックポイントは、自分の判断力についてである。これは、自分がしたこと、しなかったことのせいでトラウマ体験をしたという信念や、トラウマティックな出来事が起こることを「知っておくべきだった」という信念から生じる。後知恵バイアスと結果に基づく推論によって、クライエントは、出来事があった当時のまま事実を見るのではなく、いま知っている情報に基づいて、起こったことに対して自分を責め、痛めつける。信念を考え直す用紙に取り組めば、当時の事実を客観的に見られるようになり、正確でない結論の一部を崩せる。たとえば、

T：では、いつも間違った判断をするということの根拠は何ですか？

C：そうですね、あの道を通るという判断は間違いでした。

T：毎日バス停から通る道で、その夜に限って安全でないと考える理由は何もなかった。これが私たちの結論ではなかったでしょうか。

C：そうですね、そのことは、いつも誤った判断をすることの「根拠」にはならないでしょ

う。[信念を考え直す練習用紙のDの欄の最初の質問を見る]
T：今週は、危険だと思ったことで、何回誤った判断をしましたか？
C：そう言われれば、1回もしていません。わざと間違った判断をすることはありませんし。
T：でしたら、そのことは、自分の判断は信頼できないという考えに反する根拠ではないですか？
C：うーん……そうですね。
T：では、自分が誤った判断をするというのは、習慣的な考えでしょうか、それとも事実でしょうか？
C：習慣ですね。

　最後に、なぜ、友人や家族がトラウマティックな出来事を聞いた後、初めはクライエントから距離を置くことがあるのか、その理由を考える手助けをする必要があるかもしれない。このことを、非難や裏切りだとしか思えないクライエントもいる。信念を考え直す用紙を用いることで、クライエントは、愛する人の行動が、彼らの無力と弱さの現れだったかもしれないと考えられるようになる。あるいは、愛する人は、クライエントのトラウマに対して、単にどう反応すればいいのかがわからなかっただけかもしれない。この用紙は、他の人もトラウマティックな出来事のために苦しんいるかもしれないことや、他の人の反応は本人なりのやり方で感情をコントロールしようとした結果かもしれないことを理解する助けになるだろう。あるいは、相手の反応を観察することで、その友人や家族が、少なくともこの面においては信頼できる人ではなく、深刻な話を打ち明けるべき相手ではないことが明らかになるかもしれない。

　信頼についてのスタックポイントに取り組むときには、こうした過剰調節のスタックポイントを持つことの利点と欠点について尋ねるといいだろう。クライエントは、自分を非難して今後の自分の判断を疑っていればトラウマの再発を防ぎ、将来をコントロールできると答えることがよくある。この答えは、次の力とコントロールのテーマの紹介にスムーズにつながる橋渡しになりうる。

力とコントロールのテーマを紹介する

　続いて、次のテーマである力とコントロールを紹介する。次のセッションまでに、考え直すべき追加のスタックポイントを見つけられるように、力とコントロールの資料（**配付資料9-4**）を渡し、セッションの後に読んでもらうようにする。自己に関する力とコントロールは、問題を解決でき、新しい挑戦に向き合える自分の能力についての信念を指す。トラウマティックな出来事は、およそ被害者のコントロールが及ぶものではないことが多い。それゆえ、その反動として、トラウマティックな出来事が将来起こる可能性を取り除こうと、人生のあらゆる側面を完全にコントロールしようとする。この場合、他人がミスをすることにも耐えられなくなることがある。反対に、トラウマティックな出来事を過度に一般化し、自分は無力で何もコントロールできないと信じることもある。その結果、自分の判断に疑問を持つようになり、意思決定を他人に任せるようになるかもしれない。

　他のテーマと同様に、力とコントロールも連続線上のものであり、さまざまな側面を持つ（たとえば、感情、行動、衝動に対する自己コントロール）。ソクラテス式問答を通して、物事は全か無か、

白か黒かに限らないと考えられるよう援助できる。以下のように尋ねてみるとよい。「何に対するコントロールですか？ 感情ですか？ 毎日、服を着がえることですか？ 子どもに対してですか？」。PTSD患者は、感情をコントロールしなければならないと思い込んでいることも多い。感情をコントロールしないと、「感情に対処できなくなり」「完全にコントロールを失ってしまう」からである。パートナーから精神的にも身体的にも被害を受けている女性は、自分の面倒すら自分でみることができず、虐待的な関係から抜け出せないと信じ込むようになる。パートナーに洗脳されて、自分は無能で無力だと信じ込まされているのかもしれない。

　他者についての力とコントロールは、相手の力についての信念と、人間関係上で起こることを自分がコントロールできるかどうかの信念に関わる。トラウマを体験した人の多くは、安全と安心を得るために、人間関係のあらゆる側面をコントロールしようとし、他の人がコントロールすることを全く許せなくなることがある。このため、今までの人間関係が崩れることがあり、健康的な人間関係を新たに築けなくなる。トラウマティックな出来事が大人になってから起こったのであれば、人間関係における変化を確認することが重要である。インデックストラウマが幼少期に起こったのであれば、力とコントロールのスタックポイントを見つけるには、より広く長期的な人間関係のパターンについて質問することが有効である。なかには、他者がどの程度自分をコントロールしているかのスタックポイントや、人から指図されることに耐えられないスタックポイントを持つ人がいる（これは権威や権力についてのテーマ）。そうした人は、「自分は無力だ」「いつも他者が自分をコントロールしようとしている」「自分の人生は他人にゆだねられている」といった過剰調節のスタックポイントを持っているかもしれない。重症のPTSD患者では、他者についてのコントロールの問題が妄想に近いかたちをとり、「自分は他人にコントロールされている」「他人の意のままにされる」などと表現されることがある。

練習課題を決める

　セッション中に行っていなければ、生活のなかで関わっている誰かについて、信頼のスター（**配付資料9-3**）を記入してもらうのを課題にする。また、セッション内での心理教育を強化するために、力とコントロールのテーマの資料（**配付資料9-4**）を読んでもらう。クライエントの行動や発言から、自己や他者に関する力とコントロールの問題が見てとれたなら、次のセッションまでに少なくとも1枚、力とコントロールに関する用紙を記入してきてもらう。それがなければ、これまで見つけてきた他のスタックポイントや、トラウマに関係して苦痛となっている最近の出来事について、信念を考え直す用紙を使って取り組んできてもらう。信念を考え直す用紙を、1日1枚記入する（**配付資料9-5を参照**）。

感想を確認する

　これまでと同様、最後に感想を引き出し、セッション内容や新しい練習課題について質問がないか尋ねる。セッション中に出てきた重要な考えや発見を強化する。また、クライエントが話した重要な気づきを持ち帰れるよう、言及する。

セッション10：力とコントロールについて話し合い、価値のテーマを紹介する

セッション10の手順

1. 自記式尺度を確認する（確認のしかたは第6章を参照）
2. 信頼のスターの用紙、力とコントロールなどについての信念を考え直す用紙をふり返る
3. 価値のテーマを紹介する
4. 練習課題を決める
5. 感想を確認する

信頼のスターと信念を考え直す用紙をふり返る

　信頼のスターの練習用紙（**配付資料9-3**）のふり返りから始める。日常生活で関わっている人があらゆる面で信頼できる必要はないことについて、クライエントの理解を確かめる。友人や家族についてポジティブな信頼が少ししか書かれていなければ、「この人を信頼して髪を切ってもらえますか？　車を修理してもらったり、歯を抜いてもらえますか？」と尋ねる。あるいは、ポジティブな点がほとんどなければ、何か信頼できる点はないか尋ねる。トラウマを持つ人は、他人について信頼できるところを見つけられないことがある。この場合、最も基本的なことを考えてもらう（たとえば、病院に連れていってもらう、食事に毒を盛らない、ペットの世話をしてもらう、など）。

　それから、信念を考え直す用紙を用いて、力とコントロールについての取り組みに焦点を当てる。トラウマを抱える人の多くは、「自分は無力だ」と信じている。しかも、「つねに状況をコントロールしていなければならない」と信じていることも多いため、力とコントロールについてバランスのとれた見方ができることはとても重要である。無力だと感じているにもかかわらず、同時にコントロールしていなければならないという矛盾は、多くの人にとって大きな混乱や不安の原因となる。その結果としてクライエントがとる行動によって、職場や社会での人間関係がひどく損なわれることが多い。現実的には、周囲で起こりうるあらゆる出来事や他者の行動をすべてコントロールすることは不可能である。しかし一方で、周囲に対して自分が全く無力だというわけでもない。人は出来事の経過に何かしらの影響を与えられるし、通常は、出来事に対する自分の反応をコントロールできる。

　もしクライエントが自分の生活を何もコントロールできないと言うのなら、典型的な1日をざっとふり返り、すべての判断に注目してもらう。そうすれば、自分が1日のうちにどれだけ多くの判断をしているかに気づくものである（何時に起き、何を着て、何を食べ、交通規則を守ったかどうか、など）。こうした判断は無意味だと否定してかかるクライエントもいるかもしれないが、毎日こうした判断をしていることを自分の力と捉えられるよう援助することが重要である。クライエントは、トラウマティックな出来事が起こった場所や状況に自分を置くことにつながった日常的なちょっとした判断について自分を非難していることが多い。そのようなクライエントには、

トラウマティックな出来事が起こっていなかったら、その些細な判断を思い出すことがあったかどうか、また、その判断は出来事以前に同じような状況でくだした多くの判断と同じようなものかを尋ねる。悲劇的な結果に至ったからこそ、人は自分がその日にしたあらゆる判断に戻って考え直し、心の中でやり直そうとする。これは、全くもって正常なことである。なぜなら人は、自分と自分の周囲の大切な人の安全を完全にコントロールしていると信じたいものだからである。人は、トラウマティックな出来事も将来のあらゆる状況もコントロールでき、防ぐことができるのだと信じようとして、コントロールが効いたはずの要素を後から探すようになる。しかし、トラウマの出来事の前に何かしらの選択や判断をしていたからといって、その選択が出来事の原因であることを意味するわけではない。

　たとえば、あるクライエントは生活の多くの領域で、自分を無力で無能だと信じていたが、それは子どもの頃に体験したトラウマティックな出来事の最中、無力感を感じていたためだった。無力感の結果として、職場の同僚や友人に自分の考えを言えず、また、他人の圧力に屈してやりたくないこと（友人を車で送っていったり、人にお金を貸したり）をすることがよくあった。このクライエントは、「自分のことを大事にしたらうまくいかなくなるに決まっているし、みなが私から去っていくに違いない」と思い込んでいた。その結果、満足の得られない仕事から逃れられるはずはないと考えるようになっただけでなく、業務の締め切りや残業についての上司からの理不尽な要求にも何も言えないものだと無力感を抱いていた。

　このクライエントは、信念を考え直す用紙を使って、自分の持つ選択肢を見つめていくなかで、自分が全く無力なわけではなく、いくつかの選択肢を持っていることを理解し始めた。何人かに、自分のところに転職しないかと何度か声をかけられたことを思い出し、また必要以上に時間をとられることのない健全な友人関係も持っていたことに気づくことができた。その結果、上司に自分の意思や考えを言えるようになった。そして、自分の境界線をしっかり維持する力と、強い決断力が評価され、昇進することになった。クライエントは、こうしたやりとりを通して、自分が他人の行動を変えられることや、自分を尊重してくれない人と関わる必要はないことを理解できるようになった。

　また、なかには、悪いことが絶対に起こらないようにしようと、正反対の過剰なコントロール行動をとるクライエントもいる。この場合、「トラウマティックな出来事が起こるのは防げたはずだ」という同化の信念を持ち、それを過度に一般化して「悪いことが起きたら、それは自分のせいだ」という過剰調節の信念を抱いていることが多い。繰り返しになるが、この点からも、同化のスタックポイントを優先して焦点を当てることが重要になる。過剰調節のスタックポイントの根拠として、同化のスタックポイントを用いることが多いためである。

　力とコントロールの問題は、強迫行動（鍵を閉めたかどうかを繰り返し確認する、強迫的な整理整頓、過食嘔吐、飲酒など）がどれだけあるかを質問することで発見できることがよくある。こうした強迫行動は、クライエントにとっては周りの世界をコントロールしていると信じるための方法かもしれないが、同時に、感情からの逃避や回避となっていることもある。しだいに、こうした強迫行動で自分が世界をコントロールしているのではなく、逆に強迫にコントロールされていると感じるようになることがある。強迫行動をコントロール行動ではなく、コントロール「できない」行動と捉え直してもらうことで、強迫行動がじつは役に立つものではないという考えに気づいていけるかもしれない。

　力とコントロールのテーマが、怒りや、怒りをコントロールできないことの話し合いにつなが

ることがある。この場合、セッション1で紹介した基本的な生物学的反応を思い出してもらうことが役に立つ。生理学的な覚醒に由来するいらだち、不眠、頻発する驚愕反応といったPTSDの過覚醒症状の一部に怒りがあることを指摘する。また、恐怖だけでなく、怒りも闘争―逃走―凍結反応の一部であることを指摘するのも重要である。トラウマ関連の刺激（手がかり）への闘争反応として、怒りが出てくることがある。しだいに、クライエントは怒りを感じることを恐れるようになっているかもしれない。トラウマを想起させるからだけでなく、暴力的に反応してしまうと考えるからである。

　トラウマを経験した人のなかには、出来事のあいだは怒りを感じなかったが、後になって怒りが出てきたと言う者もいる。危害を加えた人間がもはやそこにいないために（あるいは危険すぎて）相手に怒りを向けられず、行き場を失った怒りだけが残され、やるせない怒りとして経験されることがある。被害者のなかには、こうした怒りを自分の家族や親しい友人に向ける者もいる。残念なことに、多くの人は怒りと攻撃の違いや、怒りの感情に適切に対処する方法を教えられたことがなく、攻撃と怒りは同じであると信じている。

　後から考えれば大した問題ではない些細なことにさえも、怒る以外の選択肢がないと感じるクライエントもいる。場合によっては、自分からコントロールを奪って無力感を生み出したと思う相手に怒りを向けることもある。こうした怒りは社会全般、政府、行政機関、役所、他の集団や個人など、何らかの面で出来事を防ぐ責任があるとクライエントが考える対象に向けられる（継父による子どもへの虐待を防げなかった母親など）。罪悪感の場合と同じように、予知不可能性と責任と意図とをクライエントが区別できるように援助する必要があるかもしれない。出来事を意図的に引き起こした加害者のみが非難される。出来事の舞台を用意したという意味で責任を持つ者や、不注意のために危険を高めた者もいるかもしれないが、そうした人に対しては、意図的な加害者と同じだけの非難や怒りを向けるべきではない。

　逆に、怒りを自分自身に向けることもある。こうしたクライエントは、トラウマティックな出来事が起こるのを防いだり、自分を守ったりするために「すべき」だったことだけでなく、現在の生活でし続けているあらゆる誤ったことにも注意を向ける。自分の行動を変えたところで出来事は防げなかったことや、実際にはもっと悪い結果になっていたかもしれないことにいったん気づければ、怒りが和らいでいくことが多い。

　自分・他者のための力の使い方の資料（配付資料9−6）をクライエントに渡す。以下のように紹介する。

> 　人は自分や他者のために力を使うことができますが、それにはさまざまなやり方があります。適切にも不適切にもできますが、この資料はいくつか例を与えてくれます。たとえば、つきあっている人に対して、あれとこれとそれをしてくれなければセックスをしないと告げたとします。これはネガティブなかたちで力を使っていることになるかもしれません。あるいは、他者の期待を満たそうとするためだけに自分の行動を決めるのであれば、自分の力をすっかり他者に与えていることになります。そうでなくて、行動をする（しない）理由が、自分がそうしたくて、そうすれば気分がいいというのであれば、適切に力を使っていることになります。
>
> 　この用紙のそれぞれの欄に当てはまるような、ご自身の行動を教えていただけますか？　変えたいと思う行動はありますか？　どんなスタックポイントが邪魔して、行動を変えられ

ずにいますか？

配付資料9-6は、力とコントロールのスタックポイントをさらに見つけるために用いる。スタックポイントが見つかれば、セッション中に信念を考え直す用紙を使って取り組むか、練習課題とする。

価値のテーマを紹介する

セッション10の残りの部分では、価値のテーマに焦点を当てる。このテーマを簡単に紹介し、トラウマティックな出来事によって自己価値や他者の価値についての見方がいかに破壊されうるかを説明する。大人になってからトラウマを体験した場合は、出来事より以前のクライエントの自己価値について話し合う。もし幼少期に起こったなら、トラウマティックな出来事によっていかに自己像が形成されてしまい、安全で健全な環境で自己価値観が育まれる機会がなかったかを理解できるよう援助する。

治療のこの時点で、行動を通した練習課題を新たに2つ追加する。コンプリメント*を与え・受けることと、条件なしに毎日自分にとってよいこと**を少なくとも1つすること（運動する、雑誌を読む、友だちに電話をかけておしゃべりする、など）である。あるいは、自己価値を感じられるような、社会にとって価値のある活動を選んでもよい（ボランティア活動など）。これらの課題は、「自分はコンプリメントを受けたりうれしい出来事を体験したりするに値する人間であり、あえてそれらを得ようとしたり、あきらめたりする必要はない」という考えにクライエントが馴染んでいき、自己価値を築く助けになるよう意図されている。また、PTSDの人は社会的に孤立する傾向があるため、他の人と社会的につながる助けにもなる。クライエントはこれまで、コンプリメントを拒否したり、以前からの信念に合うよう歪めて解釈してきたかもしれない。そのため治療者は、歪んだ答え方ではない反応（素直に「ありがとう」と言うなど）を教える必要がある。うれしい出来事や価値ある出来事に再び触れられるようになれば、この孤独から抜け出し、（理想的には）人とつながり始める助けとなる。人を避けたり、孤立しているPTSDのクライエントは、以前は楽しんでいた活動をしなくなっていることがある。以前に関わっていた活動や人間関係に復帰する方法を考える必要があるかもしれない。

練習課題を決める

価値のテーマの資料（配付資料9-7）と練習課題（配付資料9-8）を渡し、このセッションの心理教育を強化する。クライエントの行動や発言から、自己や他者の価値に関するスタックポイントが見てとれたら、次のセッションまでに少なくとも1枚、価値について用紙に取り組んできてもらう。もしなければ、これまで見つけてきた他のスタックポイントや、トラウマに関係して

---

* Compliment に当たる日本語は、"褒める""賛辞を贈る""丁重に挨拶する"などである。臨床上では、"受けた人がうれしくなったり、あたたかい気持ちになったりする行動や言葉"と伝えればほとんどの患者は理解する。"ほっこり"と表現するとよく理解する患者もいる。相手の目を見て挨拶したり、「ありがとう」と意識して言ってみたり、相手の服や持ち物を褒める、「元気？」と声をかけるなど、些細な行動や言葉でかまわない。

** "よいこと"や"うれし楽しい活動"は nice things や pleasant activities の訳である。自分がうれしい、楽しい、心地よい、癒されるなどと感じる活動であり、こちらも些細な行動でもかまわない。

苦痛となっている最近の出来事について、信念を考え直す用紙を使って取り組んでくるようにする。信念を考え直す用紙に、1日1枚取り組むようにする。

感想を確認する

これまでと同様に、最後に感想を引き出し、セッション内容や新しい練習課題について質問がないか尋ねる。セッション中に出てきた重要な考えや発見を強化する。また、クライエントが話した重要な気づきを持ち帰れるよう、治療者のほうでも言及する。

配付資料9-1　信頼のテーマ

自分の信頼についての信念：自分の判断や決定を信じたり信頼をおけるかどうかの信念。自分自身を信頼することは、他者と健康的で信頼のおける関係を持つ前提となる、重要な土台となります。

■ 出来事より前の経験が…… ■

よくないものだった	よいものだった
つらい出来事があったときに人から責められた経験があり、「自分は状況や他者をしっかり判断できず、物事をきちんと決定できない」と考えていた	それまでの経験から、「自分は判断力があるし、物事を決定することもできる」と考えていた
↓	↓
トラウマの影響： そのとおりだと確信するようになる	トラウマの影響： それまでの信念が壊される

自分の信頼についてのネガティブな信念がもたらす症状
・自分自身に裏切られたような気持ち ・不安、混乱 ・過度に注意深くなる ・物事を決められない ・自分自身を疑ったり、過剰なまでに自分を批判する

ありそうなスタックポイントの例
・私には正しい判断ができないから、他の人が判断するままにまかせるべきだ ・性格をちゃんと判断できないから、誰が信じられるかわからない ・自分で選択しても、決していい結果にはならない

■ 考え直せるとしたら…… ■

もし以前にこう信じていたら……	別の考えの例は……
「自分の判断を信頼できない」 「自分はいつも間違った判断をする」 最近起きたトラウマティックな出来事は、こうした信念を強めます。出来事があなたのせいではないこと、あなたの判断がトラウマを引き起こしたわけではないことを理解することが重要です	「完璧ではないけれど、自分の判断を信じることはできる」 「状況や人についての判断が間違っていたとしても、それはありうること。他者が何をするのか、状況がどうなるかをいつも正確に予測することはできない」
「自分は完璧な判断力を持っていて、判断ミスすることはありえない」 こう思っていた場合、トラウマティックな出来事はこの考えをくつがえしてしまいます 新しい考えでは、ミスをすることもあるものの、	「いつも完璧な判断ができる人なんていない。予測不能の状況で自分にできうる判断をしたのだし、完璧ではないにしても、いまでも自分の判断や決定を信じることはできる」 「私の判断ミスがその出来事を引き起こしたので

自分は正しい判断も行っていることや、判断の誤りがいつでもトラウマティックな出来事の原因となって責められるものだとは限らないことを考慮に入れる必要があります	はない」

他者の信頼についての信念：他者やある集団の人々が約束した将来の行動について信頼できるかどうかの信念。人が成長するなかでまず学ぶことは、他者が信頼できるかどうかについてです。人は成長していくなかで、信頼することと信頼しないことのバランスや、いつ信頼しいつ信頼しないのがいいのかを学んでいく必要があります。

■ 出来事より前の経験が…… ■

よくないものだった	よいものだった
小さい頃に人から裏切られたことがあり、「誰も信頼できない」と考えていた ↓ トラウマの影響： そのとおりだと確信するようになる （特に知人から被害を受けた場合）	小さい頃からいい経験をしてきていて、「誰しも信頼できる」と考えていた ↓ トラウマの影響： それまでの信念が壊される

■ トラウマの出来事から後の経験 ■

出来事の後に、知人や信頼していた人があなたを非難し責めたり、距離を置いたり、助けになってくれなかったら、あなたの人間に対する信頼は壊されてしまいます。

他者への信頼についてのネガティブな信念がもたらす症状
・いつも、誰かに対して幻滅し失望する ・裏切られ、見放されることを恐れる ・裏切った人に対する怒りと激怒 ・繰り返し裏切られたときには、信頼できるはずの人さえも疑ってしまうようになる ・人と親密に、仲よくなることが怖くなる。特に、信頼が芽生えつつあるときには裏切られる不安や恐怖が強くなる
ありそうなスタックポイントの例
・誰も信じられない ・権威のある人たちは、いつも他人を利用する ・誰かを信じたら、相手は私を傷つける ・誰かと親しくなると、相手は私から去っていく

■考え直せるとしたら……■

もし以前にこう信じていたら……	別の考えの例は……
「誰も信じることはできない」 この考えがトラウマティックな出来事によって強められたようなら、どの点で誰が信頼できるかを判断するために、ニュートラルな状態から新しい人との関係を始められるよう、新しい信念を見つけていく必要があります	「ある点では信頼できない人もいるけれども、みんながそうだと思う必要はない」 「人を信じることにはリスクがつきものだ。けれど、少しずつようすを見て、相手のことがわかってきたら、それを踏まえて信頼していけばいい。そうすることで、自分を守ることができる」
「人はみな信用できる」 こう思っていた場合、この考えは壊されてしまいます。これまで信頼していた人まで疑ってしまうようなことにならないように、信頼は「必ず信頼できるか・全く信頼できないか」という極端な問題ではないことを理解する必要があります	「すべての人を、すべての点で信頼することはできないだろう。けれど、これまで信頼してきた人のことを信じなくなる必要はない」
「家族や友人を信頼できる」 こう思っていたとしたら、トラウマティックな出来事の後に家族や友人が期待とは違った行動をとった場合、信頼についての考えが壊されてしまいます。周りの人がすべて信じられないと決めつけてしまう前に、その人たちがどうしてその反応をしたかを考えることが重要です。多くの人は、自分が気にかけている相手がひどく傷つけられたとき、どう反応したらいいかよくわからず、事実を知らなかったことのように反応してしまうことがあります。ひどく恐れて、出来事を否定する人もいます。そういう人は、起こった出来事を考えると自分が弱く危険だと感じて恐れたり、その人の信念も壊されてしまうのではと怖くなるからです	「信頼は全か無かしかないわけではない。より信頼できる人もいれば、あまり信頼できない人もいる」 「他の人にどうしてほしいかを伝え、必要としているものにうまく応えてくれるかを見ることは役に立つだろう。そうすれば、信頼できるかどうかを調べることができる」 トラウマについては支えになってはくれないものの、他の点では親切を受けることもあるようなら、次のような言葉を使えるかもしれません。「トラウマティックな出来事について話すことができない相手がいるかもしれないけれど、生活のある面ではその人たちを信じられる部分もあるかもしれない」 もし非難し続けたり、あなたを否定するような人がいたら、次のように言ってもいいかもしれません。「この人のことは信じられないし、今、この人たちと関わるのは私のためにならない」

配付資料9-2　練習課題8

信念を考え直す用紙（配付資料8-1）を使って、毎日1つスタックポイントを分析し、向き合ってください。

信頼についての資料（配付資料9-1）を読み、以前から持っていた信念が、トラウマによってどう影響を受けたかを考えてください。自分や他者についての信頼の問題が何かあれば、そうした信念に向き合うために少なくとも1枚、信念を考え直す用紙を完成させてきてください。

残りの信念を考え直す用紙は、他のスタックポイントや、最近起きた嫌な出来事について取り組んでください。

配付資料9-3　信頼のスター　　　　　　　　　日　付：＿＿＿＿＿＿＿＿

信頼には、いろいろな種類があります（たとえば、秘密を守る、頼りになる）。このページの左下に、考えつくすべての種類の信頼をリストしてください。それから、特定の人を1人思い浮かべてください。ここに、その人とあなたの関係を書き込んでください：＿＿＿＿＿＿＿＿＿＿＿＿＿＿＿。家族や友人で思い浮かぶ人がいなければ、医師や専門家、バスの運転手のような、あなたが信頼を置いている誰かについて考えてください。その人について特に重要な信頼の種類の横に＊印をつけます。それから、信頼の種類を線上に書き込み、その種類の信頼においてどれくらいその人のことを信じているか、線の上に×をつけてください。＋の端が「最も信頼できる」、－の端が「全く信頼できない」を意味します。わからなければ、×を「情報なし」の円の中に置いてください。この人をすべての点で信頼する必要があるでしょうか？　最も重要な点は何ですか？　あなたはこの人に歯を抜いてもらったり、髪を切ってもらったり、車を直してもらったりしますか？

■ 信頼の種類 ■

_____

_____

_____

_____

_____

_____

_____

_____

_____

_____

（情報なし）

From *Cognitive Processing Therapy for PTSD: A Comprehensive Manual* by Patricia A. Resick, Candice M. Monson, and Kathleen M. Chard. Copyright © 2017 The Guilford Press. 本書の購入者は、個人利用・クライエント向けの利用にかぎり、資料をコピーできます（詳細は著作権表示ページ参照）。

配付資料9-3A　信頼のスターの例

信頼には、いろいろな種類があります（たとえば、秘密を守る、頼りになる）。このページの左下に、考えつくすべての種類の信頼をリストしてください。それから、特定の人を1人思い浮かべてください。ここに、その人とあなたの関係を書き込んでください：＿＿＿＿友　人＿＿＿＿。家族や友人で思い浮かぶ人がいなければ、医師や専門家、バスの運転手のような、あなたが信頼を置いている誰かについて考えてください。その人について特に重要な信頼の種類の横に＊印をつけます。それから、信頼の種類を線上に書き込み、その種類の信頼においてどれくらいその人のことを信じているか、線の上に×をつけてください。＋の端が「最も信頼できる」、－の端が「全く信頼できない」を意味します。わからなければ、×を「情報なし」の円の中に置いてください。この人をすべての点で信頼する必要があるでしょうか？　最も重要な点は何ですか？　あなたはこの人に歯を抜いてもらったり、髪を切ってもらったり、車を直してもらったりしますか？

■ **信頼の種類** ■

- プライベートなことを黙っておいてくれる
- 自分の子どもを預けられる＊
- お金を返す＊
- 頼りになる
- 時間を守る
- 助けてくれる
- 守ってくれる
- 有能
- 忠実
- うわさ話をしない
- 物理的な安全を保ってくれる＊

（中央に「情報なし」と書かれた八角形があり、そこから放射状に線が伸びる星型の図。各線に信頼の種類が記され、＋と－の間に×印がつけられている：お金を返す、物理的な安全、自分の子どもを預けられる、時間を守る、助けてくれる 等）

第9章　トラウマのテーマ　安全、信頼、力とコントロール：セッション8-10

配付資料9-4　力とコントロールのテーマ

自分の力とコントロールについての信念：力とコントロールは、あなたが問題を解決したり、直面する困難に立ち向かえるかどうかの信念に関係しています。

■ 出来事より前の経験が…… ■

よくないものだった	よいものだった
つらい出来事があったり、そこから逃げられない状況が続いて、本当はコントロールできたり解決できるものについても「自分は状況をコントロールできないし、解決できない」と考えるようになっていた	それまでの経験から、「状況をいつでもコントロールできるし、どんな問題も解決できる」と考えていた
↓	↓
トラウマの影響： そのとおりだと確信するようになる	トラウマの影響： それまでの信念が壊される

自分の力とコントロールについてのネガティブな信念がもたらす症状
・気持ちが麻痺する ・感情を避けるようになる ・何をするにも受け身になり、積極的になれない ・将来に希望がないと感じる、抑うつ的になる ・自分を苦しめる思考・行動パターン ・自分のコントロールがきかない状況や、自分の思うとおりに人が動いてくれないときに激高してキレてしまう

ありそうなスタックポイントの例
・完全にコントロールできないときは、いつもコントロールを失ってしまう ・もし自分が出来事をもっとうまくコントロールしていたら、トラウマティックな出来事は起こらなかったはずだ ・いつでも完璧にコントロールできている必要がある ・自分の感情に対するコントロールを完全にできなければ、何か悪いことが起きる

■ 考え直せるとしたら…… ■

もし以前にこう信じていたら……	別の考えの例は……
「自分の言動も、他の人の行動もすべてコントロールできる」 こう思っていた場合、いつも自分の感情や行動を完全にコントロールできる人などいないことを理解することが大切です。もちろん、あなたは外	「自分の反応、他者やこの世界で起こることをすべてコントロールすることはできない。けれど、いくらかは自分の反応をコントロールできるし、他者や出来事の結果に少しは影響を与えることはできる」

界に対してたくさんの影響を与えることができます。しかし、世界で起こるすべての出来事や他者の行動をコントロールすることは不可能です。この事実は、あなたが弱いことを意味しているわけではありません。それが人間なのであって、起こった出来事や反応のすべてをコントロールできないことを、受け入れるということです	「コントロールできないときでも、必ずしも悪いことが起きるとは限らない」
「自分は無力で頼りなく、自分自身や他の人をコントロールできない」 こう思っていた場合、この考えに伴う抑うつや自己価値の低さを和らげるために、コントロールの感覚を身につける必要があります。日々の生活のなかで実際にどれくらい自分が物事をこなし、コントロールしているかを見てみるのが役に立ちます	「世の中のすべての出来事をコントロールすることはできない。けれど、自分に起こることや、自分の反応をいくらかはコントロールすることはできる」 「生活のなかでコントロールできる小さなことに気づくように努力してみることならできる。それに、大事なことをコントロールできるよう練習していくこともできる」

他者の力とコントロールについての信念：他者や、他者との関わりのなかでこれから起こる出来事をコントロールできるかどうかの信念（たとえそれが力を持った人物でも）。

■ 出来事より前の経験が…… ■

よくないものだった	よいものだった
それまでの対人関係のなかで、「人との関わりをコントロールすることはできない」「力を持つ人との関わりでは自分は無力だ」と考えていた	他の人との関わりや、力のある人との関わりのなかでポジティブな経験をしてきて、「自分は人に影響を与えることができる」と考えていた
↓	↓
トラウマの影響： そのとおりだと確信するようになる	トラウマの影響： 出来事を防ぐためにできるかぎりの努力をしてもコントロールできなかった体験だったため、それまでの信念が壊される
<center>他者の力とコントロールについてのネガティブな信念がもたらす症状</center>	
<ul><li>受け身になって、物事に積極的になれない</li><li>従順すぎて、人の意見や意向にいつも自分を合わせる</li><li>人との関わりで自分の意思や考えを言えなくなる</li><li>人間関係を維持できなくなる。相手が関係のなかでコントロールしようとすることを全く許せなくなる。たとえば、相手が少しでもコントロールをとろうとするだけで、激怒する</li></ul>	
<center>ありそうなスタックポイントの例</center>	
<ul><li>人々はいつも私をコントロールしようとする</li><li>権威にたて突こうとしても無駄だ</li><li>他人のコントロールに自分は無力なことが（トラウマで）やっぱり証明された</li></ul>	

第9章　トラウマのテーマ　安全、信頼、力とコントロール：セッション8-10

■考え直せるとしたら……■

もし以前にこう信じていたら……	別の考えの例は……
「自分は無力で、人との関係を全くコントロールできない」 こう思っていた場合、自分自身や他者、出来事をコントロールするにあたっての、安全で適切な方法を学ぶ必要があります	「人間関係のなかで自分のほしいものをいつも得ることはできないけれど、自分の望むことをしっかりと伝える権利はあるし、そうやって相手に影響を与えることができる」
「大切な人たちの生活すべてをコントロールしていないといけない。でないと、その人たちは傷つけられてしまう」 こう思っていた場合、トラウマティックな出来事はこの考えをさらに強めます。健全な人間関係では、力とコントロールをお互いが分け合っていることに気づくことが大切です。片方だけが力を持つような関係は、一方的で虐待につながりやすくなります（あなたが力を持つ側の場合であってもです）。力の一部を諦めることはやすらぎにつながること、ときには他の人に決断をゆだねることが自由な感覚につながることを理解するのが役立つかもしれません	「人間関係のなかで、自分が望んだことや必要なことをすべて得ることはできない。けれど、自分の考えを言ったり、望んでいることを伝えることはできる。よい関係というのは、力関係のバランスがとれているということ。もしほんの少しの力も与えられないのなら、その相手と別れることで自分の力を行使することだってできる」 「私は、関係のなかで他の人にある程度の力を持ってもらうことを学ぶことができるし、なすべきことの一部について他人に責任を委ねることだってできる」

配付資料9-5　**練習課題9**

信念を考え直す用紙を使って、毎日1つスタックポイントを分析し、向き合ってください。信頼のスターをセッションのなかで書いていなければ、それにも取り組んでください（配付資料9-3）。

力とコントロールについての資料を読み、以前から持っていた信念が、トラウマによってどう影響を受けたかを考えてください。自分や他者についての力とコントロールの問題が何かあれば、そうした信念に向き合うために少なくとも1枚、信念を考え直す用紙を完成させてきてください。残りの信念を考え直す用紙は、他のスタックポイントや、最近起きた嫌な出来事について取り組んでください。

配付資料9-6　あなたの力の使い方

相手のために力を使う	自分のために力を使う
ポジティブ（ほどよい、おりあいのついた使い方）	
・見返りを求めず手助けをする ・必要としている人を支える ・対等な関係のなかで、自分の弱いところも知ってもらう 例：車で買い物に行く途中で、友人に病院まで乗せてほしいと言われ、連れていってあげる	・自分の思いや気持ちを大事にして人と関わる ・人間関係で、自分の限界や境界をしっかり維持する ・自分や他人に率直に接する 例：今は手伝えないけれども、時間を調整して後で手伝う
ネガティブ（極端で、一方的なかたちでの使い方）	
・他人の期待のためだけに行動する ・自分よりも他人をいつも優先する ・他人に大切な弱みや傷を無防備にさらけ出す 例：自分の利益のために嫌がらせをしてくるような相手に、されるがままに感情的につらい思いをさせられる	・最後通告を出す（○○をしなければ別れるなどと脅す） ・相手の限界を試す ・自分の利益のために、わざと相手を動揺させる ・攻撃的になる 例：言うとおりにしていなければ、性的なことはしないと相手に伝える

From *Cognitive Processing Therapy for PTSD: A Comprehensive Manual* by Patricia A. Resick, Candice M. Monson, and Kathleen M. Chard. Copyright © 2017 The Guilford Press. 本書の購入者は、個人利用・クライエント向けの利用にかぎり、資料をコピーできます（詳細は著作権表示ページ参照）。

配付資料9-7　価値のテーマ

自分の価値についての信念：自己価値感（自尊心・自尊感情）は自分が価値のある存在であるという信念で、人間にとっての基本的な要求です。人から理解され、尊重され、大切に関わってもらうことが自己価値感の発達の土台になります。

■出来事より前の経験が……■

よくないものだった	よいものだった
自分という人間が否定されるような経験（悪口を言われる、支えてもらえない、非難をされる）があり、「自分は価値のない存在だ」と考えていた ↓ トラウマの影響： そのとおりだと確信するようになる	自己価値感を支えてくれるような体験をして、「自分はそれなりに価値がある」と考えていた ↓ トラウマの影響： それまでの信念が壊され、自己価値感が低下する 自分の判断や意見に自信がなくなる
自分の価値についてのネガティブな信念がもたらす症状	
・抑うつ（落ち込みや意欲の低下） ・罪悪感 ・恥 ・自分を傷つけたり、不健康な行動をする	
ありそうなスタックポイントの例	
・自分は悪い存在で、有害で、だめな存在だ ・悪いこと、嫌なこと、破壊的なことはすべて自分の責任 ・自分は根本的に欠陥品で、おかしい ・自分には価値がなく、不幸や災難がお似合いだ	

■考え直せるとしたら……■

もし以前にこう信じていたら……	別の考えの例は……
「自分には価値がない」（あるいは上記の信念のいずれか） こう思っていた場合、トラウマの出来事はこの考えを強めるかもしれません。これは、出来事の後に周りの人があまり助けてくれない場合にも起こります。自己価値感を改善するために、自己価値についてもう一度考え直し、不適応的な考えを現実的でポジティブな考えに変えていくことが役立	「いい人にだって悪いことが起こることもある。誰かが悪口を言ったとしても、それが正しいとは限らない。悪いことがふさわしい人間などいない。私も含めて、過去に間違いを犯したとしても、そうだからといって、（トラウマの出来事も含めて）自分が不幸や災難を負うべき悪人であるというわけではない」

From *Cognitive Processing Therapy for PTSD: A Comprehensive Manual* by Patricia A. Resick, Candice M. Monson, and Kathleen M. Chard. Copyright © 2017 The Guilford Press. 本書の購入者は、個人利用・クライエント向けの利用にかぎり、資料をコピーできます（詳細は著作権表示ページ参照）。

ちます 「自分はちゃんとした人間だから、自分には悪いことなんて起こらないだろう」 こう思っていた場合、トラウマの出来事はこの考えをくつがえして、被害を受けた理由を探すようになるかもしれません（例：「自分は悪い人間なのだから、過去に何か悪いことをしたのだから、罰せられているんだ」）。以前は持っていた自己価値感を取り戻すために、状況を慎重に考え直す必要があります。出来事を客観的に考えられるようになれば、予期しないことや悪いことが起きるたびに自己価値感が壊されることはなくなります。嫌な出来事は自分を含めて誰にでも起こりうることを受け入れられたら、実際には自分が原因ではないことで自分を責めずにすむようになります	「いい人にだって悪いことが起こることもある。もし嫌なことが起こっても、それは自分が何か悪いことをしたからとか、自分がそれに値するからそうなったというわけではない。悪いことが起こったとき、その原因がいつもはっきりあるとは限らない」

他者の価値についての信念：どれだけ他者の価値を重んじるかの信念。他者を現実的に捉えられることも心の健康には大切です。精神的な健康が損なわれているときには、こうした考えがステレオタイプ的で、凝り固まっていて、新しい情報を知っても変わりにくくなります。

■出来事より前の経験が……■

よくないものだった	よいものだった
これまで人との関わりでよくない経験をしてきて、「他人は悪く、信頼すべきでない」と考えるようになっていた。こうした考えを、基本的には問題ない人や、自分のことを気にかけてくれる人にまで当てはめるようになっていた	これまで人とよい関係を送ってきて、世界で起こっている嫌な出来事から影響を受けることも特になく、「悪い人間はおらず、自分に悪いことは起こらなそうだ」と考えていた
トラウマの影響： そのとおりだと確信するようになる 特にトラウマに権力ある人が関係していた場合には、権威を持つ人に敬意を抱くことが難しくなる	トラウマの影響： それまでの信念が壊される。特に、トラウマの出来事の後に支えてくれる人がいない場合、「人は基本的にいいものだ」という考えが壊される
他者の価値についてのネガティブな信念がもたらす症状	

- いつも怒っている
- 人を軽蔑する
- うらみつらみを持つ
- 皮肉っぽくなる
- 心からの思いやりを受けても猜疑心を持つ（「優しくしてくれるけど、裏の目的は何？」）
- 他者から距離を置き、引きこもる
- 人はみな自分のことしか考えていないのだから、と正当化して反社会的な行動をする

ありそうなスタックポイントの例
・人は優しくないし、冷たいし、自分のことにしか関心がない ・人は邪悪で、不道徳で、悪意を持っている ・人類の大部分（すべての男性、すべての役人、など）はみな悪い存在で、不道徳で、悪意を持っている

■ 考え直せるとしたら…… ■

もし以前にこう信じていたら……	別の考えの例は……
「人はいけない存在だ」 この考え（少なくとも特定の集団の全員がいけない存在だという考え）がことあるごとに出てくる場合には、じっくりと考え直し、そうした考えが自分の行動や社会生活全般にどう影響を与えてきたのか考える必要があります 初対面のときには、すぐさま相手の判断をしないことが大切です。こうした判断はステレオタイプ（偏見）に基づいていることが多く、多くの人には当てはまらないことのほうが多いものです。「じっくり待って、よく見る」という姿勢がいいでしょう。そうすれば、相手をむやみに悪人だと決めつけずに、相手がどういう人かについての考えを作る時間がとれます	「ある集団の一部が悪いことをするからといって、その集団全員が私を傷つけようとするわけではない」 「権力を乱用する者はいるだろうが、権力を持つ人全員が私を傷つけようとするわけではない」
「相手の行動に不愉快な思いをさせられても、我慢しなければならない」 時間をかけてみて、その人があなたを不愉快にさせるようなことがあったり、受け入れられないようなことが起こったら、それ以上関係を発展させずに終わらせることができることを覚えておくのもいいでしょう。しかし、人はみなミスをすることを忘れないでください。友情や恋愛についての自分なりのルールについてもよく考えてみてください。相手に、それは不愉快なのでやめてほしいと言って反応を見れば、今後その相手と関わっていくのがいいかどうかを判断できます（例：もし相手が謝罪して同じ過ちをしないように心から努力しているようであれば、関係を続けてもいいかもしれません。もし相手があなたの要求に無頓着で、他にもあなたを見くびるようなことがあったら、その関係から抜け出すのがいいでしょう）。重要なのは、信頼のところで考えたように、相手のことを知り、相手がどんな人なのかを判断するには時間がかかるということです。バランスのとれた考え方を探して、柔軟でいることが大切です	「世の中には尊敬できず、それ以上知りたいとは思えないような人もいる。けれど、出会う人みんながそういう人というわけではない。結論を出すのはもっと後でも大丈夫。もっとこの人のことをよく知ってからにしよう」

「支えてくれると期待した人にも、必ずがっかりさせられる」 支えてくれるだろうと期待していた人にがっかりさせられてしまったときでも、その人たちを即座に見放さないようにしてください。あなたがどう感じ、何を求めているのかを伝えてみましょう。あなたのお願いに対してどう反応するのかようすを見て、関係をどうするのか判断しましょう	「人はときに間違いを犯すものだ。それが間違いなのか、その人のよくない性格が現れたものなのかを見ていこう。もし受け入れられないようだったら、関係を終わらせよう」

> **配付資料9-8　練習課題10**

信念を考え直す用紙（配付資料8-1）を使って、毎日1つスタックポイントを分析し、向き合ってください。

価値についての資料を読み、以前から持っていた信念が、トラウマによってどう影響を受けたかを考えてください。自分や他者についての価値の問題が何かあれば、少なくとも1枚、用紙に取り組んできてください。

残りの用紙は、他のスタックポイントや、最近起きた嫌な出来事について取り組んでください。

また、何かを達成したからという理由ではなく、"理由をつけずに（無条件に）"毎日1つ、自分にとってよいことをしてください。

また、次回のセッションの前に、誰かにコンプリメントを与え、コンプリメントを受け取る練習を、毎日行ってください。自分自身のためにしたことと、コンプリメントを与えた・受けたことを、配付資料9-9と9-10の用紙に書いてきてください。相手の見かけではなく、相手がしてくれたことに対してコンプリメントを与えるほうがいいでしょう。これらをしていてスタックポイントが出てくるようなら、それについて信念を考え直す用紙を完成させてください。

配付資料9-9　コンプリメントを与える・受ける用紙

コンプリメントとは、受けた人がうれしくなったりあたたかい気持ちになったりする行動や言葉です。

例："ほっこり"した気持ちになる、「ありがとう」と意識して言う、相手の服や持ち物を褒める、「元気？」と声をかけるなど

日付	曜日	コンプリメント			
		人のためにしたこと		人からしてもらったこと	
		誰に	どんなこと	誰から	どんなこと
〇/〇	金	友人	着ている服について「素敵だね」と伝えたら喜んでくれたようだった。	子ども	子どもが好きな食べ物をお弁当に入れていたら、子どもから「お弁当美味しかったよ。いつもありがとう」と言われた。

配付資料9-10　自分のためによいこと用紙

自分がうれしい、楽しい、心地よい、癒されると感じる活動を書きとめてみてください。

日付	曜日	自分のためにしたこと							
〇/〇	金	お風呂にゆっくり入った。							

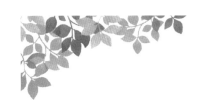

第 10 章

価値、親密さ、将来に目を向ける
〜セッション11・12とアフターケア〜

セッション11と12の目標

　価値と親密さのテーマについてのセッションの目標は、これまでの3セッションとよく似ているが、それぞれのテーマに関する信念を考え直す用紙をふり返るほかに、追加の取り組みを含む。セッション11では2つの行動を通した課題をふり返り、セッション12ではトラウマが人生に与えた意味を再検討する。

セッション11：価値について話し合い、親密さのテーマを紹介する

セッション11の手順

1. 自記式尺度を確認する（確認のしかたは第6章を参照）
2. 価値のテーマや他のスタックポイントについての信念を考え直す用紙をふり返る
3. コンプリメントや、自分のためにしたよいことをふり返る
4. 治療の終結について話し合う
5. 親密さのテーマを紹介する
6. 練習課題を決める
7. 感想を確認する

信念を考え直す用紙をふり返る

　これまでと同様に、自記式尺度の得点を確認した後、価値について考え直した用紙のふり返りから始める。クライエントは、自分の価値や能力についてかなり固い信念を持っていることが多い。トラウマティックな出来事で自分は壊れたと言うことがある。PTSDの症状を、自分が弱くなり、おかしくなり、ネガティブなかたちで永遠に変えられてしまった証拠だと考えるかもしれない。トラウマのせいで判断力が損なわれたと言うこともある。また、出来事の最中に自分がし

た・しなかったことで、他者が自分を非難していると信じていることもある。こうした信念は出来事に関わる自分の信念を侵食し、さらには全体的な自己価値まで蝕むようになる。人が関わるトラウマの場合（レイプ、幼児虐待、軍隊での性的トラウマなど）、「そもそも自分に何か問題があった。そうでなければ標的にはならなかったはずだ」と思い込んでいることがある。クライエントが自分を全般的に否定する発言をしている場合、スタックポイントを見つけ、ソクラテス式問答を通じて自己批判の具体的な内容を検討する。他のテーマと同じで、価値のテーマもまた広い概念であり、さまざまな側面を持つ。さまざまな側面に分けることで、自己と他者に関して柔軟な見方ができるようになる。

治療がここまで進むと、「どんな些細なミスでも最悪の結果につながる」などの完璧主義の信念を扱ういいタイミングとなっていることが多い。こうした信念は悪循環を生んでいることがある。つまり、些細なミスをしては過度の自己批判を行い、その結果、どんなミスも許されないという信念が強められていく。クライエントは、出来事が起こる前や最中に自分がミスをして、それが出来事を引き起こしたと信じ込み、こうした考えを強化していくかもしれない。こう質問するとよい場合がある。「学校の先生が、100％正解すれば合格、99％では落第点です、と言ったとしたらどう思いますか？」。それは不公平だと答えたら、「では、なぜ自分に対しては不公平なのですか？」と尋ねる。「完璧な人を誰か知っていますか？『まあそこそこ』くらいが普通ではないでしょうか？」という質問も役に立つ。

自分に対して不公平になっていることについて考えるのに、信念を考え直す用紙を使うのが役立つことがある。たとえば、以下のクライエントは、仕事で失敗をして、問題を解決するのに残業しなければならなくなった。

T：では「間違いを犯せば、私はダメな人間だ」というスタックポイントについてですが、反証に目を向けてみましょう。その日、職場で他に何をしていましたか？
C：ええ、たくさんのことをしました。
T：そうしたことは、うまくいきました？
C：たぶんうまくいきました。でも今後、そうでなかったと気づくかもしれません。
T：わかりました。仕事のほかに、昨日、何をどれだけしましたか？　何回、物事を判断したでしょうか？　1日のうちで正しく判断したのは何パーセントくらいだったでしょう？
C：そうですね、そういうふうに言われると……うまくやれたと思います。でも、仕事でのその失敗に比べれば、昨日やったたくさんのことは、どうでもいいことです。
T：そうですね。すべてが等しく重要ではないですよね。他にしたことのなかには、お子さんの世話もありましたよね？　では、その日にしたことで、一番重要なことは何でしたか？
C：そうですね、子どもの安全を確保して、ちゃんと食べさせたことです。
T：わかりました。では、昨日の出来事のなかで、仕事のミス以外では、多くのことがうまくやれた、ですよね？
C：そうだと思います。
T：過去1週間で、仕事で何か重要なことが起きましたか？
C：もちろん。ずっと取り組んでいた大きなプロジェクトをやり終え、月曜日に提出しました。

T：うまくいきましたか？
C：上司に「よくやった」と言われました。
T：では、「間違いを犯せば、私はダメな人間だ」というスタックポイントへの反証として、この用紙に何と書けそうですか？
C：そうですね、プロジェクトをうまくやれたし、子どもの世話もちゃんとしている、です。
T：いいですね。では、用紙のD欄の残りの部分にそう書き込みましょう。

　他者についての価値を検討する際には、加害者や敵に関連する特性を、そうした人が属する集団全体（すべての男性、すべてのイラク人、すべてのアジア人）に過度に一般化していないか確認することが重要である。ステレオタイプでひとまとめにするのではなく、個々の人に分けて見られるようになることが重要である。信念を考え直す用紙での取り組みを通して、こうしたステレオタイプには、その烙印を押された集団に対して不公平だけでなく、クライエント自身の日々の生活にネガティブな影響を強く与えていることに気づく手助けができる（特定の集団に属する人が経営するガソリンスタンドは使わない、そうした集団に属する人とデートはしない、など）。クライエントには、こうした思考がなぜ、いかに維持されているかに気づく手助けが必要かもしれない。

　軍務に就いていたクライエントに見られやすいスタックポイントは、「政府」に対する見方である。本書で取り上げている他の概念同様に、「政府（government）」は広い意味を持つ、かなり全般的であいまいな言葉である。こうしたクライエントは、政府に対する考えによって怒りを持続させ、トラウマティックな出来事に関する悲しみや悲嘆といった他の感情を感じることを避けていることが多い。治療者が話を聞いてくれていると感じることは重要ではあるが、政府についての不満をただただぶちまけてもらうことは回復の助けにはならない。その代わりに、政府批判の奥にあるトラウマティックな出来事に注目するように促し、「『政府』というのは何のことですか？　特定の大統領のことですか？　軍ですか？　市長ですか？　私たち一般の人々ですか？」と尋ねる。加えて、クライエントの関心が、政府が信頼できないことであれば、「警察の110番に電話してつながらなかったことを言っているのですか？　郵便が届かなかったことについてですか？」などの質問をできる。あるいは、「政府」や政府機関が通常は効率的に機能している点を指摘ができる。ソクラテス式問答を用いて、「政府」にもさまざまな種類があり、信頼できる程度にも差があることを理解し始められるよう援助する。こうしたやり取りは、治療者にとってもクライエントにとっても、最初は言葉の意味を考える練習のように思えるかもしれない。しかし、白黒ではなく、グレーのニュアンスも踏まえて物事を考えられるようになれば、力を取り戻したように感じられ、あいまいな状況——特に政府に関連するような状況——で激高する傾向が和らいでいく。

コンプリメントを与える・受ける／行動活性化の課題をふり返る

　コンプリメントを与えたり受けたりすることや、自分にとってよいことをする課題がどうだったかを尋ねる。コンプリメントを受けたとき、即座に拒否せずにいられたかどうかを尋ねる。否定的な自己価値感のせいで最初は居心地の悪さを感じても、「ありがとう」と言うように促すことが役立つ。コンプリメントを受けているときに何らかのスタックポイントが出てきたときは、ログに追加し、信念を考え直す用紙に取り組む。さらに、コンプリメントを与えたとき相手がど

う反応したか、同じような人とのこれまでの関わりと違ったかなど、何が起こったかを尋ねる。
　次に、自分にとってよいことをしたときにどう感じたか、新しいスタックポイントが出てきたかを尋ねる（「私はよいことにふさわしくない」「幸せだと感じると、亡くなった戦友に申しわけない」など）。自分にとってよいことをするために「何かをがんばる」必要がないことをしっかり理解しているか確認することが重要である。対価を求めずによいことをすることが、この取り組みの目的であるからである。次のセッションまでの練習課題として、自分にとってよい・価値あることと、コンプリメントを与える・受ける練習を毎日実践し、楽しむようにする。引き続き、価値に関するスタックポイントを見つけられるよう手助けをし、クライエントが自分をさげすむような発言をするようであれば、自己価値を高めるような肯定的な言葉を生み出せるように援助する。また、「これは生涯にわたる練習課題です」と言ってもよい。

治療の終結について話し合う

　これまでのセッションで治療の終結について話し合っていなければ、治療が終わることについて心配や強い感情を抱いていないか尋ねる。CPTの前に長期間の治療を受けていた場合には、治療が終わることについてスタックポイントを抱いていることが多い（「治療者がいなければやっていけない」「治療者がいなければ、何もかも元に戻ってしまう」など）。こうしたスタックポイントについて、信念を考え直す用紙に取り組むよう提案することで、治療での進展や、自己や他者についてバランスのとれた健康的な見方を維持するために必要な道具を持っていることにクライエントが気づく助けとなる。さらに、必要であればブースターセッションをできると伝えるのも助けとなる。

親密さのテーマを紹介する

　これまでのセッションと同様に新しいテーマ（親密さ）を紹介し、トラウマによって人間関係がどう変わったかを簡単に話し合う。親密さは自己価値のテーマの延長線上にある。というのも、親密さには自己効力感や、不安を抱かず自分ひとりでいられることが含まれるからである。親密さには性的なものもそうでないものも含まれ、あらゆる人間関係に関わる。初めのうちは、治療者は自己との親密さよりも、他者との親密さの問題のほうが見つけやすいと感じるかもしれない。他者との親密さとしては、「私と親しくなる人は必ず死ぬ」や「男はみんな私の体を目当てに近づいてくる」「自分をさらけ出したら、みんな離れていく」などのスタックポイントが多い。自分への親密さは、「1人だと何もできない」や「自分の要求を満たせない」「PTSDなしの自分は、どう時間を過ごせばいいのかわからない」などのスタックポイントがよく見られる。自分への親密さは、単に自分に価値があるかどうかという以上のものであり、自分自身を知り気づいていること、自分の価値や好みを知っていること、人生のなかで将来していきたい活動を決めていくことまでを含んでいる。言い換えれば、自分への親密さについて治療終結までに目標となるのは、クライエントが自分と同年代の人たちに追いつき、同じスタート台に立てるようになることである。若い世代であれば職業選択や人とのつきあいが関わってくるだろうし、退職世代であれば退職後の自分のあり方や活動が関係してくる。
　成人した後にトラウマを体験したクライエントには、出来事の前には自分や他者との親密さが

どうであったか、出来事によってどう変わったかを思い出してもらうことが役に立つかもしれない。治療者は、自分をなだめようとしてとられる不適切な行動（アルコールその他の物質使用、過食、浪費など）を継続させていないかを、必ず確認する。この問題はおそらく治療のより早い段階で取り組まれているが、セルフケアについてのスタックポイントが残っていないかを確認するために、もう一度話し合いが必要なことがある。練習課題として、親密さや、依然として未解決のスタックポイント、治療の終結に関するスタックポイントについて信念を考え直す用紙に取り組んでもらうようにする。

練習課題を決める

親密さのテーマの資料（配付資料10-1）を読み、親密さについて信念を考え直す用紙に少なくとも1枚は取り組んでもらう。さらに、トラウマティックな出来事がクライエントにとって現在はどのような意味を持つのか、また、安全、信頼、力とコントロール、価値、親密さのテーマについて現在どのような信念を持っているのか（配付資料10-2を参照）について、あらためて出来事の意味筆記を書いてもらう。この新しい出来事の意味筆記により、治療を始めてから信念がどう変わったかがはっきりとわかる。そのため、治療開始時ではなく、現在どう考え、感じているかに焦点を当てることが重要であると強調する。最後に、信念を考え直す用紙を毎日記入することに加えて、自分にとってよいことをする練習、コンプリメントを与え・受ける練習を行うよう求める。

感想を確認する

いつもどおり、最後に感想を引き出し、セッション内容や次の練習課題について質問がないか尋ねる。セッション中に出てきた重要な考えや発見を強化する。また、クライエントが話した重要な気づきを持って帰れるよう、言及する。

セッション12：親密さについて話し合い、最後の出来事の意味筆記に取り組む

セッション12の手順

1. 自記式尺度の得点を確認する（確認のしかたは第6章を参照）
2. 親密さのテーマや他のスタックポイントについての信念を考え直す用紙をふり返る
3. 最初の出来事の意味筆記と、最後の出来事の意味筆記をふり返る
4. 治療の経過と進歩をふり返る
5. 将来の目標を見つける

信念を考え直す用紙をふり返る

　セッション12は、CPTの最終セッションである。治療者は、クライエントとともに、親密さについての信念を考え直す用紙や、他に取り組んできた用紙をふり返る。親密さの問題としては、過度に人に依存するようになった結果、自分で自分の面倒がみられないと考えていることがよくある。男性の退役軍人でもこの症状が見られる。受診するときはいつも、順番を待つあいだ、側でなだめ落ち着かせてもらわなければ具合が悪くなるのではないかと恐れ、妻やパートナーについてきてもらう。多くのクライエントは、身体的な親密さ、つまり他者との親密さの練習課題にだけ焦点を当て、自分への親密さには注目しない。こうしたクライエントには、自分への親密さとは、自分の行動や感情をコントロールするのに他者や不健康な行動に頼らずに、自分自身で対処し、セルフコントロールを維持し、適切に自分をなだめる能力と関係していることを思い出してもらう。自分への親密さは、自分を知ることも含んでいる。PTSDから回復していく過程で、自分の好みや価値観について理解を深めていくことも重要である。適切な発達水準に戻ることを妨げているスタックポイントがあれば、スタックポイント・ログに加え、取り組んでいく。

　セッション11で指摘したように、自分への親密さの問題で共通して見られる徴候は、過剰な行動をとることである。たとえば、物質乱用、過食、強迫的な浪費やギャンブル、また、一見健康的なようであっても、極端であれば健康的とはいえない行動などである（エクササイズなど）。CPTを終えたあるクライエントは、セッション1の最初の出来事の意味筆記の時点では、これを完成させるには「酔っぱらう必要がある」と言っていた。治療者は、このクライエントが自分をなだめることに困難を持っていることをすぐに見てとり、セルフケアに関連するスタックポイントと、トラウマについて自分で話せる能力（「トラウマの記憶に対処する唯一の方法は、酔っぱらうことだ」など）を見つけられるように、クライエントとともに取り組んだ。治療全体を通じてこの問題には注意が払われ続け、セッションや課題に取り組む前後や最中に飲酒していないことを確かめた。CPTの最後の2セッションでは、健康的な自己対処の手段を新たに持つことを特に強調する。1つの方法として、動揺しても、すぐに食べたり、喫煙、飲酒、買い物をするのではなく、信念を考え直す用紙に取り組むよう促す。用紙に記入すれば、どのような思考が、避けようとしている感情的苦痛を駆りたてているのかがわかる。うまくいけば、こうすることで破壊的認知を考え直す時間を得て、不健康になりうる行動をとらせるストレスフルな感情を軽減できる。

　これは、コンプリメントを与え・受けることや、自分のためによいことをするのをどう継続させているか確認する貴重なタイミングでもある。多くのクライエントは、そのために対価を払うでもなく、他人の気持ちを優先させるのでもなく、誰かに許可を求めることもなく、ただただ、自分のために些細なことをしただけで大きな喜びが得られることに驚く。個々のクライエントに合ったさまざまな方法を探す手助けも重要であるが、どのクライエントにも共通して勧める方法としては散歩、お茶を飲む、友人に電話する、エクササイズ、ガーデニング、新しい趣味を始めることが挙げられる。感情的になり始めたときにこうした活動の1つに取り組めば、ネガティブな思考や苦痛に満ちた感情、破壊行動といったこれまでのサイクルを断ち切れることに気づくクライエントも多い。

　他者との親密さでは、2つの点で苦痛を感じられることが多い。それは、家族や友人との親密

さと、性的な親密さである。大人になってからトラウマを体験したクライエントは、親しい友人や家族から引きこもり、新しい友人を作ることを避けることで、他者からの拒絶・非難や、さらなる危害から自分を守ろうとするかもしれない。たとえば、トラウマを体験した人は、家族や友人がぎこちなくも支えようとする試みを、批判的で、自分を責めていて、「ただ乗り越えるしかない」と言っているように誤解することがよくある。また、トラウマティックな出来事の最中に起こった「ことの全容」を知れば、他者はきっと自分を非難すると思い込んでいることも多い。このように、クライエントはサポートを得ることができたはずの他者から距離を置き、その結果として、人間関係や友情が壊れ始めることが多い。さらに、通常は、傷つけられ、見放されることを恐れて、新しい人間関係を築くことを避けている。結果的に、他の人々から隔絶され孤独だと感じ、この先も健康的な人間関係を持てないと思うようになる。共通のスタックポイントは「自分は決して誰からも愛されない」「過去にあったことを知られると、ひどいやつだとばれてしまう」「みんな自分から離れていく」である。

　逆に、子ども時代にトラウマティックな体験が始まったクライエントは、不健康な人間関係から抜け出せないことが多い。なぜなら、過去の体験に基づいて、自分は他の種類の人間関係を持つことができず、またその価値もないと考えるようになっているからである。こうしたクライエントは、友人や家族からのひどい扱いを当たり前のように受け入れ、他者からの虐待について自分を責めていることが多い。CPTのより早い段階でこれに取り組んでこなかった場合には、他者の親密さに関するこうした隠れているスタックポイント（中核信念であることがある）を見つけることが非常に重要となる。たとえば、「私は愛されるに値しない」「私には悪い関係以上のものは望めない」「ひどい扱いを受ける原因は私にある」といった考えである。支えとなってくれる新しい友人を作れなくなっているのはPTSDが原因であり、これまで誰かが手を差し伸べようとしてくれてもそれに気づけなかった可能性があることを理解できるよう援助する。他者からの援助に気づけないために、他者についての破壊的な信念を考え直すときに反証を見つけられないことがよくある。1つの反証さえ見つけるのに非常に苦労することがあるので、治療者がソクラテス式問答を通して手助けする必要があることも多い。

　性的な親密さは性被害を受けた人で特に問題となるが、それ以外のトラウマによっても性機能が障害されることもある。PTSDやうつ病の症状が、性欲や性的活動の妨げとなっていることがよくある。これを自分が「壊れたこと」の証の1つだと考えているクライエントには、こうした反応をPTSDやうつ病の症状として誰にも見られるものだとノーマライズすることが重要である。亡くなった友人がいて罪悪感や悲嘆を感じている場合、自分は幸せになるべきではないと信じ込んでいて、この信念には誰かと性的に親密になってはいけないという考えが含まれていることもある。

　性的暴行の被害者にとっては、他者と親密な関係を持つことが特に困難である。なぜなら、性的に親密な関わりにおいては信頼や無防備さが伴うため、そうした性的な行為が暴行を思い出させるきっかけとなるからである。こうした親密さの問題は、治療のより早い段階で信頼の問題をふり返る際に取り組まれていることが多い。しかし、この最後のセッションでも、この領域の未解決のスタックポイントを探し、取り組むようにする。CPTはセックスセラピーではないが、認知療法の1つであるため、性機能の障害になる問題ある信念を見つけ修正する助けとなりうる。しかし、より深刻な性機能不全については、それに特化した療法で治療されるべきである（Haines, 1999など）。

最初と最後の出来事の意味筆記をふり返る

　新しい出来事の意味筆記を読み上げ、話し合うことで、治療全体が見事に1つにまとまったように感じられることが多い。まず、最後の出来事の意味筆記をクライエントに読み上げてもらい、続いて、最初の出来事の意味筆記を治療者が読む。これにより、かなり短期間の治療でどれだけ変化したかが見てとれる。通常、最初の出来事の意味筆記と比べて、新しい意味筆記には著しい変化があるものであり、クライエントの典型的な感想は「本当にそんなふうに考えていたのですか？」「そんなふうに言っていたなんて信じられない」である。変化のカギとなるすべての点を明確にし、治療終了後も取り組み続ける必要のあるスタックポイントのメモをとる。最初の意味筆記と比べて、新しい意味筆記に大きな変化が見られないクライエントには、5つのテーマ（安全、信頼、力とコントロール、価値、親密さ）のそれぞれについて認知面と行動面での変化を見つけてもらうことが役に立つ。こうしたクライエントが依然として持っている極端な考えに目を向け、治療終了後に取り組むべきスタックポイントを把握することもまた役に立つ。

治療の経過とクライエントの進歩をふり返る

　最終セッションの残りの大半は、治療のなかで紹介したスキルや概念を簡単にふり返ることに焦点を当てる。回復がうまく続いていくかどうかは、新しく学んだスキルをどれだけ継続して用いていくか、昔の回避行動に戻ることに抵抗できるかにかかっていると、あらためて念を押す。また、トラウマティックな出来事に向き合って解決してきたことや、回復するために必要な取り組みを行ったことを、クライエント自身の努力と功績として捉えるよう促す。治療のこの段階で新たなスタックポイントを見つけていれば、ログに書き込み、信念を考え直す用紙を何枚か渡しておく。この用紙は、そのスタックポイントや、今後の人生で出てくる信念に取り組むときに活用できる。

将来の目標を見つける

　将来の目標も、必ず話し合う。悲嘆やトラウマティックな死別の問題がこの短期間では解決しないクライエントもいる。この場合、失った人々のことを嘆き悲しむ時間を大切にして自分に与えてあげながら、自身の生活を再構築する過程を続けていくよう促す。もし何かがきっかけで、フラッシュバックや悪夢、以前は思い出さなかった記憶が思い出されたとしても、それはPTSDの再発を意味しない。かなり強い手がかりがあれば、トラウマティックな出来事を体験した当時の反応が一時的に出るのが普通である。もしすぐに回復せず生活がままならないようであれば、自然な感情をそのまま感じ、自分の思考が極端になっていないか確認するよう促す。そして、不快な感情を引き起こすこうした破壊的な思考について、用紙に取り組むようにする。

　何十年もPTSDを患っていた人の場合、治療の経過のなかで「PTSDなしの自分はどういった人間になるのか？」という疑問が浮上することがよくある。PTSDは心身を消耗させ生活を支配する。そのため、これまでのようにフラッシュバックや他の症状を気にせず物事を判断したり行動するのが想像できなくなる。高齢のクライエントには「PTSDからの退職」、若いクライエン

トには「PTSDからの卒業」と言ってもいいだろう。結婚したり、子どもを持ったり、学校を卒業したり、長く勤めた仕事を退職することで、人は自分の役割やアイデンティティを変えていくことを思い出してもらう。こうした変化があるごとに、自分の役割、義務、他者とのつながり、時間の過ごし方が見直されていく。治療者は、クライエントのためにこうしたプロセスをノーマライズし、変化を恐怖と見なすのではなく、変化に応じて自分の役割や行動をどう変えていくか時間をかけて考え、答えを見つけるよう促す。とりわけクライエントにとっては、これまでのようにPTSDに大きく左右されず、自分の人生や時間をどう過ごすか、今では選択できるのである。治療者は、クライエントが明るい光の下でこうした変化に目を向けられるよう導き、自分の選択を探っていけるよう促す。

アフターケアについて

　週に1、2回のCPTを終えた後、1～2カ月のフォローアップ面接を設定することを推奨している。クライエントには、残りのスタックポイントについて、信念を考え直す用紙に取り組み続けるよう促す。フォローアップ・セッションでは、治療で使っていたのと同じ尺度を使って症状をアセスメントし、クライエントを治療の延長線上へと戻し、治療効果を強化する。また、CPTで学んだスキルを使って自分自身で自分をケアできたエピソードを取り上げて、何かが起こった際も自分でケアできるのだという考え方を理解してもらうのにも役立つセッションとなる。自分が自分の認知療法家になり、スタックポイントや日々の出来事には自分で認知再構成に取り組み、それが難しいときにはこのフォローアップ・セッションへやってくるようにする。ここで具体的に目標を絞って取り組んでもいいし、治療で培ったスキルを使い続けるよう促すことができる。

　外来向けのプログラムでは、CPT終結後のクライエント向けにアフターケアプログラムを提供しているところもある。このプログラムは毎月集団形式で行われ、通常、大きな不安が残っているクライエントや、尺度の得点が望んだほど減少しなかったクライエント向けに作られている。こうしたグループセッションには時間制限があることを考慮に入れ、クライエントは練習課題として取り組んだ用紙を話し合う準備をしておくようにする。通常、クライエントの取り組みに合わせて何回でも参加できるドロップイン形式でグループが組まれている。こうしたグループのファシリテーターは、このグループが治療効果の維持や、スタックポイントへの取り組みを続ける場として非常に役立っており、定型の療法をやり直す必要がなくなったと話している。

配付資料 10-1　親密さのテーマ

自分への親密さについての信念：自分の感情的な欲求について自分自身で面倒をみることができるという信念。健康的な生活を送る重要な部分として、自分をなだめて落ち着かせる能力があります。"自分への親密さ" の一部は、孤独感や空虚感を感じることなく1人でいる能力です。

■ 出来事より前の経験が…… ■

よくないものだった	よいものだった
お手本になってくれる人がいなかったり、それまでの経験から「自分は嫌なことがあったらそれに対処できない」と考えていた ↓ トラウマの影響： 以前どおりに「自分をなだめ、落ち着かせ、いたわることなんてできない」というネガティブな考えが強くなる	それまで健康的でポジティブな "自分への親密さ" を持っていた ↓ トラウマの影響： それまで培った方法でトラウマティックな出来事に対処できるかもしれない。しかし、場合によっては自分をなだめる能力に自信が持てなくなるかもしれない
自分への親密さについてのネガティブな信念がもたらす症状	
・自分を落ち着かせたり、なだめたりできない ・1人になることを恐れる ・心の中の空虚感、自分の心が死んだように感じる ・1人のときにトラウマについて思い出したときに、強烈な不安やパニックに襲われる ・心の内にあるものではなく、外側にあるもので落ち着かせようとする（過食、アルコールなどの物質使用、浪費、自傷行動、セックスなど） ・人との関わりであれこれ要求する	
ありそうなスタックポイントの例	
・感情的になったら自分をコントロールできなくなる ・1人でいることに耐えられない ・トラウマの症状に自分では対処できない	

■ 考え直せるとしたら…… ■

もし以前にこう信じていたら……	別の考えの例は……
「自分の面倒はみられるし、人の行為に影響されることはない」 この信念はトラウマティックな出来事で揺さぶられるかもしれません。これまで自分の欲求を満た	「いつまでも苦しむわけではない。自分を落ち着かせることはできるし、つらい気持ちが出てきたときにはこれまで学んだ対処法を使うこともできる。人の助けが必要かもしれないけど、そ

してきた方法や、他人の危機が自分に及ばないようにしてきた方法を思い出すといいでしょう。なかなか気持ちが楽にならない人のなかには、不健康な行動（物質使用、過食、ギャンブルなど）に頼っている人がいます。このような行動は、症状を見えなくさせるだけで、回復の助けになりません。そのような行動では苦痛をもたらす思考や感情は消えませんし、しかも、不健康な行動は問題を悪化させますから、それにも対処しなければならなくなります	れこそが普通のことでもある」 「いまこうして使っている対処法は、今後ストレスがかかる状況に置かれたときにも使うことができるだろう」
「自分の面倒をみることができない。人に助けてもらう必要がある」 この信念はトラウマティックな出来事で強められるかもしれません。あなたは、自分を助けるスキルや気分を楽にするスキルを持っていないと確信していたことでしょう。まずは、日常の中で自分のためにできるちょっとしたことを見つけ、それを積み重ねていくところから始めるといいでしょう。頼れる人がいるというのはよいことですが、いつも頼れる人が側にいてくれるとは限らず、1人でいるときもあるでしょうから	「最初はつらいかもしれないが、自分の面倒をみるためのスキルを身につけることはできる。たとえば楽しめることをして、自分の面倒をみる練習をする」 「人に助けを求めるのは健康的なことだが、他人がいつでもすぐに応じられるわけではない。助けに来てもらえるまで自分で何とかできるよう学ぶことはできる」

他者への親密さについての信念：他の人とのさまざまな感情的つながりを持つことができるという信念。親しみを求める気持ちは、人間にとって最も基本的な要求です。他者との親密なつながりは、トラウマティックな出来事から悪い影響を被ります。他の人からの無関心、傷つけるような態度、共感的でない反応によって簡単に傷つき、壊れてしまうこともあります。

■ 出来事より前の経験が…… ■

よくないものだった	よいものだった
トラウマにより親密なつながりが失われた過去の経験があり、「他の人とは親しくなんてなれない」と考えていた ↓ トラウマの影響： そのとおりだと確信するようになる	それまで他者との親密な関係に満足していた ↓ トラウマの影響： （特に知り合いがトラウマに関わっていたら） 「もう二度と誰とも親密にはなれない」と考えるようになる
トラウマの出来事の後の体験	
支えてくれるだろうと期待していた人から責められたり拒絶されたりすることがあった場合、他者と親密でいる能力についての考えが壊されてしまうことがあります	

他者への親密さについてのネガティブな信念がもたらす症状
・いつもどこでも孤独を感じる ・空虚感や、人から疎外されたような感じ ・純粋に愛情がある親密な関係においても、つながりを感じられない
ありそうなスタックポイントの例
・誰かと親しくなると、傷つけられる ・誰でも、望むものはセックスだけだ ・人とのつきあいではいつも相手に利用される

■ 考え直せるとしたら…… ■

もし以前にこう信じていたら……	別の考えの例は……
「他人に頼ることができるし、人とのつながりで親しみを感じられる」 トラウマティックな出来事は、他人とのあいだに親密さを感じる力に悪影響を及ぼすかもしれません。他人と親しくなれる自分の力について健康的な信念を回復することが大切です。他人と親しい関係を回復するには、親密さについて、新しい、よりバランスのとれた信念を身につける必要があるでしょう。親密な関係が芽生えるには時間がかかりますし、相手と自分の双方の努力が必要になります。以前の関係で失敗したとしても、あなただけに責任があるわけではありません。新しい関係を作ることにはリスクが伴います。また傷つく可能性もあります。しかし、だからといって関わりを持たないようにしていれば、空虚さや孤独感はいつまでもなくならないでしょう	「以前うまくいかなかったからといって、今後ずっと親密な関係で満足を得られないというわけではない。人がみな自分を裏切るわけではない。これから親密な関係を作っていくにはリスクが伴うけれども、少しずつ、ゆっくり関わっていけば、相手が信頼できるのかしっかりと見ていくことができるはず」
「他人と親しくなれない。みんな私を傷つける」 この信念は、トラウマにより強められるでしょう。少しずつ機会を捉えて、相手を信頼できるだけでなく、親密にもなれるということを学んでいくことが大切です 以前から関わりのある人が出来事の後に見せた反応が、あなたを落ち込ませたり、傷つけたりしてしまうことがあります。その人との関係を改善するために、自分が何を必要としていて、どういう気持ちでいるのかを伝えてみましょう。あなたのお願いに応えてくれなかったり、必要としているものを与えてくれない場合には、それ以上、親密にはなれないと思ってもいいかもしれません。しかし、相手のそのときの反応は無知や恐怖からのものだったと気づくかもしれません。相手にその	「自分は今でも人と親しくつきあっていける。けれども、誰とでもというわけにはいかないし、それを望んでいるわけでもない。今後、これまでの関係やこれからの関係でも、相手と合わなくて途中でうまくいかないことがあるかもしれない。けれど、それは自分だけのせいではないし、がんばってトライしなかった結果というわけでもない」

第10章 価値、親密さ、将来に目を向ける：セッション11・12とアフターケア

ことを話せば、関係は改善して、トラウマティックな出来事以前よりも相手に対して親しみを感じることができるかもしれません 多くの人は、トラウマティックな出来事から回復するために他人の支えを必要とすることを覚えておいてください	

配付資料 10-2　練習課題 11

親密さについての資料（配付資料 10-1）を読み、信念を考え直す用紙（配付資料 8-1）を用いて、自己・他者との親密さに関するスタックポイントに向き合ってきてください。以前のテーマでまだ問題となっているものや、治療が終わることに関わる心配についても、引き続き用紙に取り組んでください。

あなたにとってよい・価値あることに取り組むことと、コンプリメントを与えたり受け取ったりする練習も続けてください。

なぜトラウマティックな出来事が起こったかについて、いま現在どのように考えているかを、最低1ページ書いてきてください。また、安全、信頼、力とコントロール、価値、親密さのそれぞれの領域で、自分・他者・世界について、いま現在はご自身がどういう考えを抱いているか、考えてきてください。

第Ⅳ部
さまざまな実施法と特に考慮すること

第11章　さまざまなCPT

第12章　集団CPTと性的虐待へのCPT

第13章　さまざまなトラウマに取り組む

第14章　多様性、さまざまな文化への適応

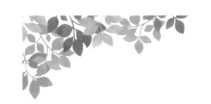

第 11 章

さまざまなCPT
筆記ありのCPT、回数変動型のCPT、急性ストレス障害へのCPT

筆記ありの CPT（CPT+A）

　CPT+A（Resick & Schnicke, 1992, 1993）は 12 セッションのプロトコルのなかに、インデックスイベントで何が起こりどう感じていたかを詳述する筆記を 2 回含んでいた。CPT の初期の研究では CPT+A が実施されていた。しかし、Resick ら（2008）の要素分解研究において、トラウマを詳述する筆記の苦痛にクライエントをさらすことなく、認知療法のみの CPT でも同等の効果を得られることが明らかになった。近年の研究の大半は、トラウマ筆記なしの CPT が実施されている。しかし、トラウマ筆記を含めることに利点があると思われる事例もある。第 2 章で論じたように、解離が強い人では CPT よりも CPT+A のほうが有効であり、解離が中〜低レベルの人では CPT のほうが有効だった（Resick, Suvak, et al., 2012）。これに関連して、CPT+A と PE を比較した最初の研究（Resick et al., 2002）とその要素分解研究の両方のデータを検討すると、子ども時代の性的虐待の深刻さや期間は各種 CPT の治療効果に関連しないが、虐待の頻度は影響することがわかった。虐待を受ける頻度が高かったクライエントは、CPT+A で効果が高かったのである（Resick et al., 2014）。どちらの場合も、インデックストラウマを筆記する行為だけでなく、筆記と認知処理の組み合わせが効果を生んだ可能性が高い。これらのクライエントは、PE あるいは筆記のみでは改善しなかった。そのため、単にトラウマティックな出来事を繰り返し物語ることが有効なわけではない。これらのクライエントにおいて認知的介入が効果を発するためには、まず断片化した記憶を再構成して一貫した物語にする必要があったと考えられる。

　CPT と CPT+A の治療終了時の効果はほぼ同じである。また、両者の治療脱落率にも統計的に違いはない（ただし、CPT 22%、CPT+A 34% というのは、臨床的には意味のある違いであろう。Resick et al., 2008）。これらの事実はあるが、トラウマ筆記をしたいと望んで CPT+A を選ぶクライエントもいるかもしれない。どちらの治療を進めたいか、本人に選択してもらう機会を設けることを推奨する。

　CPT（第 5 〜 10 章で詳述した）と同様、CPT+A も 12 セッションで実施するが、順番がやや異なる。CPT+A の各セッションのテーマは以下のようになる。

1. 導入と教育

2. 出来事の意味（出来事の意味筆記）
3. 思考と感情を見つける（ABC 用紙）
4. トラウマティックな出来事を思い出す（最初のトラウマ筆記）
5. トラウマティックな出来事を思い出す（2 回めのトラウマ筆記）
6. 考え直し用紙
7. 問題ある思考パターン用紙
8. 信念を考え直す用紙と安全のテーマ
9. 信頼のテーマ
10. 力とコントロールのテーマ
11. 価値のテーマ
12. 親密さのテーマと出来事の意味

　最初の 3 回は、どちらも同じである。セッション 3 の最後で、やり方が分かれる。CPT では ABC 用紙を記入する課題を出すが、CPT+A で ABC 用紙の記入に加えて、最初のトラウマ筆記（**配付資料 11 - 1 参照**）を書く課題を出す。トラウマ筆記では、インデックストラウマのあいだ、危険に気づいたときからトラウマが終わるまでに何があったかを手書きしてもらう。平均的なトラウマ筆記は約 8 ページである。出来事の長さや、記憶している範囲、出来事の回数などにより長くも短くもなる。しかし、1 パラグラフで終わるようでは短すぎる。トラウマ筆記は、（PE で行うように）現在形で書くようにとは指示しない。実際、過去形で書くことを勧めている。CPT-A を選んだクライエントには、出来事がすでに終わっており、それはただの記憶にすぎないことを認識してもらいたいからである。

　練習課題としてもクライエントがトラウマ筆記を書いてこない場合は、書こうと努力したかどうか、何を感じたか、どんなスタックポイントがありそうかなどを尋ねる。クライエントの思考について、治療者とクライエントとで ABC 用紙を書くのがいいだろう（よくあるスタックポイントは、「書くと、それが現実になる」「感情に圧倒されるだろう、あるいはフラッシュバックが起こるだろう、と怖かった」「あれについては考えたくない」など）。感情が止まらずに頭がおかしくなることへの恐怖についてのスタックポイントがある場合は、これまでに一番長く泣き続けたこと（次にどうなったか、その次にどうなったか、など）や、トラウマが起きたときと現在との違いについて、ソクラテス式問答を行う。その後、セッション中はトラウマ筆記で書いてきたであろう内容を口頭で話してもらい、それを筆記してくるのを練習課題にする。クライエントが CPT+A を選んだのにトラウマ筆記を書いてこない場合、CPT に切り替えてはならない。そのような切り替えは、回避を強化する。

　トラウマを処理する 2 回のセッションでは、クライエントが筆記をしてきたら、まずそれを治療者の前で声に出して読み上げてもらう。最初は尻込みして、治療者に手渡して読ませようとするかもしれない。筆記内容はクライエントによるトラウマの説明であって、治療者としてはまずそれを聞きたいのだと伝える必要がある。治療者が読み上げてしまうと、クライエントは、そのあいだに他のことを考えたり、解離したりと回避してしまう。クライエントには、「あなたはトラウマの記憶をずっと抱えてこられましたが、『本当の PTSD』の物語を人に語ったことはないでしょうし、自然な感情を感じることを自分に許したこともないのかと想像します。これを書くのには、時間がかかったことでしょう。何日もかかったかもしれません。けれども、読むのはほ

んの数分です」と言って促す。記憶を回避しないことの大切さをあらためて説明し、黙って座ったまま読み上げるのを待つ。

　質問やなぐさめの言葉などで読み上げ（あるいは物語）を途切れさせないようにする。これが治療者の務めである。読み上げを中断させることは、通常、治療者自身の不安や不快に基づくもので、クライエントのためにはならない。トラウマから生じる自然な感情を経験することが重要であり、いかなる中断であれそれを邪魔することになり、注意は治療者や今ここへとそれてしまう。唯一の例外は、読み上げが速すぎて、明らかに感情を回避しようとしている場合であり、このときは最初の段階でいったん止める。そして、「自然な感情を経験する機会を持っていただきたいと思っています。当時は経験できなかった感情です。もう一度最初から、もっとゆっくりと読んでください。実際に何があったか、どう感じたかを思い出せるようにです」と説明する。2回めも急いで読むようなら、そのときは口を挟まず、（そのセッション内の）後で話し合うテーマとしてとっておく。

　クライエントが読み上げを中断し（回避）、目を上げて治療者に話しかけることがある。この場合、治療者は口を開かず、クライエントを見ずにトラウマ筆記だけを見ているようにする。あるいは、トラウマ筆記を指さす。それでもクライエントが会話に入ろうとしたり、自分が書いたことについて詳しく話し始めたら、「それは後で話せますね。筆記を読むのを続けてください」などと簡単な言葉を発し、再びトラウマ筆記に目を落とす。

　クライエントをなぐさめたり共感を示したりしないのなら、治療者は何をすべきなのか。答えは2つある。第1に、治療者はクライエントと同じ気持ちになってはならない。あるいは、クライエントが経験したことを想像しようとしてはならない。トラウマティックな出来事とその結果生じた感情はクライエントのものであって、治療者のものではない。治療者はクライエントに代わってその感情を感じることはできない。治療者がその出来事について感情を抱き、それが表に出ることもあるだろう（涙があふれる、など）。それでも、クライエントにとっては、治療者が自分の筆記を聞く状況に対応できるとわかっていることが大切である。治療者が激しい反応を見せすぎると、クライエントは治療者を守ろうとしたり、あるいはもっと悪い場合には、自分のトラウマは治療者が聞くことさえ難しいほどひどいものなのだと判断するかもしれない。治療者は出来事の意味筆記やABC用紙に表れたスタックポイントについて考え、文脈に耳を傾ける。すなわち、当時の出来事やそれが起こった文脈について当時のクライエントはどう捉えていたか、当時の状況で実際にどのような選択肢があったかに耳を傾ける。そして、以下の疑問を検討していく。その出来事の原因は自分にあり、自分は何か他のことをするべきだったといつから考えるようになったのか？　他のこととは、何をすべきだったのか？　言い換えれば、同化についてのソクラテス式問答をどのタイミングでどこから始めるか、治療者は考えながら読み上げを聞いていく。

　トラウマ筆記を読み終えた後、治療者は口を開かないようにする。クライエントが自然な感情を感じているとしたら、それを続けてもらうようにする。クライエントにとっては、出来事が起こって以来、それを詳細に思い出す最初の機会だったかもしれず、自然な感情を表す最初の機会となったかもしれない。この感情は、普通長くは続かない。クライエントは間もなく目を上げ、ティッシュを取り（ティッシュボックスはつねにクライエントの手の届くところに置いておく）、何かを言うだろう。この時点で、クライエントが感じている自然な感情をしっかりと感じてもらうことが治療者の仕事となる。感情が出てこず、「何も」感じないと言う場合、その出来事の最中に

もやはり何も感じなかったのかと尋ねる。トラウマティックな出来事のあいだ、（軍や緊急対応などの）訓練により「自動運転」状態にあったクライエントもいる。出来事のあいだは解離状態にあったために、トラウマ筆記を読んだことで麻痺したり解離状態になったりするクライエントもいる。その場合、治療者は「家でこのトラウマ筆記を書いているときや、読み直したときに感情を感じましたか」と尋ねる。セッション中に感情を表現することは必須の条件ではない。筆記を書いたり読んだりしているあいだに感情を感じていればそれで十分である。クライエントがどのような状況でも感情を感じず、ただ麻痺して気持ちが動かないと言うときは、感情を感じることが許される環境なら、どんなことを感じそうかを尋ねる。聞く人がいる場合にはまた違う感情を感じるクライエントもいる。恥や罪悪感などの自意識的な感情を持つ人では、トラウマ筆記を読み上げることでより多くの感情を抱くことが普通であり、それは外面からは見てとれないこともある。そのようであれば、これについて考え直しをしていく必要がある。感情を感じることに関するスタックポイント（「彼らのせいで無力に感じる」「私は脆弱で、自分を守れない」など）について、ABC用紙に取り組む。このようなクライエントには、練習課題としてトラウマ筆記をしたり読み返したりしているあいだに、そのままに感情を感じられるように促す。

　ソクラテス式問答に進む前に、重要な詳細を省いていないか、クライエントに確認する。筆記が警察の事実調書のような感じで、感覚・思考・感情が細部まで書かれていないことがある。トラウマティックな出来事の前後の説明が非常に細かいのに、出来事そのものの説明が表面的なこともある。出来事の詳細について書かれていない場合、あるいは最悪の出来事の最もトラウマティックな部分を避けていることが明らかな場合、もっと詳しく書くように求め、筆記において回避したことを語り尽くす機会を与えるようにする。次のトラウマ筆記では、より詳しい内容を含めることを求める。治療者は、出来事のなかでスタックポイントに関係する部分に注意を向ける。PTSD症状やスタックポイントに関連する部分について、治療者のほうで何かしらの前提を立てないようにする。治療者がよく犯す過ちは、出来事のなかで自分にとって特に恐ろしい部分に注意を向けてしまうことである。しかし、それらはクライエントの実際のスタックポイントに関する部分ではない可能性がある。スタックポイントは、「私にはあれが防げたはずだ」や「自分がその場にいさえすれば友人は死なずにすんだ」といったものかもしれない。暴力やイメージはクライエントにとって苦しいものかもしれないが、PTSDとなる原因ではないこともある。公正世界の神話の侵害、誤った自己非難や他者の非難、出来事を取り消そうとする努力、トラウマティックな出来事という事実全般を受け入れないこと、こうしたことがクライエントをスタックさせている因子である可能性のほうが高い。

　CPT+Aを始めたばかりの治療者は、クライエントが感情に圧倒されてしまったらどうしようと心配になることがよくある。まず、そうした事態はきわめて稀である。クライエントはたいてい、本当に感じている感情を隠すことが非常にうまい。派手に見える「大きな感情」が出てきているときは、それは考えている何ごとかに基づいている可能性が高い。その場合、そのような「大きな感情」を伴ってどんなことを考えていたかを尋ねる。クライエントはやはり、その出来事が自分のせいだったとか、何か別の行動をとるべきだったと答えるだろう。こうした言葉から、ソクラテス式問答へと入っていくことができる。しかし、クライエントが出来事の説明を語るのが初めてのときは、自然な激しい感情が湧き起こることもある。そのときは、治療者はただ座って口を開かない。通常、クライエントの感情は5分以内には収まる。クライエントは治療者を見て何か言い、ティッシュを取って感情を引っ込める。治療者は、何を感じていたかを問い、過去に

それを感じることを自分に許してきたかを尋ねる。感情を恐れているクライエントには、向き合っているのは記憶であって、実際の出来事が起こった当時ほど強くならないと指摘したり、そうした感情を経験して破局的なことが起こったりはしなかった点を指摘できる。

　怒りを強く表すクライエントもいる。特に、家族や周囲に非難できる相手（加害者ではない）がいたり、自分が何かミスをしたと思えない場合は、そうなりがちである。前に述べたとおり、他者への誤った非難は公正世界の考え方の1つである。それは、近くにいた人がトラウマティックな出来事を防げたはずだという考えである。これまでの例で言うと、軍の司令官や部隊の指揮官を非難して待ち伏せをしたり地雷を埋めたりした者に目を向けない軍隊員、子どもが性的虐待を受けていることを全く知らずにいた親を非難する被害者、出来事の加害者よりも傍観者を非難するクライエントなどである。

　感情にラベルづけをして、省略されていた部分が表現されたら、次はトラウマについての歪んだ（同化の）思考に焦点を当てた質問を始める。冒頭の読み上げに時間はかからないため、トラウマの解釈に関するソクラテス式問答にセッション4の大半が当てられる。CPT+Aではセッション5で紹介する新しい用紙はないため、このセッションでは同化のスタックポイントについて取り組みを深める時間がある。トラウマ筆記を読み上げているあいだ、治療者は出来事の意味筆記、ログ、ABC用紙で見られたスタックポイントの反証になる事実に注目する。以下は、治療者とクライエントの会話の1例である。

　　T：出来事の意味筆記で、その出来事のせいであなたが誰も信じられないというスタックポイントに気づき、それをログに書きました。襲ったのが見知らぬ他人だったことを考えると、それがどうして信頼と関係するのか、私は不思議に思います。トラウマ筆記を聞いていると、あなたが加害者を信頼していたわけではなさそうなので、少し理解できないように思いました。それに、加害者が何をするか知っているべきだったともおっしゃっています。もし見知らぬ人だったら、その人が何をしようとしているか、どうしてわかったでしょう？　それが信頼とどう関係するのでしょう？
　　C：もっと早い段階で警戒するべきだったんです。もっと早く助けを求めるか、危険な状況にあるのに気づくべきでした。
　　T：あなたが気づき損なった、その人が危険だという手がかりとは、どんなものですか？
　　C：加害者を見たときにすぐ、道路を横切るべきでした。
　　T：しかし、それまで歩道でたくさんの人とすれ違っていて、その人たちは誰も銃を向けてこなかったんですよね。
　　C：ええ。でも、感覚があったんです。
　　T：いつ、そんな感覚を覚えたのですか？　そのとき加害者との距離はどのくらいでしたか？
　　C：1メートルくらいです。よく考えてみると、歩道の上で加害者が近づいてくるまで、危険な感覚を感じてはいなかったと思います。
　　T：そのとき、あなたには何ができましたか？
　　C：走って逃げることはできました。
　　T：加害者は銃を出したとおっしゃっていたと思いますが。
　　C：ええ、近づいてきてすぐに銃を私に向けて、言うとおりにすれば撃たないと言ったんです。

T：では、あなたがその感覚を持ったときには、もうできることは限られていたわけですね。
C：はい。銃を見たとたんに、私は固まりました。
T：わかりました。加害者は不意に現れ、そのときにあなたは自分が危険な状態にあるということを認識したのですね。
C：はい。
T：ではなぜ、もっと早く、銃を目にする前に道を渡ったり、叫んだり、逃げたりするべきだったとお考えなのでしょう。
C：わかりません。ただ、あんなことが起こらないように何かできたらよかったのにと思うだけです。
T：それはスタックポイントではありませんね。私も、そんなことがあなたに起こらなければよかったのにと思います。(間をおく)けれど、「起こらなければよかったのに」というのと「もっと早く何かするべきだった」というのは、違う感じがしませんか？ 実際のところ、あなたが決断して反応しなければならない時間というのは、どのくらいだったのですか？
C：数秒でしょうか。あえて言えば、ですが。
T：でしょうね。にもかかわらず、出来事が起きる前に予測できなかったことについて、ご自分に非常にきびしい姿勢をとっていらっしゃる。このことをスタックポイント・ログに書いておきましょう。この「もっと早く気づいて襲撃を止めるべきだった」という信念は、考え直しをしていただきたいと思います。次のセッションで、新しい用紙をご紹介します。あなたも気に入ると思います。私が今してきたような質問を自分で問いかける助けになる用紙です。ですが、その前に、信頼についてログに書き込むべきスタックポイントがあるように思います。この見知らぬ人は、人を信頼するということにどう関係しているのでしょう？ もっと言えば、あなた自身を信頼するということに。

このセッション中に時間があれば、他のスタックポイントに焦点を当ててもよい。ただし、それはやはりトラウマの原因についてのスタックポイントか、誤った自己非難、他者非難についての同化のスタックポイントでなければならない。

クライエントには、次のセッションまでにもう一度、トラウマ筆記を書くよう求める。その際、前回の筆記では書かなかった詳細をすべて書いてもらい、最初の筆記以降に感じた別の感情を括弧で付け加えてもらう(**配付資料11-2**)。たとえば、こんな書き方になるかもしれない。「彼は私をあばずれだと言い、私もそう信じた。とても恥ずかしく思った（今では怒りを感じる。彼は自分の行為を正当化するためにそう言っただけだ）」。別の例としては、「友人が死んだのは私のせいだと、そのときは確信していた。この罪悪感が止むことはないだろう（今はそれほど罪悪感は感じないが、とても悲しい）」。最初の筆記の余白に、新しい考えや感情を書き込んでもらってもいい。感情の変化は、思考と感情の進歩を示していることもある。しかし、それが他のスタックポイントを表している場合もある。たとえば「それが起きたとき、権威のある人間を二度と信じてはいけないとわかった（今でも母親には裏切られたと感じている。母は彼がしたことを知っていなければならなかった）」などである。

2度めのトラウマ筆記もできるだけ早く取り組み、毎日読み返すよう促す。また、新しく見つかったスタックポイントをログに記録するとともに、トラウマそのものや、トラウマ筆記を書く

場面も含めて、ABC用紙に毎日取り組むようにする。

　CPT+Aのセッション5はCPTのセッション4とほぼ同じである。新しい筆記を読み上げ、治療者とクライエントは同化のスタックポイントの処理を続ける。治療者は、自然な感情を感じることを促し続ける。最初のトラウマ筆記では書かなかった出来事の一部が思い出されることもあるだろうし、出来事の別の部分に目が向けられることもあるだろう。トラウマ筆記の読み上げを終え、自然な感情を経験していれば、今回も治療者は沈黙を守るようにする。自然な感情を経験していないようであれば、そのことについて質問する。クライエントが感情を感じまいとしている場合は、やはりソクラテス式問答とABC用紙で感情を経験した結果どうなるかを考えてもらう。さらに、クライエントには家でトラウマ筆記を読み続け、自然な感情を、それが自然に変化していくまでそのままに感じ続けるよう求める。ABC用紙も確認して、出来事・思考・感情をうまく結びつけられているかを見る。治療者は、どの感情がスタックポイントにつながっているか、また、スタックポイントについての根拠や反証について質問をする。2回めのトラウマ筆記から生じてきた新しいスタックポイントを、ログに加える。

　治療者がしがちな誤りを第4章に列記したが、これらはCPT+Aでも同様である。しかし、トラウマ筆記に特有の誤りもある。たとえば、インデックスイベントについて書く理由をちゃんと説明できていないことがある。もしも比較的軽いトラウマの筆記から始めると、その筆記だけで終わりにして、その後にインデックスイベントについて考えることには耐えられないとクライエントが思い込むようになりかねない。最も困難なトラウマティックな出来事から始めれば、その他の出来事にも同様のスタックポイントや中核信念がある可能性が高く、インデックスイベントに向き合えた後は他の出来事も練習用紙で比較的容易に処理できる。

　インデックストラウマがどれかを尋ねるときは、クライエントが考える「最悪の」出来事が必ずしもPTSDに関連しないことに留意しておく。たとえば、10歳にときに母親ががんで死んだことが自分のその後の人生を変え、これまで経験したなかで最悪だったと話すかもしれない。それは間違いではない。しかし、その出来事はPTSDよりも悲嘆やうつに関連している可能性が高い。PTSDの診断基準Aを満たすトラウマティックな出来事のなかで、どの出来事が侵入的な記憶、悪夢、回避に最も強く関連しているかを尋ねる。あるいは、初回セッションの前に、それだけは話したくない、尋ねられたくないと思う出来事がないか尋ねてもよい。繰り返されてきた連続的なトラウマ（子ども時代の性的虐待や身体的虐待、親密なパートナーからの暴力、戦闘など）の場合でも、最初はどれも同じだと言うかもしれないが、いくつかの質問を重ねることでインデックスイベントが浮かび上がってくるだろう。たとえば、子ども時代に性的虐待を受けた被害者にとって、しばらく触られた後の最初の挿入が最悪の出来事かもしれない。虐待を止めようとして、弟や妹などの他の家族に危害を加えると脅されたときが最悪だったという被害者もいるかもしれない。暴行を受け続けた女性は、死ぬかもしれないと認識したとき、加害者が子どもも殴り始めたとき、レイプされたときが最悪の出来事だったと言うことが多い。

　CPT+Aでのよくある誤りとして、出来事に至る前までの経過については詳細まで筆記してもらう一方で、トラウマティックな出来事そのものについては簡略化され表面的な筆記で終わってしまうことがある。この場合、最初のトラウマ筆記の読み上げの後に数多くの明確化の質問をして、出来事そのものの最中について明確にしていく必要がある。2回めのトラウマ筆記は危険を認識した瞬間から始めてもらい、出来事が終わるまでの経過について、特に最悪の部分（悪夢や侵入的想起、フラッシュバック、スタックポイントを一番多く生み出す部分）について詳しく筆記し

てきてもらうよう促す。

　治療者がよくする誤りとしては、2回めのトラウマ筆記を毎日読んでいるかどうか、特に課題が回避されていないか、自然な感情が抑えられていないかの確認をし損ねてしまうことがある。いつまでトラウマ筆記を読み続けるか尋ねられた場合には、今でも麻痺を感じたり、避けたいと思ったり、強い感情を感じなかったり、出来事の困難な部分を表面的にやり過ごし続けていないかを質問する。クライエントが「いいえ、ただ読み返すのに飽きてしまっただけです。もう強い感情は感じません」と答えたなら、読み返しをやめてもよい。しかしこのとき、回避と、自然な経過をたどった自然な感情との区別がうまくつけられないと、大きな誤りとなる。自然な感情が自然な経過をたどって和らぐのは、何セッションか後のことになるかもしれない。

　治療外の取り組みとして別のトラウマ筆記を書くのは問題ないが、CPT+A のプロトコルはそのまま進めるようにする。2回めの筆記が別の出来事にならないようにする。2回めも、最初のトラウマ筆記で書いたのと同じインデックスイベントについてでなければならない。もし別のトラウマティックな出来事がある場合も、最初の出来事の処理が終わるまでは治療では取り扱わない。別の出来事のほうがよりトラウマティックであったとしても、最初の出来事について2回のトラウマ筆記をするまで、そちらの出来事の処理には取り組まない。すべてのスタックポイントをログに記入し、考え直し用紙を使う次の課題のテーマとする。

　CPT+A では、信念を考え直す用紙と安全のテーマは、同じセッションで紹介する（**配付資料 11-3 参照**）。信念を考え直す用紙の大部分は今までの用紙と同じであることを指摘し、新しい欄（E～H）は考え直した後でバランスのとれた考えを生み出し、古い思考とそれに伴った感情、新しい考えと新しい感情を確認するための欄だと説明する。セッション内で、治療者とクライエントで一緒に用紙を1枚記入する。その際、スタックポイント・ログの中から安全に関係するスタックポイントを選ぶ。クライエントに、安全のテーマの資料を渡し、読んでもらう。毎日少なくとも1枚、安全に関係するスタックポイントについて用紙に記入してきてもらう。CPT+A のプロトコルの他の部分は、CPT の実施プロトコルと同じである。

回数変動型の CPT

　第2章で紹介したように、回数変動型の CPT についての研究はこれまでのところ1つのみある。Galovski ら（2013）により CPT+A を用いて実施された研究である。しかし、現在ほかに2つの研究（どちらも CPT）が進行中である。1つは現役の軍人を対象とし（Resick, Wachen, & Peterson, in progress）、もう1つは PTSD と境界性パーソナリティ障害を併発している人を対象とするドイツの研究である（Bohus & Steil, in progress）。この2つの研究では、CPT セッションをそれぞれ24回、48回まで延長できるようにしている。12回のセッションを終えても PTSD 症状が残っているとき、治療者が「このまま CPT を続けましょうか、それとも他の治療に変えましょうか？」と尋ねることはよくある。Galovski ら（2013）は、CPT+A を最大18セッションまで延ばせるようにした。大半のクライエントは12回以前に良好な状態に達し、治療をやめたが、12回以上のセッションを必要とするクライエントもいた。3カ月後のフォローアップの時点で PTSD の基準を満たしていた治療参加者は50人中2人だけだった。私たちは、CPT で治療を続けることを推奨する。以下は、その場合にどう続けたらよいかのアドバイスである。

終結の延期

　CPT 延長の第 1 のルールは、まず 12 セッションの治療手順を守ることである。クライエントは治療の前半で段階的に考え直しのスキルを身につけていき、その中ではインデックストラウマについての同化の信念に焦点を当てる。治療後半では、深く根づいた中核信念を明らかにできるだろう。セッション 11 で、PTSD やうつの尺度による得点がなお閾値以上である場合は、出来事の意味筆記をあらためて書いてもらう課題は出さない。より良好な最終状態に達するまで治療を続け、セッションを重ねるかについて話し合う。また、PTSD の得点がいつまでも高い理由について話し合う。たとえば、別のトラウマに取り組む必要があるか？　インデックストラウマの同化のスタックポイントで、まだ解決されずに残っているものがあるか？　中核信念がまだ定期的に活性化しているか？　一部の信念を手放すことについての深いスタックポイントがあるのか？（「考えを変えるということは、弱いということだ」「PTSD がなくなったら、それ以外に何を考え、何をしたらいいのかわからない。私は何者でもなくなる」「私が罪悪感を手放したら、友人が無駄死にだったということになる［あるいは、友人を忘れることが怖い］」など）

　残りのセッションでは、信念を考え直す用紙とスタックポイント・ログを使いながら、完全な回復を妨げている根深い同化や過剰調節に取り組む。PTSD と抑うつが軽減してきた場合、そのタイミングで治療をやめるか、まだ取り組みが必要なスタックポイントや中核信念があるかを話し合う。クライエントとともに治療目標が達成されたと判断したなら、最後から 2 番めのセッションで、最後の出来事の意味筆記を書く課題を出す。最終セッションでは、今回の出来事の意味筆記を最初の意味筆記と比較し、治療での進歩をふり返る。さらに今後も CPT スキルを使い続けるよう勧め、残ったスタックポイントに対処する方法を説明する。

早期の終結

　Galovski ら（2013）の研究では、参加者の 58% が 12 回を待たずに PTSD と抑うつにおいて良好な状態に達した。この結果は、仮にクライエントが 12 回の治療の途中で脱落したとしても、それは必ずしも回避を意味せず、改善したためにそれ以上の治療は必要ないと考えたことを示す可能性を示唆している。PTSD と抑うつは毎週評価する。それは、クライエントがいつターニングポイントを迎え、主要な同化のスタックポイントの解決に向かい始めたかを判断するためである。すべての内容を終える前に CPT をやめることは十分可能である。

　早期の終結が可能と思えるクライエントでは——つまり、もはや PTSD の基準を満たさず、自記式尺度の得点が低い場合（たとえば PCL-5 で 19 点以下、PHQ-9 で 10 点以下）——目標が達成されたかの話し合いを始めることができる。治療者とクライエントが、たとえば自己価値や親密さについてのスタックポイントなど特定のテーマに取り組むセッションをあと何回か行うことが有益だろうと判断してもいい。得点が下がったという理由だけで治療をやめる必要はない。終結は、治療者とクライエントの相互の話し合いにより決められる。クライエントが早期に治療をやめる決断をした場合、治療者とクライエントはスタックポイント・ログをふり返り、まだ取り組む必要のあるものがないか確認する。そして、最後の出来事の意味筆記の課題を出し、次を最終セッションとする。本来であれば次のセッションに向けて出す練習課題も、やはり課題として取り組んできてもらう。治療開始時にすべての資料を渡していない場合は、残りの資料をすべて見てもらい、ログに付け加えるべきスタックポイントや、話し合うべきテーマがないかを考えてもらう。

PTSDと抑うつの得点が低く、治療をやめる判断にクライエントが満足している場合は、次回のセッションは通常どおりに用紙のふり返りから始め、その後で最後の出来事の意味筆記に移る。通常のCPTと同様、クライエントは新しい出来事の意味筆記を読み上げ、その後で治療者が最初の意味筆記を読み上げて比較する。なお時間をかけて取り組む必要のある分野があれば、それを指摘する。まだクライエントが手にしていない資料や用紙があればそれを簡単に説明し、将来必要なときに使えるようにする。スタックポイント・ログを見直し、もう信じていないスタックポイントに線を引いて消す。最後に、治療におけるクライエントの進歩と、将来の計画について話す。改善が維持されているか見るため、1カ月後にフォローアップ・セッションを予定することが望ましい。

治療に反応しないクライエントへの治療の継続

　現時点では、24回ないし48回のセッションを終えても治療反応しないクライエントがどのくらいいるのか不明である。Galovskiら（2013）の研究では、そうしたクライエントはごくわずかだった。この研究では、治療期間の予測因子を見ると、女性より男性のほうが反応までの時間がやや長く、治療前の抑うつが強いほうが長かった。PTSDへのエビデンス・ベースの治療に反応しない場合、別のエビデンスに基づく治療に切り替えるのが有効であるというエビデンスは現時点で存在しない。治療反応しない要因としては、治療への取り組みが不十分なこと（治療への取り組みは初期には注意を向けられるが）、考えを変えることに消極的なこと（認知的な柔軟性のなさを示す）、もしくはそれ自体がスタックポイントとなっている可能性があること、練習課題に取り組めないことなどが考えられる。他方、他人への信頼がかなり深く傷つけられ、出来事について強く恥を感じているあまりに、最悪のトラウマを治療者に語らないクライエントもいる。セッション6までに少なくともある程度の改善が見られなければ、治療を妨げているスタックポイントについて尋ねるようにする。

　CPTなどの認知療法は、（安定した）統合失調症、双極性障害、パーソナリティ障害、外傷性脳損傷、物質使用障害、うつ病などの多様な併存疾患があってもPTSDに有効であることがわかっている。クライエントが自己判断で突然、医師の助言なしに処方薬の服用を中止した場合、PTSD治療に影響する症状の悪化を経験する可能性がある。現役の軍人を対象にした回数変動型CPTの研究（Resick et al., in progress）の目的の1つは、治療に対する反応時間を決める要因を明らかにすることである。この研究の結果が得られるまでは、治療に反応しないクライエントに対して具体的にどう対応すべきか、現時点ではエビデンスに基づく方針が立てられない状況である。

急性ストレス障害へのCPT

　トラウマティックな出来事の直後にPTSD症状が現れた人は、時が経てば、あるいは意識が他に向けばその症状は消え去るだろうと考え、何年も自分から治療を受けにやってこないことが多い。現役の軍人は派遣任務が終了するまで治療を受ける機会が得られないこともある。スティグマと、治療を求めるのは弱い者だけだという信念にさらされてきた軍人も多い。子どもの被害者や、親密な他者から被害を受けた者は、危険な関係から安全に抜け出すまで、あるいは、いつまでも消えない症状に治療が必要だと自分で判断できる年齢に達するまで、治療を受ける機会が得られないだろう。大半の研究では、トラウマティックな出来事から最低限の期間が経過している

人を対象としている。それは、出来事の直後だと治療効果が得られないからではなく、出来事直後の人は自然に改善し、PTSDを発症しない可能性があるという方法論的な理由による。

現時点では、急性ストレス障害に対してCPT+Aを使う研究としては、症例研究が1つ（Kaysen, Lostutter, & Goines, 2005）と、小規模なパイロット研究が1つ（Nixon, 2012）あるだけである。Kaysenら（2005）の症例研究は第14章で取り上げる。Nixon（2012）は毎週1回90分のセッションのCPT+Aを6週間実施した。初回セッションで考え直し用紙を紹介し、トラウマ筆記は1回だけ、問題ある思考パターン用紙は用いなかった。サンプルサイズが小さすぎるため統計的な有意差は認められていないが、治療終了時にPTSDの診断基準を満たしていたのはCPTのITTサンプルでは8％（n =11）であり、支持的カウンセリング・グループでは36％（n = 7）だった。CPT+Aでは50％（n = 6）が良好な生活機能を示す水準に達したが、支持的カウンセリングでは9％（n = 1）で、統計的な有意差が認められた。急性ストレス障害に対する臨床研究では、治療を待機する群で待機期間を終えた後に55〜77％がPTSDの診断に該当していたため、これに比べるとCPTの結果は非常に良好である（Bryant et al., 2008; Foa, Hearst-Ikeda, & Perry, 1995; Foa, Zoellner, & Feeny, 2006; Shalev et al., 2012）。

配付資料 11–1　CPT+A セッション3の後の練習課題

できるだけ早くこの課題を始めてください。トラウマティックな出来事を初めから最後まで、可能なかぎり感覚的な詳細（光景、音、匂いなど）を含めて書いてください。また、出来事のあいだに生じた思考、感情を思い出せるかぎりたくさん書いてください。筆記に取り組む際のプライバシーや時間を確保できるよう、時間や場所を選んでください。感情を止めずに、そのまま感じるようにしてください。筆記を途中でやめる必要があったときには、やめたところに線を引いておいてください。できるようになればまた書き始め、1回で終わらなかった場合も、何回かかけて筆記を続けるようにしてください。

次のセッションまでに、毎日その筆記全体を声に出して読んでください。感情を感じることを、自分に許してあげてください。次のセッションのときに、書いた筆記を持ってきてください。

また、ABC 用紙（配付資料6–3）に毎日取り組み続けてください。スタックポイントを見つけたきにはログ（配付資料6–1）に加えていってください。

> 配付資料 11-2　CPT+A セッション 4 の後の練習課題

　もう一度、トラウマティックな出来事について、なるべくすぐに取り組んで筆記してください。もし最初のときに課題をやりきれなかった場合、前回のときよりも多く書いてください。出来事の最中の感覚的な詳細や、思考や感情について、以前よりも多く、書き加えください。また、今回は、筆記しているときの思考や感情をカッコに入れて書いてください（「今はとっても腹が立っています」など）。

　次のセッションまでに新しい筆記を忘れずに毎日読んでください。

　また、ABC 用紙（配付資料 6-3）に毎日取り組み続けてください。

配付資料11-3　CPT+A セッション7の後の練習課題

信念を考え直す用紙（配付資料8-1）を使って、毎日1つスタックポイントを分析し、向き合ってください。

安全についての資料（配付資料8-3）を読み、以前から持っていた信念が、トラウマによってどう影響を受けたかを考えてください。自分や他者についての安全の問題について少なくとも1枚、信念を考え直す用紙に取り組んできてください。

残りの信念を考え直す用紙を使って、スタックポイント・ログ（配付資料6-1）にある他のスタックポイントや、最近起きた嫌な出来事について取り組んでください。

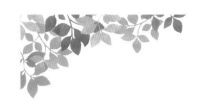

第12章 集団CPTと性的虐待へのCPT

　この章の第1の目標は、CPTを集団で、または集団形式と個人形式の組み合わせで実施するときの留意点を伝えることにある。第2の目標は、子ども時代に性的虐待を受けた人向けに作られたCPT-SAを概説することである。CPTは個人向け治療として広く知られているが、もともとは集団療法として開発された。多くの研究が、集団CPTは単独でも個人治療との組み合わせでも有効なことを示している（第2章参照）。集団CPTは、レイプ被害者、幼少期の性的虐待経験者、戦闘を経験した退役軍人、軍隊での性的虐待被害者など、さまざまなクライエント集団において効果を示してきた。集団形式は居住施設用の治療として、他の治療（対処スキル構築、弁証法的行動療法、心理教育など）と組み合わせた治療プログラムにおいても用いられてきた。

集団CPT

集団CPTを実施する理由

　CPTを集団でも個人でも実施できるときは、通常、どちらの治療形式にするかクライエントに選んでもらう。クライエントの選択は心理療法の効果に強く関連するからである。しかし、個人治療はすべての環境でできるとは限らず、集団CPTが唯一の選択肢であるクリニックも多い。集団CPTはそれ自体効果的な治療法であることがわかっており、多くのクライエントにとって集団形式は、自分の考えや感情を他の参加者と共有することを通じて、トラウマティックな記憶に取り組む助けとなる。集団CPTの利点として、コスト効率がよいこと、他の参加者からの社会的支援を得られること、互いの破壊的認知を健康的で主張的なやり方で問い直す機会となること、などがある。さらに、グループの経験は、自分が「愚か者」でも「気違い」でもないこと、自分の考えや行動がトラウマティックな出来事を経験した他の人たちのものととても近いことを理解することにより、トラウマ関連の症状についてノーマライズされ、誰しもが体験しうるものだという感覚を育むことができる。参加者のタイプや実施環境がどうであれ、治療者は集団CPTを開始する前に、一般的問題を考慮し、いくつかの判断を行う必要がある。

スクリーニング・紹介セッション

　個人 CPT と同様、集団 CPT でも、クライエントごとに事前のスクリーニング・セッションの実施を勧める。このセッションにはいくつかの目的がある。第 1 に、スクリーニングを行う治療者は、正式なアセスメントを行い、クライエントが PTSD の基準を満たしているかを判断する。第 2 に、スクリーニングを行う治療者がグループのリーダーである場合、集団治療への参加を希望する理由、本人がグループに望むこと、抱いている懸念、これまでの集団治療の参加経験について話し合う機会となる。また、クライエントに CPT の内容や集団での進め方を解説して、これまでクライエントが経験してきた集団療法との類似点や相違点を示す。第 3 に、スクリーニング・セッションの一部として、クライエントに最も苦痛をもたらしているトラウマティックな出来事を 5 分ほどで描写してほしいと求める。集団セッション内でトラウマの詳細について話し合うことは推奨しない。他のクライエントに不必要な苦痛を与える可能性があるからである。しかし、スクリーニング・セッション中に 1 人ひとりにこの情報を語ってもらうことで、リーダーはクライエントのトラウマについてより多くの情報を得られる。最後に、スクリーニング・セッションの時間中に、集団治療に合わない側面がないか、心理社会的情報を集めることができる（グループ内で話すことへの抵抗、他者への攻撃的行動の有無、その他の除外条件となる症状など。詳しくは第 3 章参照）。

　クリニックによっては、対象となりうるクライエントに対して、紹介セッションを集団で行うほうが容易でコスト効率もよいことがある。紹介セッションでは、PTSD の症状、このクリニックで選べる治療の選択肢、集団療法の過程、CPT の概要を説明できる。多くのクリニックが、このセッションは、プロトコル開始前にクライエントを集団 CPT の形式に順応させるために有用であると考えている。紹介セッションでは CPT の構造（期間、練習課題、練習用紙、治療段階、治療計画、自記式尺度など）を提示し、認知理論（治療原理、課題や用紙の目的）を紹介し、治療への姿勢や集団セッションへの出席について心のままに話し合う場として役立つ。これを通してクライエントの不安は軽減され、情報に耳を傾けやすくなるだろう。紹介セッションは、集団療法、PTSD 診断、CPT について質問をしたり懸念を表明したりする機会にもなる。このセッションは、集団 CPT を行うのと同じ部屋で同じ時間に行うのがいいだろう。そうすれば、クライエントはクリニックやその部屋や治療者に事前に馴染める。また、集団形式でオリエンテーションを行えば、クライエントは他のメンバーとなるであろう人々と顔を合わせることができる。これでグループに参加しやすいと感じる人もいるかもしれない。

実践のための準備

　CPT の内容は集団版と個人版でほとんど変わらないが、集団 CPT にはグループ環境での治療をより効果的にするいくつかの変更点がある。集団 CPT には独特の利点があるが、治療者が意識すべき困難も存在する。最も重要な難点は、グループを構成するだけの人数のクライエントを集めることや、セッション中に各参加者に十分な時間と注意を費やすこと、グループを支配しかねない参加者や重度のパーソナリティ障害を持つ参加者の管理などである。これらの理由から、集団形式と個人形式の CPT を組み合わせて行う臨床家もいる。練習課題は集団で与え、ふり返りは個人セッションで行うのである。そして集団に戻って、練習課題に取り組んだ感想をメンバーで共有し、次の用紙による練習へと続いていく。集団療法の実施期間に個人セッションの機会

を持てなければ、CPT+A を実施しているならトラウマ筆記と考え直し用紙の紹介の期間だけ個人療法を行う選択肢もある（第11章参照）。これらは治療者との1対1の時間を最も必要とするセッションであり、クライエントはトラウマの内容を1人としか共有しないことを知って安心できる。集団形式では、クライエントはあまりよくわかっていなくても質問をしないことが多い。そこで、個人療法ができないときは、治療者は普通以上に積極的に、全員が確実に治療原理と練習課題を理解できるようにしなければならない。個人療法を同時に行わずに集団 CPT を実施する場合、事前のスクリーニングにおいて、参加者全員がセッション外の支援をほぼ受けずに課題をこなせること、そして、変わりたいという参加者の意欲が本物であることを確認しなければならない。

時間、集団の大きさ、形式

　CPT の集団セッションは通常 90 分である。集団療法と組み合わせた個人セッションは 50 分である。大きな（10人以上）のグループでは、120 分（途中で 10 分間の休憩を入れる）を考えてもいい。しかし、私たちの経験では、休憩を挟んで 10 分で再開するのが難しいことや、休憩により集団特有の処理のプロセスが中断されてしまうことも多い。そのため、グループでは基本的に 90 分を推奨する。

　CPT グループは「クローズド」、つまり、いったん集団療法を始めたら新たな参加者を加えないかたちにすることが望ましい。クローズド形式が必要なのは、CPT が一定の順番でスキルを教え、1つのスキルの上に次のスキルを身につける段階的な治療法として開発されたからである。グループの人数は 6 ～ 9 人が理想的である（ただし、きわめて有能で 10 ～ 12 人を扱える治療者も、私たちは何人か知っている）。集団 CPT を始めるには、最低 5 人は必要であると私たちは考えている（4人だとペアリング効果が生じる可能性があり、それを避けるため 5 人）。それより少ないと、1人か2人セッションを休んだときに、もはやグループではなく、数人のクライエントがいる個人療法になってしまう。逆に 9 人より多くなると、特に治療者が 1 人の場合、グループが大きく感じられるかもしれない。個々の参加者の要求を満たす十分な時間がなくなることがある。また、人数が多いために個々の発表に時間がとれない可能性もある。

　集団療法と個人療法の組み合わせには 2 通りのやり方がある。1つめのやり方は、第4週と第5週に個人セッションを追加し（または集団セッションの代わりに行い）、クライエントごとに、トラウマ関連のスタックポイントにより集中的に焦点を当てられるようにするやり方である。CPT+A では、クライエントは治療者の 1 人だけを相手にトラウマ筆記を読み上げ、出来事に関係するスタックポイントを見つけることができる。もう 1 つのやり方は、毎週、集団セッションと個人セッションを行う方法である（居住施設でのプログラムでは週に 2 回でもよい）。集団セッションでは治療の理由づけや練習課題をカバーし、個人セッションでふり返りを行う。

　集団セッションと、その後の個人セッションとのあいだは、できるだけ時間をおくことを勧める。そうすればクライエントは時間をとって課題の練習を行ってから個人セッションでのふり返りができる。遠くからやって来るクライエントには、集団セッションの直前に個人セッションを終えるようにするといいだろう。そうすれば、週に 1 度だけクリニックに来ればよいことになる。集団と個人の形式の組み合わせが特に有用な状況は、他にもたくさんある。たとえば、(1) 居住施設のプログラム。クライエントがそこに滞在していることを最大限に生かすため、組み合わせの計画を含めることが望ましい。(2) クライエントが治療者との個人の時間が必要だと主張

場合。(3)学生のトレーニング。学生はグループの共同リーダーの1人として働きながら、一部のクライエントを個人療法セッションで診ることができる。こうすることで学生を指導する機会を増やせる。

共同治療者

　熟練したCPT治療者は1人でグループを管理できるが、多くの理由から共同治療者を採用するほうが効果的であることがわかっている。第1に、治療者が休暇をとったり、個人的な理由で欠勤したり、予定外の事態に見舞われたりした場合でも、集団セッションをキャンセルしなくてすむ。セッションのキャンセルは参加者の意欲を損ない、回避を強めかねない。第2に、共同治療者がいると、1人がホワイトボードの前に立ち、情報を書きつけながら議論を導くことができる。もう1人はグループ内のやりとりを見ながら、手助けが必要になりそうなクライエントがいないか注意を向けられる。また、参加者の1人が感情的になったり混乱してしまったりした場合には、一方の治療者がそのクライエントの要求に対応し、もう1人の治療者が話し合いを続けることもできる。最後に、セッションとセッションのあいだに多くの練習課題をふり返り、コメントをしなければならないため、その仕事量をこなすには2人の治療者がいるほうが容易である。上述のように、多くのクリニックが学生を共同治療者とすることを有用と考えている。学生にとっても上級治療者をモデルとしてCPTを学ぶよい機会となる。しかし、12人といった大きな集団の場合でさえ、3人以上の治療者を使うことについては、私たちは支持しない。治療者の関与が多くなりすぎ（それぞれの治療者が寄与しようとするため）、クライエントのために十分な時間がとれない結果に終わる可能性がある。また、脱落者や欠席者が多く出て人数が減った場合、部屋の中でクライエントと治療者の人数があまり変わらないといったことにもなりかねない。

スケジューリング

　集団CPTを準備する際には、何曜日の何時に集団セッションを行うかも考えなければならない。些細な問題に思えるかもしれないが、仕事や学校の予定があるクライエントを扱う場合は、何時に始めるかは非常に重要な要素となる。集団セッション中やセッション後にどのくらい感情的になるか、クライエントにはわからないだろう。そこから真っ直ぐ職場や学校に向かうことは勧められない。また、12回の集団療法のために仕事を抜けるのは難しい、あるいは昼間に子どもの面倒をみてくれる人がいないというクライエントも多いだろう。その場合、セッションは夜にせざるをえない。第2に、集団療法を行う12週間のあいだに祝日が何度かある場合、その曜日は避けることが大切である。そうしないと、参加者が予定していたよりも期間を長くとる必要が出てくるかもしれない。最後に、集団セッションを週2回行う場合は（軍の基地や刑務所、居住施設でのプログラムなど）、セッションとセッションのあいだに練習課題をする時間をできるだけとれるようにするため、月・木あるいは火・金に設定することを推奨する。

トラウマ歴について考慮すること

　同じようなタイプのインデックストラウマを体験した人の集団にするかを事前に決め、開始前に適切なアセスメントとトラウマのスクリーニングを行うことも大切である。同タイプのトラウマを持つ参加者の集団療法を実施することにはいくつか利点があるが、異なるタイプのトラウマをグループのなかで一緒に扱うことにも、特に大きな困難はないことがわかっている。全員が同

種のトラウマを共有しているグループでは、全員が同様の経験をして、非常に近いスタックポイントを持っている可能性が高いため、互いにスタックポイントを考え直し、考え方の問題点を指摘し合うことが比較的容易にできる。しかし、大半のクライエントは複数のトラウマを受けており、最初に見つかったインデックストラウマが同じタイプであっても、実際にはよりトラウマティックな他の出来事を経験しているものである。つまり、それぞれの参加者が異なるトラウマを持つグループは例外的ではなく、むしろそちらが基本であろう。トラウマが混在するグループは、小さなクリニックや、同種のトラウマを持つ人を同時に十分な人数を集めることが難しい町などで有用である。

　クライエントが集団CPTへの参加を決める前に、グループがどのような構成になりそうかを伝え、あらかじめ参加者の懸念や質問に対応できるようにする。よく耳にするスタックポイントとして、「私の経験は、私と同じような人（戦闘を経験した退役軍人、性的虐待の経験者など）にしか理解できない」というものがある。これは実際、話し合いのよい出発点であり、ここからスタックポイントを見つけていける。クライエントはこの信念を生活全体に適用し、その結果、友人として受け入れようとする相手の数やタイプを大きく制限しているかもしれない。

性別について考慮すること

　1つのグループに男女を混在させることは可能だが、そのことがいずれかの参加者を刺激しないよう、慎重にクライエントをスクリーニングすることが非常に重要である。男女の混在グループでは、類似したトラウマ歴（戦闘、自然災害、子ども時代の性的虐待など）を持つ参加者で構成するとよい。そうすると参加者は、自分たち全員が経験や信念を共有していると認識しやすい。クライエントの性別は治療者の選択にも大きく関わる。女性のクライエントで男性の治療者を受け入れようとしない人や、男性のクライエントで女性の治療者を受け入れようとしない人はいるが、こうしたクライエントが男性と女性を組み合わせた治療者のチームを受け入れる場合をよく目にしてきた。この場合、性別に関するスタックポイントを考え直す際、治療者の性別を反証材料として利用してもらう機会になることが多い。

欠　席

　集団CPTの実施における明らかな懸念の1つは、セッションに来ないクライエントをどうするかという問題だろう。セッションは1回も休まないことが非常に重要であり、治療期間を通じてセッションに参加することを妨げる問題や生活環境があるようなら参加すべきでないと、開始前に伝えておくことを強く推奨する。しかし、予想外の状況でセッションに出席できなくなることもある。個人療法と組み合わせて実施している場合は、休んだ集団セッションの次の個人セッションを、休んだ分の穴埋めに利用できる。個人セッションを併用していないときは、集団療法の治療者はその週のうちに休んだクライエントに個人面接をしたり、集団で行ったことを電話でふり返ったり、必要があれば次の集団セッションの直前にそのクライエントと面接したりできる。これらの対応ができない場合、セッションのなかで他の参加者に、前週のセッションで何をしたかを簡単に概説してもらうよう求めてもいい。今日ではコンピュータやメールを使える人も多いので、セッションを休んだ参加者にはメールで課題を出し、次回のセッションに持ってきてもらってもいい。通常、2回以上欠席したクライエントには、次のグループが始まるまで待ってもらうか、個人療法で治療を続けるかを勧める。

集団療法における治療者の役割

　集団 CPT は個人 CPT と同様、協働的なプロセスである。つまり、集団療法の治療者の重要な役割は、セッションを構造化してすべてのクライエントが新しい課題を学び、それまでの練習課題に基づいた自分の進歩を話し合えるようにすることである。治療者の最も重要な仕事の１つは、参加者が「なすべきことに専念」し続けるようにすることである。これは、クライエントが（治療者も！）集団 CPT に初めて取り組む際には特に難しい仕事となる。その例としてよくあるのは、回避への対処である。クライエントは回避症状により、トラウマを想起させる人・場所・事柄を避けようとする。それゆえ、練習課題に取り組むことができなかったり、トラウマについての思考や感情の処理を避けようとする。クライエント同士がまだお互いをよく知らない状況であったり、思考や感情に取り組むことで「記憶によって傷つけられることはなく、むしろ気分が改善する」体験をしていない段階の、集団 CPT の初期には回避が起こりがちである。

　回避を減らすために、初回セッションで回避についての話し合いを持ち、クライエントたちに、どんなかたちで回避行動をとれるかを話してもらう（課題をしない、セッションを休む、遅れてくる、飲酒や薬物使用、ギャンブル、買い物、他の人の要求を優先する、など）。また、回避の原因となりそうな恐怖や考えを見つけられるよう援助する。この話し合いでクライエントは回避となるあらゆる行動を意識しやすくなる。こうしてグループ内外での回避を減らせれば理想的である。参加者がグループや資料から距離を置こうとしているようすに気づいたときはいつでも、セッション内で回避の問題に取り組み続けるようにする。

集団 CPT の管理

アジェンダ設定

　グループを軌道から外れないよう、セッションごとにアジェンダを設定して構造を設け、参加者がそのセッションで何をするかを知っておけるようにする。アジェンダには、簡単な出席確認（チェックイン）が含まれる。ここで、全員の気分を確かめ、切迫した問題でその日にグループの支援を必要としている人がいるかを確認する（グループ全体で５〜10 分程度まで）。この手続きには多くの利点がある。治療者は、手早く出席者のその日の感情状態の「脈をとる」のである。これにより、個々のクライエントが認知を変えていく過程のどのあたりにいるかを確認しやすくなる。さらに、この確認手続きは、クライエントにとって助けを求める機会となる。また、セッションの最初や最後での相談希望を判断してもらうことによって、クライエントは自分で苦痛に対処しようとしていることに気づいてもらえる。さらに、他の参加者がグループに相談の時間を求めることで、健康的に助けを求めるようすを目のあたりにできる。

　出席確認はそれぞれの感情や、助けが必要かを簡単に述べるだけなのを最初に明示しておかないと、問題が生じやすい。なかには、その日のセッションの焦点を逸らそうと、回避の機会として出席確認を長引かせる人がいるかもしれない。つらかった１週間を長々と説明し始め、グループの時間がつぶれていくこともある。話が長くなりそうなら、穏やかに話をやめさせ、その日の内容に焦点を戻す。こうして引き戻すのになれない治療者もいるだろうが、クライエントに長時間の逸脱を許さないことは非常に重要である。そうしないと、すべてのクライエントに、それぞれの１週間について長く話をするものだというメッセージを送ってしまう。それではその週にやってきた課題をふり返り、次の課題を紹介する時間がなくなる。

　話が逸れないようにする最良の方法は、最初から出席確認を手短にして、その週の総括はせず

にそのときの感情や援助の希望に絞ることを明確にしておくことである。話が逸れてしまったときは、クライエントに「グループでの時間を必要としていますか？」と尋ね、他の参加者の確認がすんだ後でその話に戻りましょうと提案できる。「そうします」と答えた場合、話を戻したときに、自由に続きを話してもらうのではなく、この1週間その問題について用紙に何か書いたかを尋ね、その用紙をグループでふり返る。用紙に取り組んでいない場合、治療者は「最近あった出来事を題材にし、みんなで用紙に取り組むよい機会になりますね」と話して、ホワイトボードに書いて皆で取り組むことができる。

　こうして用紙に立ち戻ることで、CPTの用紙を使って日々の出来事にどう取り組めるかリアルタイムで練習できる。また、セッション外で用紙に取り組むと、苦痛をもたらす思考や感情が和らぐことを示す体験ともなる。このとき他の参加者にも関与してもらえるよう、同じような思考を持っていないか、その週の用紙への取り組みが大変ではなかったか尋ねる。

練習課題を終えているか

　練習課題への取り組み状況の確認は、最も困難な問題の1つである。複雑なものになってくると、練習課題の説明と、記入例を作成するのに20～25分かける必要がある。ABC用紙を紹介した後は、セッションの多くの時間を割いて、ホワイトボードや画用紙に書き出して取り組みが難しかった用紙をふり返ることや、セッションで話された問題や懸念の処理を行う。事例となるワークシートをホワイトボードや画用紙に書き出すことで、グループ全体の参加を促し、各自がその事例をそれぞれの同様のスタックポイントに関連づけるのを援助できる。

橋渡しの質問と一般的なスタックポイントを利用する

　グループ全体の関与を高める方法として、「橋渡しの質問」を使って参加者それぞれの経験を結びつける方法がある。これは、グループ内の多くの参加者に関わってもらい、話し合いを独占する参加者や取り残される参加者を生み出さないための重要な手段である。たとえば、「他のみなさんはこれについて、どう考えますか？　どう感じますか？」と尋ねる。この質問には複数のクライエントに答えてもらうことが大切である。

　参加者に互いのつながりを強く感じてもらうために、よくあるスタックポイントを示すことが役立つ。例としては、「私のせいだ」「私が○○をしてさえいれば、こんなことは起こらなかった」「安全な場所などない」「人は信頼できない」「感情を見せるのは弱さだ」などである。あるスタックポイントを「自分もそうです」と1人の参加者が言い出したりしたときは、「他にもこのスタックポイントを持つ方はいらっしゃいますか？」「これに馴染みがあるという方はいらっしゃいますか？」と尋ねる。

練習課題をやってこない場合

　クライエントがセッション中に用紙を共有しないこともあるため、治療者は課題をやってきたか、課題についての考え方に問題がないかどうか、確認できないことがある。そのため1人ひとりに注意を向け、やってきたか、難しいところがなかったかを知っておくことが（手を挙げてもらうだけでも）非常に大切である。出席確認に続いて、セッションの半分以上の時間は数人のクライエントの練習課題の見直しに費やすことを確認して、関係のない話題にはまり込まないようにする。

個人CPTでは、出来事の意味筆記、(CPT+Aでの)トラウマ筆記、その他の用紙に取り組んでこなかった場合には、セッション中に口頭で取り組んでもらい、やり方に順応してもらう。集団CPTでは、自身のトラウマティックな出来事に関連するスタックポイントを他の参加者とともに見つけだすことに焦点を当てる。出来事の意味筆記（やトラウマ筆記）を口頭で語ってもらうことはない。というのも、他の参加者を刺激したり、スタックポイントを見つけて考え直しを始めるという大切な時間が奪われないようにするためである。練習課題をやっていないクライエントがいた場合、他にもやらなかった人がいるか確認することは、治療に関する共通のスタックポイントを見つけるよい機会となる。たとえば「この治療は私の役に立たない」「用紙に記入する時間がない」といったスタックポイントである。治療者はホワイトボードの前に立ち、最新の課題用紙（ABC用紙、考え直し用紙、信念を考え直す用紙）を使って共通のスタックポイントについて書き出す。課題に取り組んだ参加者の協力を求め、スタックポイントに反する証拠と別の新しい健康的な信念を見つける手助けをしてもらう。

　集団CPTでは、個々の参加者に焦点を当てる時間が比較的少ないこともあり、各自が自分で練習課題をできること、したほうがいいことを納得してもらうのが難しい場合がある。そのため、治療者は課題をやってきたか挙手で確かめ、週ごとに別の参加者にスタックポイントを話してもらうようにする。ホワイトボードや画用紙に書き出した用紙についての話し合いに全員が参加し、自分の同様の考えを話し、別の証拠や信念を作り出す手助けをできるよう心がける。

　集団療法の利点の1つは、他の人が練習課題をこなし、よくなっていくようすを目にできることである。これにより、消極的な参加者も課題に取り組む意欲を得ることが多い。特に治療者が、課題をすることで他の参加者の症状が改善したことを強調すれば、動機づけも高まる。たとえば、ある参加者が課題をやってこなかったとする。治療者は「他にやってこなかった人はいますか」と尋ね、練習課題を妨げる共通の信念についてグループで練習用紙に取り組むよう導く。スタックポイントとしては「絶対によくならない」「自分の考えを筆記することに耐えられない」などがあるだろう。リーダーは、課題をできた参加者から、別の考えや反証を引き出し、全員がこの練習に必ず加われるようにする。

　クライエントが練習課題に記入できない理由はいくつかある。それらはたいてい何らかの回避に関係している。トラウマを経験した人は、出来事や、トラウマティックな出来事に関係する思考や感情を文字にして書くと、記憶があまりにも「リアル」になり、扱いが難しくなりすぎると信じていることが多い。最初は課題をしてこなかったクライエントも、他の人がそれぞれのトラウマについての思考を見つけ、それを考え直す（CPT+Aではそれに加えて出来事の詳細を書く）ことができたという話を聞いて、練習課題に取り組みやすくなることが多い。こうした話し合いを終えたら、たとえ課題をやってこなかった人が複数いたとしても、その日に予定されていた内容に進むことが大切である。さらに、次の練習課題を紹介し、グループ全体に課題として出す。前回の課題をやってこなかった人には、その課題もしてくるように求める。

　起こった出来事を、トラウマティックな出来事を意味する言葉（「レイプ」「殺人」など）にラベルづけできないために、課題をやり遂げられないクライエントもいる。その代わりに、出来事を「誤解」や「事故」とラベルづけして、その影響を矮小化しようとしたり、詳細を不正確に表現したりする（子ども時代の虐待について自分を非難するなど）。こうしたクライエントの考え直しを援助するには、治療前のアセスメントで報告したトラウマ症状を指摘し、これらの症状をトラウマティックな出来事が実際にあった証拠とするといいだろう。また、症状が生活に及ぼす悪影

響（孤独、職場や学校での問題など）を思い出してもらうことも役立つ。グループに参加した理由を尋ねることが助けになることもある。その答えが、クライエントの矛盾した考えを明らかするかもしれない。つまり、一方ではトラウマを誤解（または矮小化）しているのに、他方では生活の中で苦悩を経験し、助けを求めているという矛盾である。

　集団 CPT の開始時に、練習課題を回避したい衝動や、セッションを休みたいという衝動さえ感じるかもしれないと伝えておくことが有用である。そうすることで、その反応をノーマライズし、思考や感情について話し合うことにオープンな雰囲気を醸し出しやすくなる。治療についてのスタックポイントを見つける援助をすることも有益である。これはさらにノーマライズを促進し、課題への葛藤や懸念を話しやすくする。

電話リストの課題

　グループがもたらす社会的な支えを強化するため、外来で来ているクライエントに電話リストの課題を出すことを推奨する。この課題に参加を希望するクライエント全員が、名前とかけてほしい電話番号をリストに書き入れる。各参加者には、次のセッションまでに、リスト上で自分の次に書かれている人に電話をして、練習課題をやったかを尋ね、治療の支えとなることを求める。次の週には、リストの2つ下の人に電話をしてもらう。こうして、最終的に全員が全員に電話をするようにする。クライエントには、電話で自分のトラウマ歴について話してはならず、練習課題を行うにあたって共同作業をしたり助けを求めたりする機会として利用するよう指示する。また、セッションを休んだ人への電話は、課題を伝え、休んだ人が聞き逃した内容を説明する機会としても利用できる。この電話を、1対1でつきあい始めるために利用しないよう指導する。顔を合わせるのはグループ全体が集まるときだけにすることも指示する。一般に、大半の人はこの電話リストに参加する。最初のセッションで参加を断った人も、2回めか3回めにはリストに加わりたいと言うのが普通である。

グループ内の対立と感情を管理する

　複数の人が集まれば、参加者のあいだに対立が生じる可能性もある。加えて、多くのクライエントは虐待を受けた経験からコミュニケーションのパターンに問題を抱えていることがあり、セッション中の感情的、認知的反応をなかなかコントロールできない。これについてもやはり、事前の十分なスクリーニングとグループの進め方の教育が必要である。私たちはパーソナリティ障害と診断されているクライエントも通常は除外してこなかったが、なかにはコントロールが難しいクライエントがいるのも確かである。周囲への影響が大きすぎるために、CPT 前に、個人治療やパーソナリティ障害向けに作られた治療により対応する必要があるクライエントもいる。集団 CPT の妨げになりやすい症状としては、重度の依存、極端に強い権利の感覚、過剰な闘争性、「病人」あるいは「PTSD 患者」という役割を維持することに重大な関心を持っていることなどがある。パーソナリティ障害があっても、境界性、演技性、自己愛性、反社会性の人々は集団 CPT での治療で効果が得られている。

　セッション中に焦点が失われたとき、軌道を戻す方法の1つは、脇道に逸れたクライエントに、その発言と最初に話し合っていた話題を関係づけてほしいと求めることである。最初の話題を避けるようなら、穏やかに向き合うよう話してもいいかもしれない。たとえば、この話題はそのクライエントには難しすぎるようだ、または、そのクライエントはこの話題について自分の感情を

持ち続けるのが難しいようだと指摘する。続いて、グループのなかで他に誰かこの話題を避けたい人や、自然な感情を止めたい人はいるかを尋ねる。そうすればグループの他の参加者がその反応をノーマライズできる。この技法はクライエント間に絆を作り、治療者はこれにより、話を逸らしたクライエントが避けるもととなった心の底の不安に取り組めるようになる。

経験の少ない治療者には、グループのなかで感情があまりにもたくさん出てくるのではと心配する者も多い。個人CPTと同様、集団CPTでも改善する前に感情が悪化することがあるが、大半のクライエントは集団療法中に症状が悪化することはない。それよりも、セッション中に見られる激しい感情は、トラウマに関連する自然な感情を初めて自由に経験できることに関連する場合が多い。参加者には、批判されることなく感情を感じられる安全な場としてグループを提供する。セッション中に批判を受けることを恐れずに感情を口に出すよう促す。治療者は参加者が感情を経験するよう導き、適切なやり方で感情を示せば、過剰な感情的反応や破壊的な行動が和らぐことが多いのをクライエントに理解してもらう責任がある。

他にも、注意すべきクライエントの行動が2つある。過剰な支配と過剰な内気である。支配的なクライエントは、質問に対して最初に答えることが多い。絶対的な言い方をしたり（「トラウマを経験した人でなければ誰も私のことを理解できない」など）、長々と話をしたり、リーダーの役割に異議を唱えたりする。こうした行動は、他の参加者（特に内気な参加者）を黙らせることが多い。また、グループ内にひそかな敵意を育み、グループの力動に悪影響を及ぼす。また、すでに回避と格闘しているクライエントにとって、他の参加者の支配は、自分が参加しなくていい十分な理由となる。治療者はまず、できるだけ早く支配的なクライエントと内気なクライエントを見つけるようにする。そうしておけば、大ざっぱにモニタリングしていれば、それぞれのクライエントが話す時間をコントロールすることができるようになる。効果的な1つの方法は、反応の早いクライエントは10数えてから答えを言うようにして、反応の遅い人にも考えや気持ちを口に出す機会を与えるように、参加者たちに提案することである。別の方法として、セッション中に3回発言したら、その話題について他の誰かが話すのを待ってからさらに発言するよう求めてもいい。こうした提案は全体に向けて行い、特定のクライエントを名指ししたり、一部のクライエントに恥ずかしい思いをさせたりしないようにする。

引っ込み気味だったり、発言をしなかったりするクライエントもいる。性格的に内気なのか、トラウマへの反応として引きぎみになっているのか、回避の一形態として発言しないのかを確認することが大切である。そして、セッション中に指名されるほうがいいかを個人的に尋ねておくことが助けになる。そうすれば、会話に入らなければならないという緊張を感じずにすむ。あるいは、グループ全体に感想や意見を聞いてから、次に1人ひとりに尋ねる進め方が役に立つときもある。

集団形式でのCPT+A

集団CPTと集団CPT+Aの最大の違いは、トラウマ筆記の扱いにある。個人のCPT+Aでは、セッション中に1対1の環境で感情を経験する機会がある（セッションとセッションのあいだでも練習課題を通して感情を経験する機会がある）。集団CPT+Aでは、セッション中にトラウマ筆記を声に出して読み上げさせないことを強く推奨する。トラウマティックな出来事の処理は重要ではあるが、他人の経験の詳細な描写を耳にすると苦痛が増すことがあり、多くのクライエントが治療から脱落する可能性が高まる。

クリニックでは長らく集団療法を実施しているところも多く、そのやり方に慣れ親しんでいるクライエントも多い。しかし、そうしたグループは長期的な支持的精神療法であることも多い。その種のグループでは、トラウマの詳細を長々と話したり、あるいはトラウマの出来事を完全に回避して現在の生活上の問題をぶちまけることを中心に置いたりしている。この種の治療は有用なこともあるし、一部のクライエントにとってはノーマライズにもなる。しかし、多くのクライエントは他の人のトラウマの詳細を聞くと、刺激されたように感じるだろう。それでも、他の参加者に受け入れられている感覚を持ちたくて、「戦争話」を語りたがったり、懸命に自慢話をしたりするクライエントもいるかもしれない。他のクライエントが、自分の話をしろというプレッシャーを感じて出席したがらなくなる可能性がある。したがって、CPT+A グループのリーダーは、治療のごく初期の段階（治療前のスクリーニング・セッションでもかまわない）で、グループセッションではトラウマの詳細な話はしないことを明確にしておく必要がある。クライエントがグループ内で詳しい話をし始めたら、治療者は穏やかに割って入り、グループ全体に「トラウマの話をしない」というルールを思い出してもらう。このルールの理由をグループに尋ねるのも役に立つ。この質問に対して、他人の物語を聞くのは苦痛だと答える人が1人または何人か出てくることが多い。

　集団 CPT+A のセッションでは、出来事の意味筆記やトラウマ筆記を読み上げてもらう代わりに、筆記した感想を探っていく。そうしてクライエントの感情をノーマライズするとともに、出来事の詳細をすべて筆記したかどうかを判断する。具体的には、参加者には、筆記のなかで感覚的な詳細や思考・感情を含めて書いたか、書いているあいだに強い感情を経験したり新たな記憶が蘇ったりしたかを尋ねる。参加者が完全な筆記を書いていなかったり、書いたり読んだりしているあいだに自然な感情が出てこなかったりした場合には、段階を踏んで課題に取り組んでいく可能性を高められるよう促す。その他、見つかったスタックポイントや、その信念や解釈の反証にも焦点を当てる。出来事自体の詳細には焦点を当てない。

　集団 CPT+A の中でトラウマ筆記を書いてこなかったクライエントがいた場合、治療者は筆記に取り組みいくぶん改善を見せていると思われるクライエントにしばらく焦点を当てるようにする。こうすることで、筆記を書いてこなかったクライエントは、自分も筆記ができると思いやすくなり、次のセッションには課題をやってこようという動機づけが得られることが多い。この話し合いの後、トラウマ筆記を提出してもらい、治療者は次のセッションまでに読んでおく。スタックポイントを探しながら読むようにする。スタックポイントは通常、クライエントが書くのをやめたり、消したりした箇所や、出来事のなかでクライエントが飛ばしたり、ごまかしたり、忘れたと書いたりした部分に示されている。また、説明が警察の調書（思考や感情を含まない）のように書かれていないか、あるいは記憶のすべてが思い出され、活性化しているかにも注意する。トラウマ筆記には、励まし、賞賛、考えられるスタックポイントを記入した後、クライエントに返却する。

アフターケア・グループ

　個人 CPT と同様、集団 CPT を終えたクライエントについても、治療終了後2～3カ月にフォローアップのセッションを行うことを推奨する。これは個人セッションでも、グループで再び集まってもよい。このセッションでは、調子全般はどうかを尋ね、問題に遭遇しているならそれを話してもらう。以前からのスタックポイントや新たなスタックポイント、あるいは困難な状況に

取り組むために、信念を考え直す用紙を利用するよう促す。このフォローアップ・セッションでも、治療中と同じアセスメント尺度を使うことで、治療の延長線上へとクライエントを戻し、改善を強化できる。

　多くのクリニックは、同時期に集団・個人療法を終えたクライエントに向けたCPTアフターケア・グループを用意している。実施頻度はその目標とニーズに応じて、毎週、月2回、月1回でもよい。長らくトラウマ治療を続けてきたクライエントの多くは、CPT終了時に治療を完全にやめることに不安を抱くかもしれない。このようなクライエントは、アフターケア・グループで治療の終結を難しくしているスタックポイントに取り組みながら、毎週行っていた集団療法や個人療法からゆっくりと「ステップダウン」できる。集団CPTや個人CPTで大きな改善を見せながらも、解決しきれなかったスタックポイントがあるクライエントにとって、アフターケア・グループは最後に残った問題にCPTスキルを使い続ける機会となる。アフターケア・グループのリーダーは、参加者に毎回、練習用紙に記入して持ってくるように言うことが大切である。集団セッションは、これらの用紙をホワイトボードでふり返ることに焦点を当てる。最後に、アフターケア・グループに参加できる期間は制限するようにする。グループ・セッション外でスキルの練習をせずに、グループへの不健康な依存が生じることを防ぐためである。

性的虐待向けCPT

　第2章で紹介したように、子ども時代に性的虐待を経験した人のためのCPTがある（Chard, 2005）。CPT-SA（性的虐待向けCPT）は16セッションからなり、通常は集団療法と個人療法を組み合わせて行う。しかし、個人療法のみ、集団療法のみでも可能である。トラウマの詳細を話し合いたがらない、あるいは話せないクライエントに対して、多くの臨床家がトラウマ筆記なしでCPT-SAを実施してきた。子ども時代の性的虐待歴を持つクライエントでもCPTでの改善が確認されている（第2章で説明した）が、幼少期のトラウマに特有の問題についても時間をかけて取り組めるよう、追加セッションが含まれるCPT-SAを望む治療者やクライエントもいる。**配付資料12-1**は、クライエント向けのCPT-SAの概説である。（この資料には、本書には含まれないCPT-SA専用の配付資料がある。発達段階、アサーション、コミュニケーション、社会的サポートについての資料である。これらはwww.guilford.com/cpt-ptsdから入手可能である。）

　配付資料12-1に示したように、ABC用紙に進む前、セッション2でCPT-SA特有の課題がある。この課題では、自らの生育過程や発達の経過をふり返ってもらい、家庭の「ルール」から中核信念（「子どもは大人に言われたことをしなければならない」「誰も私を守ってくれない」「誰かが飲酒していると傷つけられる」など）が生まれてきていないか考えてもらう。CPT+Aと同様、最も大きな子ども時代の性的虐待体験について、トラウマ筆記を書くことを求める。CPT-SAでは、複数のトラウマを経験した人のために、その他のトラウマティックな出来事についての筆記をすることや、複雑化したトラウマ歴に関連するスタックポイントを見つけだすことに焦点を当てる追加セッションが含まれる。CPT-SAでは、価値のテーマの後に、アサーションとコミュニケーションについての資料が追加されている。これらの資料は、トラウマ経験者が自分の要求を満たすために行う不健康なコミュニケーション（攻撃、受動性など）に関するスタックポイントを見つけだすことを援助できるように作られている。このセッションで、自分の要求を満たすためのより健康的で、効果的で、安全なコミュニケーション法を身につけていくことができる。

> **配付資料 12-1　　性的虐待向け認知処理療法（CPT-SA）：治療の概要**

CPT-SA は 16 回のセッションを各回 55 分で行います。以下は、各セッションの概要です。

■セッション 1 ■

CPT-SA を紹介し、治療と症状、社会認知理論、感情、スタックポイントについて説明する。
練習課題：スタックポイントと発達段階についての配付資料を読む。

■セッション 2 ■

練習課題をふり返る。発達段階の問題と、現在の信念や行動への影響を話し合う。家族内の力関係についてふり返る。
練習課題：虐待が自分自身、他者、世界についての信念にどう影響したかについて、出来事の意味筆記を書く。

■セッション 3 ■

練習課題をふり返る。思考と感情のつながりへの取り組みを始める。ABC 用紙に目を通す。
練習課題：ABC 用紙に取り組む。

■セッション 4 ■

練習課題をふり返る。思考と感情と行動のつながりに目を向ける。
練習課題：インデックスイベントとなる子ども時代の性的虐待についてトラウマ筆記を書き、毎日自分で読む。ABC 用紙を書き続ける。

■セッション 5 ■

練習課題をふり返る。セッション内でトラウマ筆記を読み上げる。感情を処理し、筆記をふり返りスタックポイントを見つける。
練習課題：インデックスイベントとなった子ども時代の性的虐待について、さらに感覚的な詳細を含む 2 回めのトラウマ筆記を書く。それを毎日自分で読む。ABC 用紙に取り組み続ける。

■セッション 6 ■

練習課題をふり返る。セッション中に、2 回めのトラウマ筆記を読み上げる。感情を処理し、筆記をふり返りスタックポイントを見つける。

練習課題：インデックスイベントに次ぐトラウマティックな出来事（があればそれ）について説明を書き、毎日自分で読む。ABC 用紙を書き続ける。

■ セッション7 ■

練習課題をふり返る。3回めのトラウマ筆記を読み上げる。感情の処理を続け、スタックポイントを探す。考え直し用紙に目を通す。

練習課題：考え直し用紙を使って虐待関連のスタックポイントを少なくとも1つ考え直す。追加のコピーを使って、スタックポイント・ログにあるいくつかのスタックポイントを考え直す。2つめの出来事や3つめの出来事についてトラウマ筆記を書いてもよい。それも毎日自分で読む。

■ セッション8 ■

練習課題をふり返る。直近に書いたトラウマ筆記を読み上げる。感情の処理を続け、追加のスタックポイントを探す。考え直し用紙をふり返る。問題ある思考パターン用紙に目を通す。

練習課題：問題ある思考パターン用紙を使って自分のスタックポイントに関連するパターンを見つける。考え直し用紙で、少なくとも1つのルールを考え直す。トラウマ筆記は自分で毎日読み続ける。

■ セッション9 ■

練習課題をふり返る。問題ある思考パターン、そのパターンができてきた経緯や影響をふり返る。信念を考え直す用紙と安全のテーマの資料に目を通す。

練習課題：安全のテーマの資料を読む。信念を考え直す用紙を使い、スタックポイント（安全に関するものを含む）を考え直す。トラウマ筆記は自分で毎日読み続ける。

■ セッション10 ■

練習課題をふり返る。安全について話し合い、安全に関連するスタックポイントを考え直す。信頼のテーマの資料に目を通す。

練習課題：信頼のテーマの資料を読む。信念を考え直す用紙を使い、スタックポイント（信頼に関するものを含む）の考え直しを続ける。

■ セッション11 ■

練習課題をふり返る。信頼について話し合い、信頼に関連するスタックポイントを考え直す。力とコントロールのテーマの資料に目を通す。

練習課題：力とコントロールのテーマの資料を読む。信念を考え直す用紙を使い、スタックポイント（力とコントロールに関するものを含む）の考え直しを続ける。

■セッション12■

練習課題をふり返る。力とコントロールについて話し合い、力とコントロールに関連するスタックポイントを考え直す。価値のテーマの資料に目を通す。
練習課題：価値のテーマの資料を読む。信念を考え直す用紙を使い、スタックポイント（価値に関するものを含む）の考え直しを続ける。

■セッション13■

練習課題をふり返る。価値について話し合い、価値に関連するスタックポイントを考え直す。
練習課題：信念を考え直す用紙を使い、スタックポイント（価値に関するものを含む）の考え直しを続ける。アサーションとコミュニケーションに関する資料を読む。

■セッション14■

練習課題をふり返る。価値についての話し合いを続け、アサーションが自己価値感とどうつながるかを探る。親密さのテーマの資料に目を通す。
練習課題：親密さのテーマの資料を読む。信念を考え直す用紙を使い、スタックポイント（親密さに関するものを含む）の考え直しを続ける。

■セッション15■

練習課題をふり返る。親密さについての話し合いを続け、親密さに関連するスタックポイントを考え直す。社会的サポートの資料に目を通す。
練習課題：社会的サポートの資料を読む。信念を考え直す用紙を使い、スタックポイント（社会的サポートに関するものを含む）の考え直しを続ける。2回めの出来事の意味筆記を書く。

■セッション16■

練習課題をふり返る。セッション中に新しい出来事の意味筆記を読み上げ、社会的サポートについて話し合い、将来の目標を見つける。

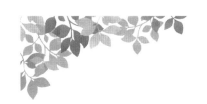

第13章

さまざまなトラウマに取り組む

　本章では、さまざまなトラウマに特有な治療上の問題やトピックについて考察する。あるトラウマに特有の問題もあるが、一方で、生涯にわたりトラウマを複数経験しているクライエントも多く、その場合トラウマが混在していることがある。たとえば、戦闘中に敵に撃たれた退役軍人が「誰も信頼できない」と言うことがある。敵はもともと知り合いでもないし、信頼していた相手でもない。なぜ信頼が問題になるのか尋ねてみると、その人が子ども時代に虐待を受けていたことがわかったりする。信頼についてのスキーマ／中核信念が幼少期に生み出され、それが後のトラウマにより活性化したのである。クライエントは、信頼についての自分の発言が、いま取り組んでいるトラウマの文脈とは、全く関係ないことさえ気づいていない可能性がある。しかし、治療者にとってその発言は、治療中に取り組む必要があるかもしれないインデックスイベントとは別のトラウマの存在を示すヒントとして役立つ。

戦闘と軍人の精神

　この節では、現役軍人や退役軍人の治療に取り組む際に考慮すべき点に目を向ける。退役軍人や現役軍人の多くは、軍や政府に対して過剰調節された見方を抱いていることが多い。これらのスタックポイントは、治療のあらゆる面に現れてくる。それゆえ、初期に取り組むこともあれば、安全や信頼、価値などの特定のテーマにおいて取り組むこともある。「信頼」という言葉があまりに広すぎるのと同じく、「政府」という言葉の範囲も広すぎる。退役軍人のなかには、トラウマティックな出来事から生じる自然な感情を避ける手段として政府への怒りを作り出し続けている人さえいる。こうした怒りによる回避は、同化の思考について考え直し始めたり、CPT+Aでトラウマ筆記を書く（第11章参照）ときに現れることが多い。これらの場面で、クライエントは話を政治に向けようとしたり、軍／政府が軍人をいかに見捨ててきたかについて延々と非難したりする。治療者は、話の焦点をインデックスイベントに引き戻し、政府非難でセッションの時間を割かないようにする。使用している用紙を用いて政府非難の思考を処理することにクライエントを集中させ、別の思考を見つけられるよう援助する。以下は、考え直しのために使える質問である。「『政府』というのは何を意味しているのですか？　内閣ですか？　司法機関、もしくは地方公共団体の政府ですか？　どれも同じでしょうか？　政府は自分たちのことを気にかけていな

いとおっしゃるとき、それは、110番や119番に電話しても誰も出ないということですか？」。クライエントが1つの極端な例に目を向けることをやめ、そこにはさまざまな種類や分類が存在することを認め、それを程度に応じて判断して、連続的な全体を端から端まで見られるようになることが大切である。これは、他の曖昧な言葉についても同じである。クライエントが政府への怒りばかりを示して、他者とつながる健康的な行動を避けているようであれば、このテーマは治療のごく初期の段階で取り組むようにする。しかし、この問題は以後の多くのテーマで繰り返し現れてくるかもしれない。

集団療法でも同じで、退役軍人や現役軍人は、政府や退役軍人局（病院、給付、埋葬などのサービスを含む。退役軍人はこれらを混同していることがある）、軍全体や特定の部隊についての怒りを話し出すことが多い。これらは非常に重要なテーマではあるが、回避の一形態ともなりうるため、グループの進行を妨げることがある。クライエントが軍や政府、退役軍人局に不当な扱いを受けていると考えている場合、その根底にある別のスタックポイントを見つけるのが難しくなり、熱弁を振うことで回避が維持されるようになる。また、そのような行為は他の参加者が回避を始める原因ともなりうる。参加者の中で政府やVAを支持する人たちと、支持しない人たちがいる場合、グループを分裂させる原因にさえなる。最初の段階で、軍や政府についての「政治的」議論や長引く議論は集団治療では行わないというルールを明確にしておくことが役に立つ。この種の議論をするグループでは参加者が長期的な改善を見せず、生活がほとんど改善しないまま何年も出席し続けることになることを指摘するとよい。あるいは、ある組織内で出会った少数の「悪い」人を、その組織内の全員に過度に一般化しているために、その組織（退役軍人局など）に属する人に過剰に反応してしまうのではないか、と尋ねる方法もある。

他にも、現役軍人や退役軍人に特有のスタックポイントや臨床上の問題がある（Wachen et al., 2016）。その1つは、若い頃に入隊する人がほとんどであり、その発達段階で「軍人の精神」を叩き込まれる点にある。この軍人の精神は戦闘への準備にはなるが、世間一般ではうまく機能しない。まだ大人になりきらないうちに「全員が自分の仕事をしていれば、全員が帰国できる」「一兵たりとも後に残すな」「誰でも自分の部隊に対して責任がある」と教え込まれることが多いため、これらの教えを文字どおりに受けとり、部隊の誰かが殺されたり、これらの教えを守れなかったりしたときに、多大な罪悪感を覚えたり、他人に対して誤った非難をしたりする。同様に、「注意を怠るな、命を失うな」というスローガンは、危険な状況では注意を保つのに役立つかもしれないが、帰還したときにはPTSDの過覚醒につながる可能性がある。

彼らは逃げるより戦うように、また、戦闘中は自動的に動けるように繰り返し訓練されている。そのため、平時の暮らしに戻った軍人は、きっかけがあると一般社会ではそぐわないほどに怒り、攻撃的な反応を見せることがある。また、トラウマティックな出来事の最中に感情を感じなかったと話したり、感情の意味についてのスタックポイント（「感情とは、自分が弱くもろいことを意味する」「感情は一度生じると決して止まらない」など）を持つこともある。このようなクライエントには、軍隊で学んだ中核信念と、世間一般で暮らしていくうえでのバランスのとれた信念とを区別できるよう援助する必要があるかもしれない。

また、現役軍人や退役軍人は、殺害や、暴力的な死の目撃にまつわる問題を持っている可能性が高い。軍人として訓練された信念のせいで、地雷を埋めたり基地に迫撃砲を撃ち込んでいない自分自身や周囲の人を非難することが多い。戦争を経験した退役軍人はインデックスイベントを書いたり話したりせずに、「戦争をしていたからああなった」とだけ言って筆記を回避すること

もある。治療者はそれには同意しつつも、特定のインデックスイベントの原因について尋ねる。「しかしどうしてあいつが殺されたんだ？ あんなにいいやつが」のような発言のなかに、公正世界の神話が現れることがある。治療者は、その人がいい人だったから、またはその人がトラックの上で射撃をしていたからという一般的な理由で標的にされたのかと尋ねることができる。子どもが殺されるのを目撃すると、「子どもは戦争で死ぬべきではない」という公正世界の神話に基づく別の信念が刺激されることが多い。この言葉の背後にある理念に関しては、誰もが同意するだろう。しかし、実際には戦争で多くの子どもたちが死んでいる。治療者は、クライエントが目撃したことを受け入れられるよう援助する必要がある。クライエントが、出来事を取り消そう、なかったことにしてやり直そうと気持ちのうえで努力するのは普通である（「もっと早く着いていれば」「彼がこちらに向かって走ってきたとしても、爆弾を持っていることが明らかになるまで撃つべきではなかった」など）。

　退役軍人のなかには、自分が人を殺めたという理由で他者を遠ざけ、自分自身を「殺人者」とラベルづけして、他者を傷つける危険があると恐れている者もいる。これらのクライエントには、実際、復員後は誰も殺していないことをはっきりと指摘し、出来事をそれが起こった当時の文脈のなかにおいて「適切な大きさ」で見られるよう援助することが大切である。第7章で詳述したように、円グラフを描いて、その出来事の前や後にクライエントがしたことや、クライエントが生活のなかで果たしている役割を書き込んでもらい、人を殺めたことがクライエントのすべてではないことを明確にする。

　戦争で（誰かを守るために）人を殺めるのは、殺人とは別物である。戦争では、クライエントは実際に殺さ**ない**よう努力することもあったはずである。たとえば、検問所を突破しようとする車両には止まるように命令し、上空に向けて威嚇射撃をし、それでも止まらなければ最後に車両を撃ったりする。クライエントの意図は誰かを殺すことではなく、基地を守ることにあった。すべては文脈しだいである。意図的に殺したり非戦闘員を殺した場合でさえ、その行動が正当化されえない可能性を認識しつつも、やはり考慮すべき文脈は存在する。たとえば、部隊が全員殺されたなかで生き残った軍人がいた。彼は直後に目に入った人——たまたま武器を持たない村人だった——を撃ったが、そのときは何も考えられず、ただ感じるままに動いていた（第1章で見た前頭前皮質と扁桃体の相互関係を参照）。撃つ意図があり、それゆえ罪悪感が生じることは認めつつも、その状況の文脈において本人は圧倒され、恐怖に突き動かされていたことが指摘できる。クライエントがその出来事の前にも後にも冷酷に人を殺したことがあるかどうかを確かめ、その出来事当時の状況を考慮する必要があることを強調する。人殺しを楽しむサイコパスがPTSDになったり、その治療を求めてきたりする可能性は低いため、治療者がその種の人に対応する可能性はまずない。治療者とクライエントは、どんな償いの行為がありうるかを話し合うことができる。死んだ人（特定できないかもしれない）やその家族のためではなく、クライエントが属する地域や共同体のための償いである。それらの贖罪をすることで自己価値を感じる機会が得られる。このようなクライエントがセッション10の後の練習課題に取り組むときには、自分にとってよいことをするだけでなく、価値あることに取り組むのを話し合うだろう。たとえば、ホームレスの保護施設や、困窮者を支援する機関でボランティアをすることなどである。

性的暴行

　この節では、レイプ（夫婦間を含む）、子どもへの性的虐待、軍隊での性的トラウマ（強制的な性的接触や、軍務の文脈における深刻なハラスメント）について考察する。CPT は当初、レイプ被害者とレイプクライシスセンターのクライエントを対象に開発された。私たちの最初の研究プロジェクトでは、多くのレイプ被害者が幼少期の性的虐待後に、複数回のレイプ被害を経験していることが明らかになった。Resick ら（2002）による研究の対象となったインデックスイベントは、既遂のレイプ（すなわち膣、口、肛門への挿入）であったが、参加者の86％は少なくとも1つ、他のトラウマティックな出来事を経験していた。また、48％は少なくとも1回の他のレイプ、41％は子ども時代に性器接触を含む性的虐待を経験していた。成人してからは、平均して6回、他の犯罪の被害を受けていた。つまり、治療においては、1つのインデックスイベントしかないクライエントは稀である。インデックスイベント（最も重度で頻繁な PTSD 症状を引き起こす出来事）に取り組むなかで、複数のトラウマに共通するスタックポイントのパターンが現れる可能性が高い。

　レイプというのは、被害者と加害者以外に目撃者がいることは滅多にない。レイプ被害者が直面する問題の1つに、自分の証言を人に信じてもらえるかということがある。すると、彼らはその出来事が本当に起こったのか、本当にレイプだったのか、自分の行為がこうした「誤解」につながったのだろうかと、疑問を抱くようになる。自分自身や他者に対する自分の判断に疑いを持つかもしれない。言い換えれば、原因を考える際、自分に焦点を当てる傾向がある（「レイプされたのは自分が非難されるべきことだ」など）。レイプ被害者が強い怒りを表すことは稀で、その出来事の原因として加害者よりも自分に目を向けているため（これも「悪いことは悪い者に起きる」という公正世界の神話の1例である）、自記式尺度でも怒りの得点は高くないことが多い。これらの思考は強い罪悪感につながることが多い。

　また、暴行を受けた人には、恥の感情も非常によく見られる。罪悪感は自分が何をしたかに関係するが、恥は自分が何者であるかに関係する。レイプ被害者は、その個人的な侵害のせいで自分が永久に変わったと信じているために恥を感じているのかもしれない。あるいは、自分が人として何か悪いことをしたので暴行されたに違いないと考えているのかもしれない。この冒瀆された感覚や、自分が永久に「壊された」という思考に関するスタックポイントについては、後の（自分に関する）信頼や価値、親密さのテーマにおいて対象となるだろうが、それ以前の治療のかなり早い段階で取り組む必要がある場合もある。こうした恥の感情はスキーマレベルで根づいていることがあり、用紙への取り組みとソクラテス式問答を多く必要とするかもしれない。そうしてようやく、加害者が犯罪を犯して暴行したことこそ問題であり、また、その加害者にとって犯行しやすい対象がたまたまクライエントであったということであり、クライエントの人間性については何ら関係がないことに気づけるようになるだろう。

　加害者が知り合いの場合（知り合いであることのほうが多い）、クライエントと加害者との関係が問題になることがある。裏切られたという感覚は特に衝撃的である。レイプ被害者は、信頼を裏切った加害者ではなく、その相手を信頼していた自分を非難することがある。この問題は、あらゆる種類の性的被害に共通する。子ども時代に性的虐待を受けた人は、ほぼ家族や親類に虐待されている。夫婦間のレイプでは、生涯の伴侶として選んだ相手――自分を慈しみ、守ると誓っ

た人——に裏切られ、貶められる。軍隊での性的トラウマでは、戦闘において自分の背後を守るべき人や、ときには上官が信頼を裏切る。こうした状況は、教師やコーチ、警官、宗教的指導者など、信頼できると考えられてしかるべき人々から虐待された人にとっても同じである。違いは、子どもの性的虐待や夫婦間のレイプ、軍隊での性的トラウマの場合、被害者は加害者とともに生活しなければならず、一定期間にわたって繰り返し暴行されている可能性があるという点である。

　戦争から帰還すればトラウマを受けた場所から通常は遠く離れることになる退役軍人とは異なり、レイプ被害者は、どんなレイプであれ「戦闘地域」で暮らし続けることになる。自宅内で虐待を受ける子どもは、闘争ー逃走反応では役に立たないために、唯一の対処法が解離になるかもしれない。トラウマティックな出来事が重なって解離状態が自動化してしまうと、被害者は再被害を受けやすくなる。解離が始まると問題を効果的に解決する能力が失われ、本人のコントロールなしに被害が進行していくことになる。子どもの性的虐待は、しばしば「グルーミング」の期間から始まる。この時期に加害者は子どもに特別な注意と愛情を示し、ゆっくりと「特別な」関係へと引き込むことで、徐々に性的虐待に関わらせる準備を整える。何かがおかしいと気づく子どももいる。加害者が「私たちだけの秘密」と言ったり、誰かに話したら家族に危害を及ぼすと脅したりするためである。年齢が高くなって、成人と子どものセックスは間違っており、違法であるということを学ぶまでは、何かがおかしいと気づかずにいる子どももいるだろう。いずれの場合も、子どもは被害者という感覚を持たず、自分でも進んで一緒にしているかのように感じさせられている。これらの子どもたちは以後、罪悪感とネガティブなスキーマ／中核信念を持ち続ける。他の出来事も、子ども時代から変わらないこうした信念のフィルターを通して見ている。治療では、ポジティブな出来事でさえ色づけするこのネガティブなスキーマを考慮する必要がある。クライエントはこうしたスキーマを繰り返し活性化する特定の出来事について、何枚も練習用紙に記入する必要があるだろう。

　トラウマが発達段階上のいつ起こったかで、スタックポイント／スキーマや、治療におけるクライエントの行動が大きく影響される。私たちが見てきたところでは、トラウマが起こり、PTSDに苦しみ始めた時点で発達が止まってしまうことがあった。認知的、感情的、あるいは社会的な発達に向けられたであろう注意は、その代わりとしてトラウマ記憶を回避したり、暴力的な環境に対処したりするために費やされるようになる。青年期にトラウマを受けた人は、権威のある人物との問題や、自立した自己を育むことに問題を抱えることがある。これについては本章の後のほうで考察する。トラウマ体験時かなり幼かった場合には、感情調整の問題につながり、成人しても子どもっぽい癇癪を起こしたり、境界性パーソナリティ障害と間違われたりさえするだろう。そうした人々は、極端な白黒の解釈をしやすい（「あなたは私の敵か味方かどちらかだ」など）。これは、普通の成人が持つような微妙なニュアンスを踏まえた思考を発達させられなかったからである。こうした白黒思考のせいで、社会的関係を築き、維持することが困難になることがある。たとえ最初のトラウマティックな出来事がインデックスイベントではなかったとしても、治療者は最初のトラウマが起こった年齢を忘れずに留意しておく必要がある。なぜなら、当時の発達水準がスタックポイントの中に現れるかもしれず、また、クライエントとの治療関係に影響することもありうるからである。

　軍隊での性的トラウマに独特な問題として、環境から逃げ出せないことや、加害者ではなく被害者が罰せられるという事実がある。実際、女性隊員は、虐待を報告すると軍におけるキャリアを失うことが多い。また、加害者が上官の場合、被害者は逃げ場がないと感じ、特に戦闘地域で

虐待が起こった場合は、それを報告したり助けを求めたりできないと考えるだろう。

親密なパートナーによる暴力

　親密なパートナーによる暴力（IPV）の被害者は、一定期間にわたって複数のトラウマティックな経験をする可能性が高い。加えて、IPVは双方向的な性質を持ち、パートナーの両方が相手に対して攻撃的な行動をとっていることが多い。しかし、（男女のパートナーの場合）男性と女性では身体的な強さに差があるため、一般に男性より女性のほうが大きな影響を受けることになる。これは男性がIPVの影響を受けることはありえないということではないが、PTSDを引き起こすようなIPVの大半は女性が受けている。

　IPVは慢性的であることが多いため、インデックストラウマを確定するのが難しいという問題がよく生じる。他のタイプの慢性的な虐待と同様に、臨床家はクライエントの現在のPTSD症状（侵入症状と回避症状の内容）を詳細にアセスメントして、特に苦痛をもたらす出来事をクライエントが判断する手助けをする。被害者にとってとりわけ大きな苦痛をもたらす虐待経験が見つかることも多い。傷つけられた（大けがをした）ときや、子どもたちの虐待を見たり聞いたりしたとき、武器が使われたとき、不意打ちの暴力を受けたときなどである。これらの出来事のうち最も深刻なものをインデックスイベントとして用いるようにする。クライエントが最もトラウマティックな出来事をなかなか見つけられないときは、虐待の典型的なパターンを尋ね、そのパターンの代表的な出来事をインデックスイベントとして用いる。自分や子どもたちが殺されるかもしれないと考えた出来事は、インデックスイベントのよい候補である。

　IPVがまだ続く可能性がある場合に、いつPTSD治療を開始するのが適当かという問題がある。比較的早期に実施した臨床試験では、暴力的な関係やストーカー行為が継続している被害者は除外してきた。その後私たちは、この種の虐待の被害者や、戦闘地での軍人の治療に当たってきた。その臨床経験や、コンゴ民主共和国での研究（第2章参照）から、IPV被害者については可能な限り早く治療することを推奨している。この種の虐待の被害者の多くは、加害者のところに戻ることを選んだり、加害者から離れると報復を受ける危険性があったりすることがわかっている。治療の目的は適切な覚醒を軽減することではなく、PTSDの過覚醒症状を軽減して、被害者が可能なかぎり正確にリスクを評価できるようにすることである。また、併存するうつ症状や解離症状が改善すれば、行動が活性化され、意識水準や自己価値感が高められ、それ以上の被害やPTSD症状から自分を守れるようになるかもしれない。この点もまた、第2章で検討した研究の結果と一致する。

　現在IPVを受ける危険性のある被害者に取り組む際には、CPTを開始する前に、緊急電話番号などの連絡手段や、被害者の社会的ネットワークの中に元来あるサポートの利用法などを含む標準的な安全計画を立てておくことが大切である。基本的な要求が満たされなければどんな心理社会的介入も難しいため、比較的最近IPVを受けた事例では、クライエントが必要な経済的、社会的リソース（住宅、経済的支援、子どものケアなど）を利用できるようにするケースマネジメント・サービスを同時に提供する必要があるだろう。

災害と事故

　自然災害や、自動車事故などの技術災害に関していえば、臨床家は、不確実な世界において不測の事態は起こるものであると弁えておくことが大切である。よくあるスタックポイントには、「あらかじめ十分に注意しておけば、物事は防げる」「友人が自動車事故で死ぬのを防ぐために何かをするべきだった」などがある。非難に値するということと、責任があるということ、そして事故の予測可能性の違いについて考えることが重要である（第7章参照）。非難は、意図があって、かつトラウマティックな出来事を引き起こす行動または行動の欠如があった場合にのみ適切である。

　Galovski and Resick（2008）では、63歳の長距離トラックの運転手の事例を例示している。この男性の運転歴は模範的で、あと17カ月現役を続けてから引退するつもりだったが、大事故に巻き込まれてしまった。事故後、この男性は仕事に戻れなくなり、トラックの運転はもとより、乗客として車に乗ることさえ耐えられなくなった。傷害保険はわずかで、仕事を続けていたら稼げていたであろう金額と比較するとその埋め合わせにはならなかった。男性は事故から4カ月後、治療を受けることに同意した。この事故は、ワゴン車がセンターラインをオーバーして彼が運転するトラックに突っ込んできたというものだった。彼はハンドルを切ったが衝突を避けることができなかった。ワゴン車を運転していたのは16歳の少女で、その少女も、同乗していた6人の家族とともに亡くなった。ただ1人、赤ん坊だけが助かった。家族全員が眠っていたと考えられた。トラックの運転手のスタックポイントのなかで大きかったのは「私がこの家族を殺した。赤ん坊は家族を知らずに育つのだ」というものだった。この男性はCPT+Aに早期に反応し、6回のセッションで症状が消失した。セッション7を終えた段階で仕事に戻ることができた。また、自分の家族に対しても再び親密な気持ちが持てるようになった。

　私たちの1人がスーパーバイズしたなかに、青年期のクライエントが兄を火災で亡くした事例があった。兄は芝刈り機のガソリンがまだ残っているかどうかを確認しようとライターの火をかざしたところ、ガソリンタンクが爆発した。兄は火だるまになって家に走り込んだため、家は火事になり、兄は死んだ。クライエントは、兄を助けるべきだったと考えていた。「私がもっと賢ければ兄は死ななかっただろう」と言う。出来事の前後関係を確認すると、クライエントが新聞配達から戻ってきたときには家が火事になっていたことに気づき、自分の力でできることはすべて行っていたことを思い出した。助けを呼び、他の兄弟たちを家から出し、水と消火器で火を消そうとして、息ができなくなって家を離れたのだった。この事例からは、すべてのトラウマティックな出来事の文脈を詳細に検討して、そのような出来事を防げたか（防げなかったか）を判断することの大切さがよくわかる。

脳損傷、低い知的水準、高齢／認知症を伴うクライエントのトラウマ

　私たちの研究や臨床プログラムに参加したクライエントのなかには、発達障害、器質的脳損傷、職場での事故や交通事故、認知症など、さまざまな因子から生じる認知的障害を抱える人もいた。また、現役軍人や退役軍人の多くが、PTSD治療に訪れた時点で、戦闘中の外傷性脳損傷を抱えていた。第2章で考察したように、CPTの研究から、認知的障害のあるクライエントの大半は

CPT の完全なプロトコルに良好に反応することが示されている。それゆえ、こうしたクライエントでも、そのときの練習の基本的な部分の理解が難しくならないかぎり、本来の用紙を使っていくことを推奨する。クライエントが理解に苦労するようになった時点で、以下に説明する修正版の用紙に切り替えるとよいだろう。この用紙は、本章末尾に示す。

　クライエントが、読んだり書いたりはできるけれども、考え直し用紙（**配付資料7-2**）に記入するのが難しいという場合は、修正版の考え直し用紙（**配付資料13-1**）を勧める。これは質問を5つに縮めている。この修正版の用紙では、すべてのクライエントが本来の用紙の質問1、つまり信念の根拠と反証を問う質問に答える。次に、本来の用紙の質問3、6、10（文脈の質問）のいずれかを選ぶ。なぜならば、この中の1つが他の2つよりも理解しやすいことが多いからである。最後に、残りの質問のなかから理解しやすいと思う3つを選ぶ。

　簡易版の考え直し用紙を使った後、通常のタイミングで問題ある思考パターン用紙を紹介する。次に、修正版の信念を考え直す用紙（**配付資料8-1**を修正した**配付資料13-2**。D欄が修正版の考え直し用紙と同じ5項目になっている）をクライエントが扱えるかどうかを確認する。修正版の信念を考え直す用紙も難しすぎるようなら、簡易版の信念を考え直す用紙（**配付資料13-3**）を使ってもよい。これは、考え直し用紙と信念を考え直す用紙の各側面を合わせたものである。以後の治療は、通常の信念を考え直す用紙の代わりに簡易版の信念を考え直す用紙を用いて進める。

　認知的に障害のあるクライエントは新しい用紙を学ぶ際に混乱が予想されるが、この混乱はセッション中と家とで練習を重ねるうちに通常、収まっていく。繰り返しになるが、クライエントが混乱しているのみでなく、本来の用紙の基本的な目的を理解できないクライエントに対してのみ、修正版／簡易版の用紙の使用を推奨する。最後に、修正版／簡易版の練習用紙は、個人療法でも集団療法でも、また CPT でも CPT+A でも利用できる。用紙の書き方を覚えるため、うまく書けた用紙を毎日読み返すことを促す。別の考え方を付箋に書いて、鏡や冷蔵庫や携帯電話に貼っておくやり方もある。

悲嘆により複雑化した PTSD

　ときには主要なトラウマが親しい人の事故死ということもあるが、その死がクライエント自身のトラウマティックな出来事に加えて起こっていたり、あるいはその一部として起こっていることもある。悲嘆は、PTSD 症状と絡み合う可能性がある。クライエントは、悲嘆の反応や、死んだ人がもういないことを受け入れるのを回避するために、怒りなどの一部の PTSD 反応を手放したがらないことがある。特に退役軍人が、「自分が PTSD でなくなったら、友人が本当に死んでしまう。それは無駄死にということになってしまう」と言うことは珍しくない。侵入症状が亡くなった人を思い出させるために、侵入症状がなくなることで故人を忘れてしまうのではと恐れる人もいる。

　通常、これらのスタックポイントは、死とは関係のない故人の記憶について尋ね、その人がどう死んだかよりも、どう生きたかを覚えておくほうがよいのではないかと尋ねることで、和らげることができる。たいていクライエントは、トラウマティックな出来事の同化に取り組んだ後、これらのスタックポイントをログに追加し、以後取り組んでいけるようになる。治療者は、死んだ人がそれほど大切な人なら、なぜ忘れるのではないかと恐れるのかと尋ねてもよい。また、その人を思い出す手がかりとなることは何かと尋ねてもよい。故人がクライエントに何を望むと思

うか、あるいは、状況が逆だったとしたら自分は何を望むかと尋ねることも役に立つ。「友人はあなたが悲惨な人生を送ることを望むと思いますか？　それとも、お互いのためによい人生を送ることを望むでしょうか？」「もしあなたが死んだとしたら、彼女にはどうしてほしいですか？　残りの生涯をかけて苦しんでほしいですか？」などである。

　PTSDと複雑性悲嘆との違いの1つは、PTSDにおける回避の程度にある。PTSDではトラウマを思い出さないよう努力するが、複雑性悲嘆では強迫的なまでに故人について反芻するようになる。複雑性悲嘆に苦しむ人は、亡くなった人の位牌を飾ったり、その人の部屋を何年もそのままにしていたり、多くの時間をかけてその人の死をどうすれば防げたかを考えたりする。PTSDの人も、どうすればその死を防げたかに多くの時間を費やすが、その反芻はPTSDにおける回避の機能を果たしている。実際、それによりクライエントは死や悲嘆を受け入れずにすんでいるのである。怒りや罪悪感は、悲嘆の感情よりも受け入れやすいことが多い。悲嘆と悲しみは他の自然な感情よりも長く続くため、クライエントにとって非常につらいものとなりうる。何をしても死んだ人を生き返らせたり、その人との関係を変えたり、最後に会ったときに言ったことや言わなかったことを変えたりできないため、無力を感じることもある。これらはすべて、練習用紙やソクラテス式問答で取り組むことのできるスタックポイントである。

　悲嘆や服喪に関するテーマがスタックポイントになることもある。かつては、黒服や喪章など喪に服していることを示すものを、ときには長期間身につけていた。正式な喪の服し方に厳格に従いたくないという人もいたかもしれないが、それでも喪失は認知され、通常、支援の手を差しのべてもらえていた。現代社会は死別を1つのプロセスとして認知せず、ほとんどすぐに、悔やみの言葉ひとつなく仕事に復帰するものと考えられることが多い。あるいは同僚や友人が、何を言うべきか、どのように支えるかという知識を持たないこともある。そのため、クライエントはしばしば、自分が何をしてどう感じているかとは関わりなく、自分は「間違ったやり方をしているに違いない」と考えるようになる。悲しみや喪失を感じるべき時間は、あらかじめ決まっているわけではない。実際、死んだ人による自分への生前の扱いによっては（虐待など）、その死が救いに感じられる場合や、死んだ人がひどく苦しんでいた場合には、必ずしも悲しみを感じなくてもよいかもしれない。このような場合、クライエントが悲嘆を感じないことについて罪悪感やスタックポイントを持つこともある。現時点で、悲嘆が病的なものへといつ移行するかについて、原則や基準は存在していない（※訳注：2018年6月に公表された国際疾病分類11版ではProlonged Grief Disorderという障害が新たに追加された）。「間違った悲しみ方をしている」（悲嘆が小さすぎる、長すぎる、大きすぎる）というスタックポイントを持っているときは、資料「悲嘆と服喪に関するスタックポイントの例」（**配付資料13-4**）が役に立つ。クライエントとともに資料に目を通し、書かれていることのいずれかをクライエントが信じているかどうかを確認する。あれば、それをスタックポイント・ログに追加する。

青年期におけるトラウマと、他の発達段階における効果

　これまで発表されている青年期CPTの研究はわずかだが、そのうちの1つは刑務所内の青年男性を対象に実施されたものである（Ahrens & Rexford, 2002）。この小規模な研究（各群の参加者は19人）では、集団CPT+A短縮形式（8セッション）の介入群と待機リストの対照群を比較した。Ahrens and Rexfordは、出来事の意味筆記を除外し、5つのテーマをまとめることによりプロト

コルを短縮した。サンプルサイズが小さく、プロトコルが短縮されたにもかかわらず、治療グループでは自記式 PTSD 尺度の得点が 50％減少し、待機リスト群では変化が見られなかった。PTSD とうつの両方について、グループと時間とのあいだに有意な交互作用が認められた（※訳注：CPT 群のみで症状が改善した）。

Matulis, Resick, Rosner, and Steil（2014）は逆のアプローチをとり、ドイツで実践されている一般的な PTSD 治療では 24 ～ 25 回のセッションが保険の対象となるため、このドイツのメンタルヘルス制度で普及させやすい青年期版の CPT を設計した。予備試験として、30 回のセッションの治療を実施した。CPT+A の 12 セッションに加えて、準備と計画（治療契約、緊急計画目標）に 4 週間、感情調整訓練に 4 週間、そして（CPT+A の後）発達上の課題のセッションを 3 回行った。この予備研究は、子ども時代の性的または身体的虐待によって PTSD を発症した 12 人の青年期の患者（女性 10 人、男性 2 人）を対象に実施した。結果は非常に有望だった。治療前と治療終了時、フォローアップ時を比較して、PTSD 得点減少の効果サイズは大きく、うつ、解離、感情調整不全についての効果サイズは中～大だった。脱落したクライエントは 2 人で、PTSD 症状が悪化した例はなかった。作成者らは現在、青年期の参加者を対象にランダム化比較試験を実施している。

Matulis ら（2014）は、青年期のクライエントは個性の形成、教育や職業などの進路、親密な人間関係づくりなど、独特の発達上の課題があることを指摘している。これらの発達上の課題はすべて、再被害（成人よりも青年期のほうが多い）のリスクを高めるだけでなく、PTSD の発症や、既存の PTSD の悪化のリスクも高める。発達期ごとに PTSD の影響を受ける可能性があるため、CPT ではつねに発達段階を考慮しておく必要がある。

20 代のクライエントは（またはそれ以上の年齢でも）、青年期にトラウマを受けた場合には、その後もまるで青年期のようにふるまい、治療者を拒絶することがある。治療者に対してけんか腰になったり、自分のことを認めてくれない親を投影するかもしれない。練習課題を拒否したり、読心術を行ったりして、治療者を試そうとすることもある。20 ～ 30 代になると、たいていは仕事に取り組み、自分の家族を作り、両親とも（青年期のように親を「愚か者」扱いするのではなく）和解し始める。明確な自己の感覚を身につけ、25 歳になると脳（特に前頭前皮質と扁桃体）も完全に発達して、遂行機能も適切に成熟する。青年期のトラウマがこれらの発達を妨げている場合、PTSD 症状の改善だけでなく、通常の発達過程を回復していくことも CPT での目標となる。

トラウマが起こってから、かなりの時間を経て治療を受けにくるクライエントも多い。治療者は、クライエントの認知的、感情的、社会的発達が続いていると仮定してはならない。あるいは、これらの領域におけるスキルが年齢相応であるという仮定も持たないようにする。発達には非常にむらのある場合がある。最初のトラウマの年齢で完全に止まってしまうこともある。子どもの発達段階に留まったまま、白黒思考を示すかもしれない。このようなトラウマの影響にもかかわらず、認知的スキルを発達させて、教育や仕事に従事することができるクライエントもいる。しかし、そうした人でも社会的スキルはあまり発達せず、人間関係がうまく築けないこともある。情緒的発達が不十分である場合には、問題があると行動化してしまったり、癇癪を起こしてしまうこともある。

ベトナム戦争に派兵され、現在 60 ～ 70 代の退役軍人のなかには、PTSD が自分の人生の大きな一部となっているため、PTSD のない自分のアイデンティティを想像できない人がいる。私たちはそのようなクライエントに、「PTSD からの引退」という考え方を紹介してきた。彼らは、PTSD を持たない同世代の人々と同じ発達上の課題を持っている。すなわち、「仕事」のアイデ

ンティティを失ったときに何をするのか、何者になるのかを決断するという課題である。実際、同じ仕事を続け、生活上で忙しくすることで回避してきた人のなかには、退職に際してPTSDが再び現れてくる人がいる。

　高齢者のなかには、同年代の仲間が死んでいき、人生を考え直すなかでPTSD症状が再び表面化してくる人がいる。私たちは、第2次世界大戦を戦った退役軍人で、約70年間抑圧され、あるいは効果的にコントロールされてこなかったために、PTSDの治療を求めてくる人を見てきた。認知症が出始めている場合には新しい考え方を学ぶことが難しいため、うまく書けた用紙を毎日読み返したり、バランスのとれた考えをカードやメモに記録するという課題を出す必要もある。そのカードやメモはつねに持ち歩き、長らく抱いてきた罪悪感などのスタックポイントに代わる新しい考えを思い出す助けとして利用できる。先に紹介した修正版や簡易版の練習用紙も役に立つだろう。

| 配付資料 13-1　**修正版　考え直し用紙**　　日 付：＿＿＿＿＿＿＿＿ |

以下は、問題ある信念やスタックポイントの考え直しをする際に役立つ質問のリストです。すべての質問がぴったり使えるわけではありません。自分の考えを見直すのに使えそうな質問をできるだけ多く選んで、答えるようにしてください。

信　念：

そのスタックポイントの根拠となるものと、反証となるものは何ですか？
　　根　拠：

　　反　証：

以下の３つの質問の中から１つ選んでください。
　　そのスタックポイントで、考慮されていない情報はありませんか？
　　出来事全体の、ある一部分だけに注目していませんか？
　　関係のない部分を関連づけてはいませんか？

以下の質問の中から、最もよく理解できるものを３つ選んでください。
　　事実に基づいていますか？　それとも、そう考える習慣ができたのでしょうか？

　　スタックポイントに、"全か無か"の言葉が含まれていませんか？

　　極端な表現や大げさな言葉を使っていませんか？（例：いつも、この先ずっと、決して〜ない、必要、〜すべき、ねばならない、できない、いつ何時も）

　　スタックポイントはどこから来ましたか？　信頼できる確かな情報源からでしょうか？

　　"起こりうる"ことと、"よくある"ことを混同していませんか？

　　そのスタックポイントは、事実に基づいていますか？　それとも、感情に基づくものでしょうか？

配付資料13-2 修正版 信念を考え直す用紙

日付：_____

A. 状況	B. 考え/スタックポイント	C. 感情	D. 考え直し	E. 問題ある思考パターン	F. 別の考え	G. 以前の考え/スタックポイントの再評価	H. 感情
嫌な気持ちにつながった出来事や考え、信念を挙げてください	Aに関連する考え/スタックポイントを書いてください。この考え/スタックポイントを、どのくらい信じていますか？（0-100%）	悲しみ、怒りなど、どんな感情を感じていたかを記し、それぞれの感情の強さを0-100%で評定してください	考え直しの質問を使って、Bの考え/スタックポイントを見直しましょう。その考えは、バランスがとれ、事実に基づいたものか、それとも極端なものか、考えてください 根拠？ 反証？ 以下の3つの質問の中から1つ： 見逃している情報？ 一部分だけに焦点？ 関係ないことに注目？ 以下の質問から3つ： 習慣、事実？ 全か無か？ 極端さや誇張は？ 情報源は確かか？ "ありうる"を"よくある"と混同？ もとにしているのは感情、事実？	問題ある思考パターン用紙を使って、あなたの考えが、問題を引き起こしてしまいやすい考え方のパターンになっていないか確認してください 結論への飛躍 過大・過小評価 重要な部分の無視 過度の単純化 過度の一般化 読心術 感情による理由づけ	Bの他に、何と言えるでしょうか？Bとは別の解釈をすると？別の考えをどのくらい信じられるか、0-100%で評定してください	Bの考えを、今どのくらい信じているか、0-100%で再評定してください	今、どのように感じていますか？（0-100%）

From *Cognitive Processing Therapy for PTSD: A Comprehensive Manual* by Patricia A. Resick, Candice M. Monson, and Kathleen M. Chard. Copyright © 2017 The Guilford Press. 本書の購入者は、個人利用・クライエント向けの利用に限り、個人・クライエント向けの利用にかぎり、資料をコピーできます（詳細は著作権表示ページ参照）。

第13章 さまざまなトラウマに取り組む 249

配付資料 13-3　簡易版 信念を考え直す用紙　　日 付：＿＿＿＿＿＿＿＿

スタックポイント	考え直しの質問	新しい信念
ここにスタックポイントを1つ挙げ、その考えをどのくらい信じているか、0-100%で評定してください。	以下の5つの質問を利用してスタックポイントを考え直してください。	今後、自分にどんな言葉をかけますか？ それをどのくらい信じているか、0-100%で評定してください。
	スタックポイントの根拠は？ 反する証拠は？ すべての情報が考慮されていますか？ 極端に表現したり、誇張したりしていませんか？ 事実ではなく感情に基づいたものではないですか？	
＿＿＿＿ ％		＿＿＿＿ ％

From *Cognitive Processing Therapy for PTSD: A Comprehensive Manual* by Patricia A. Resick, Candice M. Monson, and Kathleen M. Chard. Copyright © 2017 The Guilford Press. 本書の購入者は、個人利用・クライエント向けの利用にかぎり、資料をコピーできます（詳細は著作権表示ページ参照）。

> **配付資料 13-4　悲嘆と服喪に関するスタックポイントの例**

1. 悲しみと悼む思いは弱くなっていくはずなのに、そうならない自分はおかしい。

2. フラッシュバックや悪夢をみなくなったら、亡くなった人を忘れてしまう。

3. どんな喪失体験でも同じ種類の悲しみや悼む思いを感じるはずだ。

4. 罪悪感か怒りにしがみついていれば、その人が死んだことを受け入れたり悲しんだりせずにすむ。

5. 人の死から立ち直る最良の方法は、普通に生活して死んだ人のことを考えないことだ。

6. 悲嘆は感情面で影響を与えるが、その他の面で妨げになるべきではない。

7. 死について激しい感情を抱かなければ、それは私が悲しんでいないことを意味する。

8. 故人の死について考えることをやめると、その人は無駄死にしたということになる。あるいは、私や周りの人々は故人のことを忘れてしまう。

9. 悲しみ続ければ、人の死を大切にできる。

10. 突然、予期せずに、あるいは暴力的に人が死ぬことは、予想された死と変わらない。

11. 悲しみは1年後には消える。

12. 時間はすべての傷を癒やす。

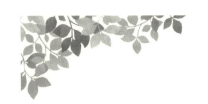

第 14 章

多様性、さまざまな文化への適応

　「文化」とは、自分が帰属する集団と、その集団が大切にする価値観とを含む概念である。私たちは特定の文化（家族の人種／民族、地域／国、宗教観）のなかに生まれ、他の文化に移ったり、そこから出たりもする（軍隊の文化、他の宗教、同じ宗教内の別の宗派など）。柔軟な信念を持つ文化もあれば、厳格な文化もある。しかし、大半の文化は時とともに変化する。近代化や他の集団の影響、さらにはインターネットさえ文化に変化をもたらす。クライエントがある特定の文化の価値観を強く大事に抱いている場合、それはトラウマからの回復にポジティブにもネガティブにも影響するが、それはその文化でトラウマからの生存者がどう扱われ、トラウマというものがどう捉えられているかで変わってくる。これはどのような信念でも同じことではあるが、文化やサブカルチャーで共有されている信念がゆがんでいる場合もあり、トラウマの回復の妨げになりうる点に留意する必要がある。第 13 章では軍の文化と性差について触れてきたため、この章では人種／民族、性的志向／アイデンティティ、宗教／精神性、そしてさまざまな言語や文化への適応に焦点を当てる。

　治療者は、自分とは異なる人種／民族集団、性的志向、あるいは宗教に関する話題を話し合うことを避けてはならない。まさにそれらの話題が、トラウマティックな出来事が起きた理由や、その出来事にクライエントがどう反応したか、そこからどんなスタックポイントが生じたかに、重要な役割を果たしている可能性があるからである。本を読んだり、ワークショップに参加したり、学習を継続するなどして文化的能力を高めることは治療者の責務である。ある文化またはサブカルチャー出身のクライエントが何を言ったとしても、その人が属する集団全体についてそれが正しいとは限らない。この問題に対処する最良のアプローチは、真正面から説明を求めることである。たとえば、現役軍人や退役軍人を治療するために軍に入る必要はない。ただ、軍の文化について尋ねればよい。軍のクライエントは何を信じるよう訓練されたか、クライエントがトラウマティックな出来事に遭遇した時点で定められていた通常の手順や交戦規定はどのようなものだったか、といったことである。同様に、特定の宗教的／道徳的信念の体系についても尋ねるようにする。たとえそれが他のクライエントと共通であると思えたとしても、である。宗教的信念とその強さは人によりさまざまであり、それは当人が属する宗教内での一般的な信念や、治療者の宗教的信念とは一致しないかもしれない。むしろ、治療者はクライエントと同じ経験をしていないほうがよい場合さえある。そのほうが明確化のための質問をたくさんしなければならず、物

事がどう進む「べき」かについて先入観を持たずにすむからである。文化的な相違が明白な場合は、治療の開始時に、そうした相違に取り組んでもかまわないか尋ねる。また、治療者が何かを誤解したときには正してほしいとクライエントに求め、どのような話題についてもオープンな会話をするよう努める。

人種／民族、性的志向における多様性

現時点では、人種／民族や性的志向に関するCPT適用の研究はほとんど行われていない。異文化適応についての研究は多少あるが（本章後半で扱う）、CPTが開発された欧米文化圏内で実施されている研究に比べれば少ない。Lester, Artz, Resick, and Young-Xu（2010）は、Resickらによる2つの研究（2002, 2008）におけるヨーロッパ系アメリカ人とアフリカ系アメリカ人のクライエントの治療脱落率と効果を検討した。その結果、アフリカ系アメリカ人で治療脱落率が高かったが、ITT分析では脱落は同程度で、脱落したヨーロッパ系アメリカ人よりも改善は大きかった。アフリカ系アメリカ人は、治療を受けることに否定的な文化的メッセージやスティグマが動機づけとなり、可能なかぎり短い時間で可能なかぎりの結果を得ようとしたのではないかと、執筆者らは推測している。

性的志向に関しては、CPTを適用した症例研究が1つある（Kaysen et al., 2005）。この症例は、ゲイの男性への襲撃に関係するもので、同性愛嫌悪者による中傷があり、出来事と男性の性的志向との関係が明らかに存在した。この男性は事件後すぐに受診し、急性ストレス障害と診断された。治療者はCPT+Aを実施した。クライエントがトラウマ筆記を恐れていたことから、治療者からの非難を受けるだろうという恐れについての新たなスタックポイントが見つかった。スタックポイントは全般に、襲撃に関連する典型的なもの（「知らない人間はみな危険だ」など）だったが、自分がゲイであるという事実に向けられた自己非難（「ゲイは誰でも、相手を選ばない」「私はゲイだから、そのようなことをされてもしかたがない」など）も含まれていた。このクライエントのPTSD症状は改善し、治療終了時にはもはや急性ストレス障害やPTSDの基準を満たしておらず、生活機能も改善した。フォローアップ・アセスメントも、改善が維持されていることを示した。

宗教と道徳観念

治療に宗教や道徳の問題を持ち込むことに消極的な治療者がいる。しかし私たちは、PTSD治療に当たる者がこうした問題を回避できるとは考えていない。トラウマティックな出来事は広汎な実存的問題を喚起することが多く、PTSDではその中心に実存的問題が存在する可能性があることが多い。治療者がクライエントとは異なる信仰を抱いている場合でさえ（あるいは宗教的なクライエントを治療する治療者が不可知論者や無神論者であっても）、回復を促すためにクライエントに注意を向け続けることはできる。宗教はCPTで考慮すべき大きな文化的信念群の一部であり、多くのクライエントの文化において重要な一部をなしている可能性がある。クライエントは、宗教についての軋轢やスタックポイントがないかぎり、そのテーマを治療のなかで持ち出すことはない。信仰や教団から安らぎと支えを得ているクライエントが宗教について言及することはあるかもしれないが、この場合、通常は治療のなかで取り組む問題となることはない。

宗教や道徳観念が、トラウマ後の回復が進まない原因となっている信念と関係する場合、その

関わり方にはいくつかのかたちがある。宗教的な人がPTSDを抱えている場合、同化のスタックポイント（「なぜ私が？」「なぜ私ではないのか？」「なぜ友人／家族が死んだのか？」）が公正世界の信念と絡み合っていることが多い。これは宗教によって直接教え込まれる信念である。その公正世界の信念が特定の宗教集団によって教えられたものでなくても、クライエントがその信念を絶対的なものとして固執していることもある。宗教／道徳の領域では、同化のスタックポイントの他に、トラウマの結果として過剰調節のスタックポイントを持つクライエントもいる。たとえば、トラウマティックな出来事の結果、「神がどうしてこんなことを起こしたのか？」と問うクライエントもいるだろう。自分の宗教的信念を否定するようになるクライエントさえいる。特に宗教的でないクライエントや、無神論者のクライエントでさえ、トラウマティックな出来事を、それまで抱いていた道徳律や倫理規定を否定・侵害するものと解釈することがある。このような侵害を「道徳負傷（moral injury）」と呼ぶ評論家もいる（「任務の中で人を死なせた。ゆえに私は人殺しだ」など）。他にも、自身や加害者に許しを与えなければならないと本人や周囲の人が考えるというかたちで、宗教／道徳的問題が関係してくることもある。

　公正世界の信念は、宗教集団だけでなく、親や教師や刑事司法制度など、権威のある人々により教えられることもある。実際私たちは、ルールに従えばよいことが起き、破れば罰せられると信じたくなる。この信念を教えることには社会的な利点がある。残念なことに、複雑な考え方や微妙な考え方をすることが十分にできず、世界は完全に公正だったり規律正しかったりするわけではないと認識できない人は存在する。トラウマティックな出来事に直面すると、この単純な説明に立ち返ってしまう人もいる。現実には、公正や正義という概念は「望まれるもの」であり、「可能性」と表現するのが正確である（「ルールに従っていれば、悪いことが起こる危険性が減る」など）。公正世界の信念に固執する人は、うしろ向きの推論をする可能性が高い。つまり、何か悪いことが自分に起こったときには、何か悪いことをしたために罰せられているのだと結論づける（場合によっては、自分は悪い人間に生まれついたと考える）。自分の行いに過ちを見出せなかったときは、状況や高次の存在の不公正さに憤慨するようになるかもしれない。

　よい行いは必ずいつも報われて、悪い行いは（少なくともこの世に生きているあいだに）必ず罰せられると確約している宗教は、あったとしてもごく少ない。そのため、クライエントがそう信じているなら、自分の宗教を曲解したか、親や宗教指導者によって誤って教えられたと考えられる。他の専門職と同様に、宗教指導者がその教義をどの程度学び、どの程度遵守しているかはさまざまである。こうした問題についてクライエントと話し合う際には、宗教そのものと個々の宗教家を必ず区別しなければならない。治療者は自身で調べたり、聖職者へ相談することにより、その宗教の教義を確認できるだろう。ここでカギとなる原則は、さまざまな正統性の程度があり、それは宗派により異なるという点である。

　高次の力や神、宗教が定める秩序があるはずなのに、他者の悪行を含む出来事（レイプ、暴行、戦闘など）が起こるがままになっているのを理解できない場合、「自由意志」という概念が非常に助けになる。ほとんどの欧米の宗教は自由意志の概念を重視しており、人は正しい行いや誤った行いを自分で選んで行動できると考える。もし高次の力が人に選択する自由意志を与えているのであれば、クライエントを罰するために別の人の自由意志が奪われるという事態は起こらないはずである。加害者もまた、発砲したり、人を襲ったり、レイプしたりする自由意志を持っているはずなのである。自由意志という考えに立てば、高次の力がクライエントによい行いや悪い行いを強制することがないのと同じように、他の人の行いに介入して止めることもないことになる。

さらには、他者の行為や選択が関係しない場合であっても、悪人を罰するためだけに、何らかの高次の力が、自然現象、事故、病気を起こすなどあり得ないという根拠を容易に見つけられるだろう。幼児や子ども、素晴らしい人、思いやりのある人に悲劇が起こった場合に、やむをえず頼る考えの1つは、「神の行いは計り知れない」ということである。あるいは、「神は日々の生活には介入することはない」や、「神という概念で人はなぐさめられ、共同体が維持され、道徳的な指針となっている」という見方を話し合ってもいいだろう。

　人生はあらかじめ定められており、自由意志はないとクライエントが信じている場合には、もしそのトラウマティックな出来事があらかじめ起こるものと定められていたとしたら、なぜクライエントはPTSDになったのか、と問いかけられるだろう。トラウマティックな出来事が起こったことと、あらかじめ定められた運命は一致し、何の葛藤も生み出さないはずである。ここから、運命を受け入れがたくしている隠れた信念を探っていくこともできる。あるいは、こういうクライエントは、トラウマティックな出来事の後には誰もが感じるよう"定められた"自然な感情を経験しなければならないのかもしれない。

　治療中に、自己や他者への「許し（forgiveness）」という考えをクライエントが持ち出すこともある。このテーマがクライエントにとって心地よく、あるいは問題のないものであれば、治療でこの話題を持ち出したりしないだろう。逆に、何らかの問題や葛藤があるからこそ、許しについて言及されるのが普通である。自分自身を許すことに関しては、まずトラウマティックな出来事の細部を見きわめ、クライエント自身への許しを求めるようなことがあるかを判断するのがきわめて重要である。トラウマティックな出来事に関しては、PTSDの人はほぼ必ず自分を責めるようになるが、必ずしもその人がその結果を意図していたとは限らない。そのため、非難や罪の意識が誤って自分自身に向けられているかもしれない。犯罪被害者であれば、その人は、被害者以外の何者でもない。被害者がなし得たことで、起こった出来事を正当化できるようなことは何もない。レイプ被害にあった人が自分を「汚い」とか「けがされた」と感じているからといって、それは許しを必要とするような過ちを犯したということではない。これは感情による理由づけの1例であろう。同様に、戦争で誰かを殺すことは殺人と同じではない。そのとき起こったこと以外に、とりうる選択肢がなかったのかもしれない。それゆえ、ソクラテス式問答を使い、意図や、当時取りえた行動の選択肢などをはっきりさせる必要がある。

　トラウマの文脈を明確にした結果、クライエントが関係のない無垢な人間に向かって意図的に危害を加えたり、当時とりえた他の選択肢があったり、自ら進んでその行動をとったりしたことがはっきりした場合には、自己への許しや自己への思いやり（self-compassion）を取り扱う場面が出てくるだろう。戦火の中で偶然に民間人（銃撃戦に巻き込まれた人など）を殺めた場合、それは事故以外の何ものでもない。（一方で）残虐行為を犯すこと（女性や子どものレイプ、拷問など）は明らかに意図して危害を加える行為である。この場合、罪悪感は残虐行為や犯罪行為への適切な反応であり、クライエントは当然自分の行為を受け止め、悔やみ、自己への許しを求める必要があるだろう（信仰がある場合には、教会や礼拝所で許しを求める）。その場合でさえ、臨床家はソクラテス式問答で、当時のクライエントが何者で、現在の価値観はどのようなものかを文脈のなかで理解する手助けをして、人は変われるということに気づけるよう質問を投げかける。本当のサイコパスは意図的に人を傷つける行為と自己意識とのあいだに葛藤を経験することはないため、まずPTSDにはならないことをクライエントに思い出してもらうといいだろう。こうしたことがすべて完全に処理されたなら、償いや社会奉仕などのかたちで行われる何らかの行動の助けによ

り、自分でむち打ち続ける終身刑を自らに課すような人生から一歩前に進んでいけるかもしれない。

　許しについてよく考えられていなかったり、人から許しを強制されたりしたときに、クライエントが加害者への許しについて話し出すことがある。トラウマティックな出来事がクライエントのせいではないという考えを受け入れるためには、加害者が意図して危害を加えたのであり、出来事に非があるのは加害者であるという認識を持つ必要がある。正当な怒りを十分に感じる前に抑え込むことは、周りの家族や関係者にとっては楽かもしれないが、クライエントにとっては自然な感情を回避する場合と同じ問題を生み出す。加害者から許しを求められたかどうかを、患者に尋ねるのもよいだろう。ほとんどの宗教は、悔い改めていない人間には許しを与えない。加害者が許しを請うていないのであれば、クライエントのほうから許すべきことはいっさいない。トラウマティックな出来事の加害者が許しを求めていたとしても、クライエントが許しを与えなければならない義務はない。相手がどうしてそうしたのかを理解することと、相手を許すことは同じではなく、前者のみを希望するクライエントもいる。そのような場合、臨床家はクライエントに、加害者には他の相手に許しを求める（加害者の行為により影響される社会全体や、聖職者など）よう対応できるとアドバイスしてもいいだろう。要するに、加害者などに救いを感じさせるためではなく、ただ、クライエント自身がいくらかでも心の平安を得られるために許しを与えるようにする。他者に強制された許しは、欲求不満と罪悪感しかもたらさず、結局は役に立たないだろう。許しは、PTSDからの回復の必要条件ではない。

多言語／多文化へのCPTの適応

　最初のCPTマニュアル（またはその一部）は12カ国語に翻訳されている。書籍として出版されているものもあれば、オンラインで配付されているものもある。

出版済み
フィンランド語（Ylikomi & Verta, 2008）
ヘブライ語（Resick & Derby, 2012）
ドイツ語（König, Resick, Karl, & Rosner, 2012）
日本語（患者の自習用のみ）（『こころを癒すノート』伊藤・樫村・堀越、2012）

未刊行（www.guilford.com/cpt-ptsd にて入手可能）
アラビア語
イラク向けマニュアル（英語、簡略化、文化的に修正、拷問に重点）
中国語（繁体および簡体）
フランス語
日本語
アイスランド語（ワークシートのみ）
クルド語
スペイン語

本書の執筆に際して、さまざまな国の同僚や、欧米および開発途上国の両方でCPTを実践してきた米国の治療者／研究者に連絡をとった。彼らの多くが話したところによると、逐語的な翻訳では必ずしも意味が通じるとは限らないため、特定の言葉や概念の翻訳に際しては大幅な修正が必要だったという。実際、一部の発展途上国においては、紙面上での翻訳以上の修正が必要だった。最も顕著な例はコンゴ民主共和国での修正である。第2章で報告したように、この国ではランダム化比較試験が行われた（Bass et al., 2013）。戦争で疲弊したこの国では、参加者が全く読み書きができず、紙も不足していたため、練習用紙の概念は簡略化し、口伝えで教え、記憶してもらう必要があった。しかも、コンゴではメンタルヘルスの専門家が不足していたため、RCTの治療者は中学校卒業の教育水準でしかなく、CPTとともに心理療法の基本スキルも教えなければならなかった。この訓練には2週間を要し、1つひとつの概念についてロールプレイで練習するのが最も有効だったという。

　カンボジアでは「スタックポイント」には「考えすぎ」を意味する「Kut Caraeun」という言葉があてられた（Clemens, 私信, January 2016）。イラクでは、価値の概念を「敬意」に、親密さを「ケアをする」に変える必要があった。それぞれ前者を表す言葉がクルド語に存在しないためである（Kaysen et al., 2013）。読み書きができない人の割合が高い国では、絵を使ったり簡単な言葉で表現されたりしてきた。しかし、ドイツ、デンマーク、アイスランド、香港、イスラエル、日本の研究者らは、本来のプロトコルをほぼそのまま利用したか、軽微な修正を施しただけだった。たとえば、私たちの同僚である日本の研究者の何人かは、特に青年期のクライエントに対しては、練習課題の実例をもっと多く提示することが大切だと語った。日本ではこれまでに最初の30例のパイロットケースが実施されており、参加者は練習課題とトラウマ筆記を進んで実践している。これまでに脱落したのは1人だけだという（堀越, 私信, July 2015）。

　イスラエルでは、クライエントはプライバシーが守られ、安心できるクリニックでトラウマ筆記を書くよう促される（Derby, 私信, January 2016）。イスラエルでランダム化比較試験の準備をしているなかで、イスラエルはアメリカよりも集合的な文化（※訳注：個人主義とは対置される、集団主義的な文化）を持ち、宗教的な正統性の度合いもさまざまであるという文化的な相違が明らかになってきた。イスラエルではテロが繰り返され、文化にも治療にも影響しているため、研究プロジェクトでもテロを考慮しながら進められている。Derbyは、イスラエル人の患者は練習課題をあまりきちんとしてこないが、ロシアからの移民ではそうではないと述べている。全体としては、各国の研究者はCPTの「心」を維持しつつも、各国の状況に合わせて実践しており、概念や練習用紙を簡略化することが多いようである。

　CPTの多文化への適用過程については、いくつかの論文が書かれている。Kaysenら（2013）は、イラクにおいて、訓練されていない治療者とクライエントの双方でCPTを適応する際には、繰り返し取り組む必要があったことを報告している。最も多く治療されたトラウマの種類は拷問だった。言語上での修正を除けば、CPTプロトコル自体は修正する必要はなかった。しかし、治療の各段階でかなり多くの繰り返しの練習を要したという。Boltonら（2014）のクルディスタンでのうつ病とPTSDに対するBATDとCPTの比較研究（第2章参照）では、メンタルヘルス治療に対するスティグマがあり、治療を受けることで家族の評判が悪くなったり、結婚できなくなりかねないという文化的な障害が報告されている。また、同グループが実施したコンゴでの研究と同様、クルディスタンでも読み書きができない人の割合が高く、訓練を受けた治療者がほとんどいなかったため、プロトコルもこの地域の住民に適応させる必要があった。

Schulz, Huberら（2006）は、戦争トラウマ回復プロジェクトの一環として、アメリカにやってきたボスニア人やアフガニスタン人の難民向けにCPTを適応させてきた。また、通訳を介した治療の実施における問題も考察している。通訳者が、治療者として介入しようとせずに、治療者が言ったことをそのまま通訳することが重要だった。治療者は通訳者ではなくクライエントを見て話し、通訳者からはセッションが終わった後で話を聞いた。クライエントが治療場所までやって来ることに大きな不安を抱いていたため、治療はクライエントの自宅で実施された。自宅での治療は効果を上げた。しかし、家ではお茶の時間を設けられることが多く、これはこの文化において適切な社交儀礼ではあったが、治療の文脈から見ると回避として機能している可能性があった。この研究の参加者全員に複数のトラウマがあり、大半のクライエントは家族の誰かを殺されていた。

　Marquesら（2016）は、ラテン系のクライエントと非ラテン系のクライエントの出来事の意味筆記に見られるスタックポイントを比較する研究を実施した。その結果、テーマはほぼ同様だったにもかかわらず、ラテン系のクライエントでは、家族による暴力を矮小化し、家族が果たす義務を論じ、宗教を強調するコメントが多かった。ラテン系のクライエントは非ラテン系のクライエントよりもスタックポイントが少なかった。それゆえこの研究は、ラテン系のクライエントでは概念の理解を進めるための取り組みを増やし、患者用スタックポイントの説明（**配付資料6-4**）や治療者用スタックポイントの説明（**図表6-1**）などを活用する必要があることを示唆している。

　もう1つ重要なポイントは、どんな文化でも、クライエントをスタックさせ続けそうな信念を意識しておく必要があるということである。CPTの基本的骨組みはしっかりしていると思われるが、認知やスタックポイントや基本的前提は、場所により、文化により異なる。最も厳格な文化圏においてでさえ、ソクラテス式問答がうまく実践されてきた。文化は時とともに変化すること、あるいは文化的信念はスタックポイントにより過度に一般化されている可能性があることを、治療者は心に留めておくべきである。その地域や文化の専門家からの助けを得て、クライエントが文化のせいにしているスタックポイントが本当に強力な文化的信念であるのか、あるいは家族に教え込まれたり、クライエント自身が思い込んだりしている歪んだものなのかを判断する。文化的スタックポイントは中核信念である可能性がある。それゆえ、他の視点からこの見方を検討するには、慎重なソクラテス式問答と、おそらく何枚もの練習用紙が必要となるだろう。しかし一方で、特定の信念については、それがクライエントの文化の一部であるがゆえに手の出しようがない、という治療者の発言を私たちは聞いてきた。これは、文化に関わる不変の真実というよりも、治療者のスタックポイントであるかもしれない。

　自分とは別の文化的背景を持つクライエントの治療にあたる治療者が、開発されたとおりのCPTをまだ試していないのに、プロトコルを変更する必要があると考えることがある。繰り返しになるが、これは治療者の側の思い込み（あるいはスタックポイント）だろう。いずれにせよ、プロトコルを変えてしまったら、その瞬間にもはやエビデンスに基づいた治療法であるCPTではなくなってしまう。CPTを多文化に利用しようとしている治療者や研究者には、まず、これが最初に開発されたとおりのプロトコルで試みることを勧めたい。その後で、自分たちのスキルを発展させ、その結果を確認する時間があったなら、練習用紙や指示の言葉づかいを変更するかどうかを判断すればよい。たとえば、新しい、よりバランスのとれた考えを身につけるために、修正した信念を考え直す用紙を毎日読むよう指示する、といったことができる。その地域でPTSDがどのように見られているか、回復のモデルにおける信念が何かあるかを判断するために、

その地域のことをよく知っている関係者に相談することは大切である。PTSDは異常な状況に対する正常な反応であり、人はこの障害から回復できるということを、その地域で広く知っていってもらう最初の一歩となるかもしれない。人々を治療に向かせるための最初の重要な段階は、恥とスティグマを取り去ることなのかもしれない。

訳者あとがき

回復への案内書

　認知処理療法（Cognitive Processing Therapy：CPT）と私との出会いは10数年前に遡ります。小西聖子先生の研究班の一員としてPTSDに対する有効な介入法を調べていたときのこと、当時日本に紹介されていない療法で、PTSDに対して非常に有効性の高い精神療法があることに気づきました。それがCPTでした。
　さらに調べていくと、筆記による曝露を含む認知療法だということ、集団などさまざまな形態での提供が可能であるなど、PTSD介入の選択肢の1つとして日本に導入できるのではないかと思い、開発者のリーシック博士に連絡をとることにしました。連絡先を調べていくと、なんと自分が長年住んでいた米国ボスント市の退役軍人病院（VA Hospital）の中にセンターがあることを知り、場所がどの辺りかなどが思い浮かんだ気安さも手伝って、通常ならば腰の重い自分ですが、すぐさま連絡をとることができました。そんなことから日本のCPTが始まったのです。その当時CPTのテキストといえば、レイプ被害者に対する物が1冊あるのみで、後に米国で使われていた軍のテキストなどを入手してそれを邦訳するなど、見様見真似でスタートさせました。
　今回、認知処理療法の包括マニュアルが出版されたことはこの上ない喜びです。本書にはCPTの治療原理や実施方法が示されているだけでなく、この療法がどのように生まれたのか、どのようにCPTチームにメンバーが加わっていったのかなどが書かれており、読み進めると、まるで『三国志』でも読んでいるような感覚を体験することができます。日本のCPTチームも小さな歩みですが、少しずつ仲間を加えながら進んでいます。その背後にはPTSDを抱えた大勢の患者さんたちからの御協力、そして何よりもリーシック先生からの継続的な有形無形の援助があります。
　私自身がCPTに携わってわかったことは何かと申しますと、マニュアルの内容どおりにCPTを実施することの大切さが1つ、そしてもう1つは「関係」に回復への力があるということです。しかし、ここでいう関係は、単なる支持的な関係を指しているのではなく、安全でありながら、同時に回避やスタックポイントに直面し続けることを援助する健全な関係です。CPTは親密のテーマで治療を終えます。多くのPTSD患者さんたちは、人に傷つけられて窮地に追い込まれていますが、CPTセラピストとの安全で、そして同時に真実にきちんと向かい合う関係を通してもう一度関係の輪の中に戻っていきます。CPTは関係を通した回復への道です。その道案内をするのはこの包括マニュアルを片手に耳を傾け共に作業をする人々だということです。本書が、そうした安全な人々の輪をますます広げてくれることを心から願っています。

堀越　勝

訳者あとがき

心の体力を培う治療

「これは、治療というより、トレーニングです。」
認知処理療法を始める時、クライエントにこう説明します。
「私、だんだん筋肉ついてきたみたいです。」
治療の後半に、クライエントからこんな言葉が聞かれます。

生きていく中で、これから先トラウマを経験する可能性はゼロではありません。「でもそうしたら、また泣いたり怒ったり、これ（用紙を使った考え直し）をやったりすればいいんですよね。」と言ったクライエントがいました。治療への取り組みを通じて培った心の体力とスキルへの信頼に基づく言葉です。

認知処理療法は、パワフルな治療です。治療のプロセスを正しく実行することで、クライエントが着実に変化していくのを、これまで目の当たりにしてきました。トラウマの影響からの回復の過程が進むにつれて、クライエントはそれぞれ、その人らしい彩りに満ちていき、セッションに笑顔とユーモアがちりばめられるようになります。

こうしたプロセスを可能にする本書を送り出せることを、たいへんうれしく思います。必要としている人にこの治療が届けられ、その人が本来の豊かさと力強さで輝く一助となることを願っております。

髙岸百合子

訳者あとがき

気づきの一助となることを願って

　読者のなかにはいろいろなバックグラウンドや立場の方がおられると思います。
　トラウマティックな出来事のあとに影響をうける領域の5つ、安全、信頼、力とコントロール、価値、親密というのは、どこからきているのだろうと疑問に思った方もいるでしょう。
　本書の第Ⅰ部を読むと、McCannらの論文に影響を受けていることがわかります。
　また、どうしてCPTはこれほどまでにセッション中で何を行うかということが明確なのかと思った方もいると思います。それは、はじめはCPTは集団療法で実施したということから想像がつきます。
　巧みなソクラテス式問答法は、リーシック先生の論理的な説明の仕方と共通していると感じた方もいると思います。
　CPTの歴史を感じることもできるでしょう。CPT、当初は筆記曝露を含んでいるものをCPTと呼んでいましたが、筆記曝露なしのほうが症状の改善が早いことや脱落率が少ないという研究データから、今では筆記曝露のないものをCPTと呼ぶようになりました。
　CPTを実施しようか迷われている方は、第Ⅱ部を読むと、何が不安でどのように解決したらいいかが明確になったのではないかと思います。
　CPTを実践されている方は、第Ⅲ部を読むと、日々の臨床疑問が読み進めていくうちに解けていくのを感じたのではないかと思います。また日米の患者さんが同じようなことで苦しみ、治療者が似たところで躓いているということも感じられ、「私だけではないんだ、一緒に頑張ろう」と思えたのではないでしょうか。
　第Ⅳ部では、さまざまなCPTについて述べられており、この本がCPTの包括的なマニュアルであることがわかります。
　本書が日本の読者の皆さんにとって、何かしらの気づきがあり次のステップを踏み出すきっかけになることを願っています。
　皆様のお役に立つことを訳者一同、心からお祈りしております。

蟹江絢子

用語解説[*]

後知恵バイアス（Hindsight bias、20/20 hindsight）：同化に関連した歪んだ認知の一例。後知恵バイアスを持つ人は、事前に結果を知っていたと信じている（たとえば、「もし自分が＿＿＿＿＿さえしていたら、これは起こらなかったに違いない〈かもしれない〉」「彼を信じるべきでないと、知っているべきだった」）。

インデックストラウマ（Index trauma）：治療で取り組む題材として選ぶトラウマで、これは患者と治療者とで選ぶ。インデックストラウマは、通常であれば最悪なトラウマであり、PTSD症状を最も起こしているトラウマである。最悪なトラウマを選ぶことの最大の利点は、最悪な出来事からそれほどではない出来事へと、新しい、よりバランスのとれた認知が般化しやすいからである。加えて、最悪なトラウマについての筆記は最も重要なスタックポイントを含んでいる可能性が高く、また、筆記によって患者の克服感（sense of mastery）を強化できる。

外傷的死別（Traumatic bereavement）：トラウマティックな死に対する死別反応。典型的な死別反応に加えて、トラウマティックな要素が独自の問題を加えている場合を指す。さらに、PTSDが正常の死別のプロセスを妨げており、この死別反応がPTSD治療を妨げていることがある。トラウマティックな喪失に関連したスタックポイントを同定し、故人なしの生活に認知的に適応することが役立つ。

回復途上にある障害としてのPTSD（PTSD as a disorder of non-recovery）：PTSDを、独自の精神病理の発生としてではなく、正常なトラウマの回復プロセスから"外れた"状態としてみる見方。この観点は、深刻なトラウマティックなストレッサーの直後にはほぼ普遍的にPTSD症状が観察され、ほとんどの人は数カ月の経過をたどって回復に至るというエビデンスに基づいている。数カ月経っても症状が残る者はこの正常な回復過程が停滞しており、PTSDとして診断されうる。

過剰調節（Over-accommodation）：トラウマティックな出来事についての情報と既存のスキーマとが一貫するように、自分や世界についての既存の信念を極端に変えること。これにより、安全感やコントロール感を得ようとすること。過剰調節では通常、トラウマティックでない状況に対してもトラウマティックな反応が般化される（たとえば、「もう二度と誰も信頼できない」）。こうした信念は、CPTの最後の5セッションを構成するテーマでよく見られる。

グラウンディング技法（Grounding techniques）：日付、時間、場所、安全に気づいてもらう、または、あらかじめ決めておいたものに触る技法。患者が解離状態になったときに、現在に意識を戻すために使われる。

軍隊での性的トラウマ（Military sexual trauma; MST）：軍にいた際に起こった性的暴行、あるいは、繰り返された、一方的な、脅迫的なセクシャルハラスメント。

公正世界の信念（Just world belief）：世界には秩序があり、予測可能で、公平な場所で、人には相応の物

---

[*]本用語解説は、公開されているCPTマニュアルを参考に作成した。

が与えられるのだという信念（つまり、よい人にはよいことが起こり、悪い人には悪いことが起こる）。これはトラウマからの回復に影響する認知の歪みの1つであり、CPT で取り組まれる。

CPT：12セッションの、トラウマに焦点を当てた、マニュアル化された療法である。PTSD についての社会認知理論に基づく。この理論では、人生を自分自身で送っている感覚や、コントロールできている感覚を取り戻そうとする存在として人を捉え、その過程にいる人がどのようにトラウマティックな出来事を解釈し対処するのかに注目する。CPT は心的外傷後ストレス障害（PTSD）や、トラウマティックな出来事に起因する他の症状に対しての効果が見出されている。

CPT の5つのテーマ（5 CPT Themes）：CPT プロトコルの最後の5セッションで取り組まれる、過剰調節についての5つの一般的なテーマ。各セッションでは心理教育が含まれ、ここではそのテーマに関して自己や他者について話し合われ、テーマに関連した練習課題が出される。テーマに関連した特定のスタックポイントが同定され、これが練習課題やセッション内での取り組みの対象となる。

- 安全（*Safety*）——出来事をコントロールして自分／他者を危害から守る能力や、危険／危害を与えようとする他者の意図についての信念。
- 信頼（*Trust*）——信じることと信じないことの健康的なバランスをとること。これには、自分の知覚／判断についての信頼と、他者の約束・意図・行動についての信頼性が含まれる。
- 力とコントロール（*Power/Control*）——試練に向き合う自分の能力や、人間関係の文脈で力やコントロールを維持する能力についての信念。これには、自分の人生に対して他者がどの程度コントロールできるかについての信念も含まれる。
- 価値（*Esteem*）——自己価値や、他者の価値についての見解。このテーマには、理解され尊敬されたい個人的な欲求、現実的な見方を育むこと、そして、他者についての固定した／紋切り型の見方を見つめ直すことが含まれる。
- 親密さ（*Intimacy*）——自分への親密さ（自分をなだめて落ち着かせ、孤独や空虚を感じることなく1人でいる能力）や、人とつながる能力を育むこと。ここでは、他者と近くにいたいという人間としての生来の欲求も焦点となる。

自然な感情 vs. 作られた感情（Natural emotions vs. manufactured emotions）：自然な感情は出来事の後に直接的に引き起こる感情であり、普遍的に体験される（生得的な反応。たとえば、危険な目にあっているときの恐怖、喪失への反応としての悲しみ）。作られた感情は、出来事から直接体験されるものではなく、出来事への解釈に基づいて生まれる感情（たとえば、罪悪感、恥）。

持続エクスポージャー療法（Prolonged Exposure; PE）：実証的に支持された認知行動療法であり、さまざまな臨床の場で、多様なトラウマの PTSD を治療できる。主な治療要素は、トラウマティックな出来事に対する現実（"in vivo"）曝露と想像曝露である。CPT とは違って、認知再構成は PE の主要な要素ではなく、必要とはされない。PE では、恐怖ネットワークが過剰に賦活し、これによって回避が引き起こされ、トラウマについての十分な感情処理が妨げられることで PTSD が誘発されると捉える。PE の目標は、曝露エクササイズによってこの恐怖ネットワークを賦活させ修正させることを通して、感情処理を促進させることにある。

社会認知理論（Social cognitive theory）：トラウマティックな出来事についての個々人の認知的な過程が、当人の感情に影響を持つことを前提とした理論。この理論によれば、PTSD からの回復は、誤った認知とそれに関連した感情が喚起され、修正されることに依存すると考える。トラウマについての十分な認知処理は、トラウマに関連したネガティブな感情を和らげ、症状を減らすと想定される。

情動処理理論（Emotional processing theory）（※訳注：本マニュアルでは、特に区別する必要がない限り、

emotion、affect、feeling を感情と訳している。しかし、ここでは持続エクスポージャー療法についての既存の日本語版のマニュアルに従って、"情動処理理論"と訳す）：Foa, Steketee, and Rothbaum（1989）による PTSD 理論であり、情報処理理論（Lang, 1977）に由来する。この理論では、記憶内に恐怖ネットワークが構築されることで PTSD が生まれると考えられている。この恐怖ネットワークは逃避や回避行動を生み出す。心的な恐怖構造は、刺激、反応、意味の要素を持つ。トラウマに関連する刺激が恐怖構造／スキーマ、それに引き続く回避行動を引き起こす。PTSD への持続エクスポージャー療法は情動処理理論に基づいている。

心的外傷後ストレス障害（Posttraumatic stress disorder; PTSD）：DSM-5 が定義する心理的障害であり、トラウマティックな出来事（※訳注：日本版 DSM-5 では"心的外傷的出来事"と訳されている）に曝された後の強度の反応を意味する。症状は 4 つのクラスターに分けられる。

- 再体験：トラウマについての侵入的な思考、夢、またはフラッシュバック。これには、トラウマを想起させる物事（きっかけ、リマインダ）に対する心理的苦痛や生理学的反応も含まれる。
- 回避：トラウマに関連した思考や感情の回避、トラウマを想起させる外的な刺激（リマインダ）の回避。
- 認知と気分の陰性の変化：自分や世界についての持続的で過剰に否定的な信念、トラウマティックな出来事についての、持続して歪んだ自己・他者非難、トラウマに関連した感情（たとえば、罪悪感、恐怖、恥）。
- 過覚醒：覚醒の全般的な高揚で、これには睡眠障害、集中困難、過剰な驚愕反応、過度の警戒心、怒りの爆発、無謀な行動が含まれる。

スタックポイント（Stuck point）：患者が問題としている思考の領域であり、回復過程を妨げ、患者を"行き詰まらせる"考え。スタックポイントは、同化や過剰調節のかたちをとる。スタックポイントは CPT の治療過程のなかで継続して同定されるものであり、練習課題やセッション内での取り組みの主な対象となる。

生存者罪悪感（Survivor guilt）：他者（愛する人であることが多い）が生き延びられなかったトラウマティックな出来事を、自分が生き延びたことに関連させることで起こる、作られた感情。生存者罪悪感は、他の人ほどには自分が深刻なけがや結果を負わなかった場合にも当てはまり、無価値感と関連することが多い。「なぜ自分じゃなかったのか？」と「なぜ自分なのか？」の質問は表裏一体であり、公正世界の信念に基づくことがほとんどである。

ソクラテス式問答（Socratic dialogue）：認知療法の技法であり、患者が自分の考えの正確さを見直して、不正確な思考パターンを修正する手助けとなるように、方向性を持った質問（leading questions）を用いて尋ねることを指す。これにより、心理的な苦痛が和らげられることが期待される。ソクラテス式問答は 6 種類がある（※訳注：本文では 4 種類にして述べられているが、治療者の役に立つと考え、旧マニュアルにある種類を紹介する）。

- 明確化（Clarification）——「もっと教えてくれますか」という質問。患者が自分の信念／前提をより深い水準で検討するのを助ける。治療者にとってはその状況を十分に理解するために必要な情報をもたらす。
- 前提を考え直す（Probing assumptions）——「なぜ？」や「どのようにして？」の質問。患者の前提や、特に疑問を持つことのなかった信念を見直すための質問。
- 客観証拠の評価（Probing reasons and evidence）——「その考えを支持する証拠や根拠は何でしょうか？」などの質問。患者が自分の信念についての事実上の根拠を見つめるのを助ける質問。前提を

調べるのと同じようなプロセスとなる。
- 別の見方や観点を質問する（*Questioning viewpoints and perspectives*）──「他にどんなことが考えられますか？」「他の人はそのことについて何と言っていますか？」などの質問。別の見方や観点についての質問をすることで、患者がどの立ち位置から考えているのかを見つめ直してもらう。
- 影響や結果を分析する（*Analyzing implications and consequences*）──「そう考えると、どんなことにつながりますか？」自らの信念がもたらしうる結果を考え、その結果が自分にとって望ましい、納得できるものかを検討するのを助ける質問。たとえば、「すべて自分のせいだ」と考えることで、物事へのコントロール感を維持したいという結果が、一部分満たされていないか、など。
- 質問への質問（*Questions about the question*）──「そう質問されるのは、何を心配されているからでしょうか？」などの質問。患者が治療者に直接質問してきたときに使える技法。質問に答えるのではなく、治療者は患者に焦点を戻すように質問で返す。

代理受傷（Vicarious traumatization）：他者のトラウマについての詳細や、視覚的な描写を聞くことによって、自らがPTSDのような症状を体験したり、自分の弱さを問題だと感じたり、自らの安全について恐怖や心配を感じるようになった際の反応。代理受傷はトラウマ患者と接する精神保健の専門家によく見られる。そのため、トラウマの患者と取り組む際には自分に気づき、セルフケアをすることの重要性が強調されている。

出来事の意味筆記（Impact statement）：最悪なトラウマが自分の人生にどう影響したかについて書いたもの。これには、出来事の原因についての信念や、CPTで扱われる5つのテーマ（安全、信頼、力とコントロール、価値、親密さ）についての信念が含まれる。出来事の意味筆記は、セッション1と11に練習課題として出される。

同化（Assimilation）：出来事についての情報が、既存の信念を変更することなく組み入れられること。トラウマティックな出来事と既存のスキーマとを一貫したものにするために、新しく入ってくる情報が既存の信念に合うように変えられることが多い。同化は、トラウマをなかったことにしたり undoing、自己非難のプロセスとして機能することが多い（たとえば、「もし自分が〜さえしていれば」「自分が止めるべきだった」「本当は虐待ではなかった」）。

闘争－逃走－凍結反応（Fight-flight-freeze reactions）：自然で、自動的な、恐怖／逃走／凍結または怒り／攻撃的な反応であり、トラウマティックな状況に直面した際に起こる。

PCL-5（PTSDチェックリスト；PTSD Checklist）：PCL-5は20項目の自記式尺度であり、DSM-5における20のPTSD症状を測定する。過去1週間か1カ月間にその問題でどのくらい悩まされたかを回答する。

ほどよい調節（Accommodation）：CPTの目標は、ほどよい調節を促すことにある。これは、起こったトラウマティックな出来事を受け入れ、その体験を自分の人生へとうまく統合させる方法を見つけることを意味する（たとえば、「この嫌な出来事が起こったけれども、自分はまともな人間だ」）。ほどよい調節は、バランスのとれた考えを意味する。

文 献

Ahrens, J., & Rexford, L. (2002). Cognitive processing therapy for incarcerated adolescents with PTSD. *Journal of Aggression, Maltreatment and Trauma, 6,* 201–216.

American Psychiatric Association. (1980). *Diagnostic and statistical manual of mental disorders* (3rd ed.). Washington, DC: Author.

American Psychiatric Association. (2000). *Diagnostic and statistical manual of mental disorders* (4th ed., text rev.). Washington, DC: Author.

American Psychiatric Association. (2013). *Diagnostic and statistical manual of mental disorders* (5th ed.). Arlington, VA: Author.

Anderson, H., & Goolishian, H. (1992). The client is the expert: A not-knowing approach to therapy. In S. McNamee & K. J. Gergen (Eds.), *Therapy as social construction* (pp. 25–39). London: Sage.

Asamsama, H. O., Dickstein, B. D., & Chard, K. M. (2015). Do scores on the Beck Depression Inventory–II predict outcome in cognitive processing therapy? *Psychological Trauma:Theory, Research, Practice and Policy, 7,* 437–441.

Barlow, D. H., & Craske, M. G. (1994). *Mastery of your anxiety and panic: II.* Albany, NY: Graywind.

Bass, J. K., Annan, J., McIvor Murray, S., Kaysen, D., Griffiths, S., Cetinoglu, T., . . . Bolton,P. A. (2013). Controlled trial of psychotherapy for Congolese survivors of sexual violence. *New England Journal of Medicine, 368* (23), 2182–2191.

Beck, A. T., & Greenberg, R. L. (1984). *Cognitive therapy in the treatment of depression.* New York: Springer.

Beck, A. T., Rush, A. J., Shaw, B. F., & Emery, G. (1979). *Cognitive therapy of depression.* New York: Guilford Press.

Beck, A. T., Steer, R. A., & Brown, G. K. (1996). *Beck Depression Inventory–II.* San Antonio, TX: Psychological Corporation.

Bishop, W., & Fish, J. M. (1999). Questions as interventions: Perceptions of Socratic, solution focused, and diagnostic questioning styles. *Journal of Rational-Emotive and Cognitive-Behavior Therapy, 12* (2), 115–140.

Bohus, M., & Steil, R. (in progress). *RELEASE study.* Grant funded by the German Federal Ministry of Education and Research (No. 01KR1303B).

Bolten, H. (2001). Reason in practice. *Philosophy of Management, 3* (1), 21–34.

Bolton, P., Bass, J. K., Zangana, G. A. S, Kamal, T., Murray, S. M., Kaysen, D., . . . Rosenblum, M. (2014). A randomized controlled trial of mental health interventions for survivors of systematic violence in Kurdistan, Northern Iraq. *BMC Psychiatry, 14,* 2–15.

Briere, J. (1995). *The Trauma Symptom Inventory (TSI): Professional manual.* Odessa, FL: Psychological Assessment Resources.

Brownmiller, S. (1975). *Against our will.* New York: Simon & Schuster.

Bryan, C. J., Clemans, T. A., Hernandez, A. M., Mintz, J., Peterson, A. L., Yarvis, J. S., . . . STRONG STAR Consortium. (2016). Evaluating potential iatrogenic suicide risk in trauma-focused group cognitive behavioral therapy for the treatment of PTSD in active duty military personnel. *Depression and Anxiety, 33* (6), 549–557.

Bryant, R. A., Mastrodomenico, J., Felmingham, K. L., Hopwood, S., Kenny, L., Kandris, E., Cahill, C., & Creamer, M. (2008). Treatment of acute stress disorder: A randomized controlled trial. *Archives of General Psychiatry, 65,* 659–667.

Burgess, A. W., & Holmstrom, L. L. (1976). Coping behavior of the rape victim. *American Journal of Psychiatry, 133,* 413–418.

Butollo, W., Karl, R., König, J., & Rosner, R. (2015). A randomized controlled clinical trial of dialogical exposure therapy vs. cognitive processing therapy for adult outpatients suffering from PTSD after type I trauma in adulthood. *Psychotherapy and Psychosomatics, 85,* 16–26.

Chard, K. M. (2005). An evaluation of cognitive processing therapy for the treatment of posttraumatic stress disorder related to childhood sexual abuse. *Journal of Consulting and Clinical Psychology, 73* (5), 965–971.

Chard, K. M., Ricksecker, E. G., Healy, E. T., Karlin, B. E., & Resick, P. A. (2012). Dissemination and experience with cognitive processing therapy. *Journal of Rehabilitation Research and Development, 49* (5), 667–678.

Chard, K. M., Schumm, J. A., Owens, G. P., & Cottingham, S. M. (2010). A comparison of OEF and OIF veterans and Vietnam veterans receiving cognitive processing therapy. *Journal of Traumatic Stress, 23* (1), 25–32.

Chard, K. M., Schuster, J. L., & Resick, P. A. (2012). Cognitive processing therapy. In J. G. Beck & D. M. Sloan (Eds.), *The Oxford handbook of traumatic stress disorders* (pp. 439–448). New York: Oxford University Press.

Clark, L. A. (1993). *SNAP—Schedule for Nonadaptive and Adaptive Personality: Manual for administration, scoring, and interpretation*. Minneapolis: University of Minnesota Press.

Clarke, S. B., Rizvi, S. L., & Resick, P. A. (2008). Borderline personality characteristics and treatment outcome in cognitive-behavioral treatments for PTSD in female rape victims. *Behavior Therapy, 39,* 72–78.

Derogatis, L. R. (1977). *SCL-90-R: Administration, scoring and procedures manual–II*. Towson, MD: Clinical Psychometric Research.

Dickstein, B. D., Walter, K. H., Schumm, J. A., & Chard, K. M. (2013). Comparing response to cognitive processing therapy in military veterans with subthreshold and threshold posttraumatic stress disorder. *Journal of Traumatic Stress, 26,* 703–709.

Dondanville, K. A., Blankenship, A. E., Molino, A., Resick, P. A., Wachen, J. S., Mintz, J., . . . STRONG STAR Consortium. (2016). Qualitative examination of cognitive change during PTSD treatment for active duty service members. *Behaviour Research and Therapy, 79,* 1–6.

Edinger, J., & Carney, C. (2008). *Overcoming insomnia: A cognitive-behavioral therapy approach therapist guide*. Oxford, UK: Oxford University Press.

Elder, L., & Paul, R. (1998). The role of Socratic questioning in thinking, teaching, and learning. *The Clearing House, 71,* 297–301.

Falsetti, S. A., Resnick, H. S., & Davis, J. L. (2008). Multiple channel exposure therapy for women with PTSD and comorbid panic attacks. *Cognitive Behaviour Therapy, 37,* 117–130.

Foa, E. B., Cashman, L., Jaycox, L., & Perry, K. (1997). The validation of a self-report measure of posttraumatic stress disorder: The Posttraumatic Diagnostic Scale. *Psychological Assessment, 9* (4), 445–451.

Foa, E. B., Hearst-Ikeda, D., & Perry, K. J. (1995). Evaluation of a brief cognitive-behavioral program for the prevention of chronic PTSD in recent assault victims. *Journal of Consulting and Clinical Psychology, 63,* 948–955.

Foa, E. B., & Kozak, M. J. (1986). Emotional processing of fear: Exposure to corrective information. *Psychological Bulletin, 99,* 2–35.

Foa, E. B., Rothbaum, B., Riggs, D., & Murdock, T. (1991). Treatment of posttraumatic stress disorder in rape victims: A comparison between cognitive-behavioral procedures and counseling. *Journal of Consulting and Clinical Psychology, 59* (5), 715–723.

Foa, E. B., Zoellner, L. A., & Feeny, N. C. (2006). An evaluation of three brief programs for facilitating recovery after assault. *Journal of Traumatic Stress, 19,* 29–43.

Forbes, D., Lloyd, D., Nixon, R. D., Elliott, P., Varker, T., Perry, D., . . . Creamer, M. (2012). A multisite randomized controlled effectiveness trial of cognitive processing therapy for military-related posttraumatic stress disorder. *Journal of Anxiety Disorders, 26* (3), 442–452.

Gallagher, M., & Resick, P. A. (2012). Mechanisms of change in cognitive processing therapy and prolonged exposure therapy for posttraumatic stress disorder: Preliminary evidence for the differential effects of hopelessness and habituation. *Cognitive Therapy and Research, 36* (6), 750–755.

Galovski, T. E., Blain, L. M., Chappuis, C., & Fletcher, T. (2013). Sex differences in recovery from PTSD in male and female interpersonal assault survivors. *Behaviour Research and Therapy, 51* (6), 247–255.

Galovski, T. E., Blain, L. M., Mott, J. M., Elwood, L., & Houle, T. (2012). Manualized therapy for PTSD: Flexing the structure of cognitive processing therapy. *Journal of Consulting and Clinical Psychology, 80,* 968–981.

Galovski, T. E., Harik, J. M., Blain, L. M., Elwood, L., Gloth, C., & Fletcher, T. (2016). Augmenting CPT to improve sleep impairment in PTSD: A randomized clinical trial. *Journal of Consulting and Clinical Psychology, 84* (2), 167–177.

Galovski, T. E., Monson, C., Bruce, S. E., & Resick, P. A. (2009). Does cognitive-behavioral therapy for PTSD improve perceived health and sleep impairment? *Journal of Traumatic Stress, 22* (3), 197–204.

Galovski, T. E., & Resick, P. A. (2008). Cognitive processing therapy for posttraumatic stress disorder secondary to a motor vehicle accident: A single-subject report. *Cognitive and Behavioral Practice, 15,* 287–295.

Galovski, T. E., Sobel, A., Phipps, K., & Resick, P. A. (2005). Trauma recovery: Beyond the treatment of symptoms of PTSD and other Axis I psychopathology. In T. A. Corales (Ed.), *Trends in posttraumatic stress disorder research* (pp. 207–227). Hauppauge, NY: Nova Science.

Garner, D. M. (1991). *Eating Disorder Inventory–2: Professional manual*. Odessa, FL: Psychological Assessment Resources.

Gilman, R., Schumm, J. A., & Chard, K. M. (2011). Hope as a change mechanism in the treatment of posttraumatic stress disorder. *Psychological Trauma: Theory, Research, Practice, and Policy, 4,* 270–277.

Gradus, J. L., Suvak, M. K., Wisco, B. E., Marx, B. P., & Resick, P. A. (2013). Treatment of.posttraumatic stress disorder reduces suicidal ideation. *Depression and Anxiety, 30,* 1046–1053.

Grady, D. (2013, June 5). Therapy for rape victims shows promise in Congo. Retrieved from *www.nytimes.com/2013/06/06/health/therapy-for-rape-victims-shows-promise.html*

Griffin, M. G., Resick, P. A., & Galovski, T. (2012). Does physiologic response to loud tones change following cognitive-behavioral treatment for posttraumatic stress disorder? *Journal of Traumatic Stress, 25,* 25–32.

Haagen, J. F. G., Smid, G. E., Knipscheer, J. W., & Kleber, R. J. (2015). The efficacy of recommended treatments for veterans with PTSD: A metaregression analysis. *Clinical Psychology Review, 40,* 184–194.

Haines, S. (1999). *The survivor's guide to sex: How to have an empowered sex life after child sexual abuse*. San Francisco: Cleis Press.

Hariri, A. R., Bookheimer, S. Y., & Mazziotta, J. C. (2000). Modulating emotional responses: Effects of a neocortical network on the limbic system. *NeuroReport, 11* (1), 43–48.

Hariri, A. R., Mattay, V. S., Tessitore, A., Fera, F., & Weinberger, D. R. (2003). Neocortical modulation of the amygdala response to fearful stimuli. *Biological Psychiatry, 53* (6), 494–501.

Hinton, D. E., Pham, T., Tran, M., Safren, S. A., Otto, M. W., & Pollack, M. H. (2004). CBT for Vietnam refugees with treatment-resistant PTSD and panic attacks: A pilot study. *Journal of Traumatic Stress, 17,* 429–433.

Hollon, S. D., & Garber, J. (1988). Cognitive therapy. In L. Y Abramson (Ed.), *Social cognition and clinical psychology: A synthesis* (pp. 204–253). New York: Guilford Press.

Horowitz, M. D., Wilner, N., & Alvarez, W. (1979). Impact of Event Scale: A measure of subjective stress. *Psychosomatic Medicine, 41,* 209–218.

Ito, M., Kashimura, M., & Horikoshi, M. (2012). 伊藤正哉．樫村正美．堀越勝、2012、こころを癒すノート：トラウマの認知処理療法自習帳、創元社 (*The healing notebook for a wounded heart: Cognitive processing therapy workbook for trauma survivors*). Osaka, Japan: Sogensha.

Iverson, K. M., Gradus, J. L., Resick, P. A., Suvak, M. K., Smith, K. F., & Monson, C. M. (2011). Cognitive-behavioral therapy for PTSD and depression symptoms reduces risk for future intimate partner violence among interpersonal trauma survivors. *Journal of Consulting and Clinical Psychology, 79,* 193–202.

Iverson, K. M., King, M. W., Cunningham, K. C., & Resick, P. A. (2015). Rape survivors' trauma-related beliefs before and after cognitive processing therapy: Associations with PTSD and depression symptoms. *Behaviour Research and Therapy, 66,* 49–55.

Janoff-Bulman, R. (1989). Assumptive worlds and the stress of traumatic events: Applications of the schema construct. *Social Cognition, 7*, 113–136.

Janoff-Bulman, R. (1992). *Shattered assumptions: Towards a new psychology of trauma*. New York: Free Press.

Jayawickreme, N., Cahill, S. P., Riggs, D. S., Rauch, S. A. M., Resick, P. A., Rothbaum, B. O., & Foa, E. B. (2014). Primum non nocere (first do no harm): Symptom worsening and improvement in female assault victims after prolonged exposure for PTSD. *Depression and Anxiety, 31* (5), 412–419.

Johnson, S. B., Blum, R. W., & Giedd, J. N. (2009) Adolescent maturity and the brain: The promise and pitfalls of neuroscience research in adolescent health policy. *Journal of Adolescent Health, 45*, 216–221.

Kaysen, D., Lindgren, K., Zangana, G. A. S., Murray, L., Bass, J., & Bolton, P. (2013). Adaptation of cognitive processing therapy for treatment of torture victims: Experience in Kurdistan, Iraq. *Psychological Trauma: Theory, Research, Practice, and Policy, 5* (2), 184–192.

Kaysen, D., Lostutter, T. W., & Goines, M. A. (2005). Cognitive processing therapy for acute stress disorder resulting from an anti-gay assault. *Cognitive and Behavioral Practice, 12* (3), 278–289.

Kaysen, D., Schumm, J., Petersen, E. R., Seim, R. W., Bedard-Gilligan, M., & Chard, K. (2014). Cognitive processing therapy for veterans with comorbid PTSD and alcohol use disorders. *Addictive Behaviors, 39* (2), 420–427.

Kennerley, H. (1996). Cognitive therapy of dissociative symptoms associated with trauma. *British Journal of Clinical Psychology, 35*, 325–340.

Kessler, R. C., Sonnega, A., Bromet, E., Hughes, M., & Nelson, C. B. (1995). Posttraumatic stress disorder in the National Comorbidity Survey. *Archives of General Psychiatry, 52*, 1048–1060.

Kilpatrick, D. G., Resick, P. A., & Veronen, L. J. (1981). Effects of a rape experience: A longitudinal study. *Journal of Social Issues, 37*, 105–122.

Kilpatrick, D. G., Veronen, L. J., & Resick, P. A. (1979). Assessment of the aftermath of rape: Changing patterns of fear. *Journal of Behavioral Assessment, 1*, 133–147.

Kilpatrick, D. G., Veronen, L. J., & Resick, P. A. (1982). Psychological sequelae to rape: Assessment and treatment strategies. In D. M. Doleys, R. L. Meredith, & A. R. Ciminero (Eds.), *Behavioral medicine: Assessment and treatment strategies* (pp. 473–497). New York: Plenum Press.

König, J., Resick, P. A., Karl, R., & Rosner, R (2012). *Posttraumatische belastungsstörung: Ein manual zur cognitive processing therapy*. Gottingen, Germany: Hogrefe.

Kroenke, K., Spitzer, R. L., & Williams, J. B. (2001). The PHQ-9: Validity of a brief depression severity measure. *Journal of General Internal Medicine, 16*, 606–613.

Lang, P. J. (1977). Imagery in therapy: An information processing analysis of fear. *Behavior Therapy, 8*, 862–886.

Lejuez, C. W., Hopko, D. R., Acierno, R., Daughters, S. B., & Pagoto, S. L. (2011). Ten year revision of the brief behavioral activation treatment for depression: Revised treatment manual. *Behavior Modification, 35*, 111–161.

Lejuez, C. W., Hopko, D. R., & Hopko, S. D. (2001). A brief behavioral activation treatment for depression: Treatment manual. *Behavior Modification, 25*, 255–286.

Lerner, M. J. (1980). *The belief in a just world: A fundamental delusion*. New York: Plenum Press.

Lester, K., Artz, C., Resick, P. A., & Young-Xu, Y. (2010). Impact of race on early treatment termination and outcomes in posttraumatic stress disorder treatment. *Journal of Consulting and Clinical Psychology, 78* (4), 480–489.

Lewinsohn, P. M. (1974). Clinical and theoretical aspects of depression. In K. S. Calhoun, H. E. Adams, & K. M. Mitchell (Eds.), *Innovative treatment methods in psychopathology* (pp. 63–120). New York: Wiley.

Liberzon, I., & Sripada, C. S. (2008). The functional neuroanatomy of PTSD: A critical review. *Progress in Brain Research, 167*, 151–169.

Lloyd, D., Couineau, A.-L., Hawkins, K., Kartal, D., Nixon, R. D. V., & Forbes, D. P. (2015). Preliminary outcomes of implementing cognitive processing therapy for posttraumatic stress disorder across a national veterans' treatment service. *Journal of Clinical Psychiatry, 76* (11), e1405–e1409.

Mahoney, M. J. (1981). Psychotherapy and the human change process. In J. H. Harvey & M. M. Parks (Eds.), *Psychotherapy research and behavior change* (pp. 73–122). Washington, DC: American Psychological

Association.

Mahoney, M. J., & Lyddon, W. J. (1988) Recent developments in cognitive approaches to counseling and psychotherapy. *Counseling Psychologist, 16,* 190–234.

Maieritsch, K. P., Smith, T. L., Hessinger, J. D., Ahearn, E. P., Eickhoff, J. C., & Zhao, Q. (2016). Randomized controlled equivalence trial comparing videoconference and in person delivery of cognitive processing therapy for PTSD. *Journal of Telemedicine and Telecare, 22* (4), 238–243.

Marques, L., Eustis, E. H., Dixon, L., Valentine, S. E., Borba, C. P. C., Simon, N., . . . Wiltsey-Stirman, S. (2016). Delivering cognitive processing therapy in a community health setting: The Influence of Latino culture and community violence on posttraumatic cognitions. *Psychological Trauma: Theory, Research, Practice, and Policy, 8* (1), 98–106.

Matulis, S., Resick, P. A., Rosner, R., & Steil, R. (2014). Developmentally adapted cognitive processing therapy for adolescents suffering from posttraumatic stress disorder after childhood sexual or physical abuse: A pilot study. *Clinical Child Family Psycholological Review, 17,* 173–190.

McCann, I. L., & Pearlman, L. A. (1990). *Psychological trauma and the adult survivor: Theory, therapy, and transformation.* New York: Brunner/Mazel.

McCann, I. L., Sakheim, D. K., & Abrahamson, D. J. (1988). Trauma and victimization: A model of psychological adaptation. *Counseling Psychologist, 16,* 531–594.

Meichenbaum, D., & Cameron, R. (1983). Stress inoculation training: Toward a general paradigm for training coping skills. In D. Meichenbaum & M. E. Jare (Eds.), *Stress reduction and prevention* (pp. 115–154). New York: Plenum Press.

Milad, M. R., Pitman, R. K., Ellis, C. B., Gold, A. L., Shin, L. M., Sasko, N. B., . . . Rauch, S. L. (2009). Neurobiological basis of failure to recall extinction memory in posttraumatic stress disorder. *Biological Psychiatry, 66,* 1075–1082.

Mitchell, K. S., Wells, S. Y., Mendes, A., & Resick, P. A. (2012). Treatment improves symptoms shared by PTSD and disordered eating. *Journal of Traumatic Stress, 25,* 535–542.

Monson, C. M., & Friedman, S. J. (2012). *Cognitive-behavioral conjoint therapy for PTSD: Harnessing the healing power of relationships.* New York: Guilford Press.

Monson, C. M., Friedman, M. J., & La Bash, H. A. J. (2014). A psychological history of PTSD. In M. J. Friedman, T. M. Keane, & P. A. Resick (Eds.), *Handbook of PTSD: Science and practice* (2nd ed., pp. 60–78). New York: Guilford Press.

Monson, C. M., Macdonald, A., Vorstenbosch, V., Shnaider, P., Goldstein, E. S. R., Ferrier-Auerbach, A. G., & Mocciola, K. E. (2012). Changes in social adjustment with cognitive processing therapy: Effects of treatment and association with PTSD symptom change. *Journal of Traumatic Stress, 25* (5), 519–526.

Monson, C. M., Rodriguez, B. F., & Warner, R. (2005). Cognitive-behavioral therapy for PTSD in the real world: Do interpersonal relationships make a real difference? *Journal of Clinical Psychology, 61,* 751–761.

Monson, C. M. & Shnaider, P. (2014). *Treating PTSD with cognitive-behavioral therapies: Interventions that work.* Washington, DC: American Psychological Association.

Monson, C. M., Schnurr, P. P., Resick, P. A., Friedman, M. J., Young-Xu, Y., & Stevens, S. P. (2006). Cognitive processing therapy for veterans with military-related posttraumatic stress disorder. *Journal of Consulting and Clinical Psychology, 74* (5), 898–907.

Morland, L. A., Hynes, A. K., Mackintosh, M., Resick, P. A., & Chard, K. M. (2011). Group cognitive processing therapy delivered to veterans via telehealth: A pilot cohort. *Journal of Traumatic Stress, 24* (4), 465–469.

Morland, L. A., Mackintosh, M. A., Rosen, C. S., Willis, E., Resick, P. A., Chard, K. M., & Frueh, B. C. (2015). Telemedicine versus in-person delivery of cognitive processing therapy for women with posttraumatic stress disorder: A randomized noninferiority trial. *Depression and Anxiety, 32* (11), 811–820.

Mowrer, O. H. (1960). *Learning theory and behavior.* New York: Wiley.

Nixon, R. D. (2012). Cognitive processing therapy versus supportive counseling for acute stress disorder following assault: A randomized pilot trial. *Behavior Therapy, 43* (4), 825–836.

O'Donnell, M. L., Alkemade, N., Nickerson, A., Creamer, M., McFarlane, A. C., Silove, D., . . . Forbes, D. (2014).

Impact of the diagnostic changes to post-traumatic stress disorder for DSM-5 and the proposed changes to ICD-11. *British Journal of Psychiatry, 205* (3), 230–235.

Owens, G. P., Pike, J. L., & Chard, K. M. (2001). Treatment effects of cognitive processing therapy on cognitive distortions of female child sexual abuse survivors. *Behavior Therapy, 32*, 413–424.

Padesky, C. A. (1996). *Guided discovery using Socratic dialogue*. Newport Beach, CA: Center for Cognitive Therapy.

Paul, R., & Elder, E. (2006). *The thinker's guide to the art of Socratic questioning*. Dillon Beach, CA: Foundation for Critical Thinking Press.

Paykel, E. S. (1974). Recent life events and clinical depression. In E. K. Gunderson & R. H. Babe (Eds.), *Life stress and illness*. Springfield, IL: Charles C Thomas.

Piaget, J. (1971). *Psychology and epistemology; Towards a theory of knowledge*. New York: Viking Press.

Price, J. L., MacDonald, H. Z., Adair, K. C., Koerner, N., & Monson, C. M. (2016). Changing beliefs about trauma: A qualitative study of cognitive processing therapy. *Behavioural and Cognitive Psychotherapy, 44* (2), 156–167.

Price, M., Gros, D. F., Strachan, M., Ruggiero, K. J., & Acierno, R. (2013). The role of social support in exposure therapy for Operation Iraqi Freedom/Operation Enduring Freedom veterans: A preliminary investigation. *Psychological Trauma: Theory, Research, Practice, and Policy, 5*, 93–100.

Pruiksma, K. E., Molino, A., Taylor, D. J., Resick, P. A., & Peterson, A. L. (2016). Case study of cognitive behavioral therapy for comorbid PTSD, insomnia, and nightmares. In C. Martin, V. R. Preedy, & V. B. Patel (Eds.), *Comprehensive guide to post-traumatic stress disorders* (pp. 2249–2258). New York: Springer.

Pruiksma, K. E., Taylor, D. J., Wachen, J. S., Mintz, J., Young-McCaughan, S., Peterson, A., . . . STRONG STAR Consortium. (in press). Residual sleep disturbances following PTSD treatment active duty military personnel. *Psychological Trauma: Theory, Research, and Practice*.

Rauch, S. L., Whalen, P. J., Shin, L. M., McInerney, S. C., Macklin, M. L., Lasko, N. B., . . . Pitman, R. K. (2000). Exaggerated amygdala response to masked facial stimuli in posttraumatic stress disorder: A functional MRI study. *Biological Psychiatry, 47*, 769–776.

Resick, P. A. (2001). *Cognitive processing therapy: Generic version*. Unpublished manuscript, University of Missouri, Saint Louis, MO.

Resick, P. A., Bovin, M. J., Calloway, A. L., Dick, A., King, M. W., Mitchell, K. S., . . . Wolf, E. J. (2012). A critical evaluation of the complex PTSD literature: Implications for DSM-5. *Journal of Traumatic Stress, 25*, 241–251.

Resick, P. A., & Derby, D. S. (2012). אופקים חדשים – טיפול בהפרעת תגובה פוסט-טראומטית באמצעות טיפול קוגניטיבי [*New horizons: Treating post traumatic stress disorder using cognitive processing therapy*]. Tel Aviv: Galil Press.

Resick, P. A., Galovski, T. E., Uhlmansiek, M. O., Scher, C. D., Clum, G., & Young-Xu, Y. (2008). A randomized clinical trial to dismantle components of cognitive processing therapy for posttraumatic stress disorder in female victims of interpersonal violence. *Journal of Consulting and Clinical Psychology, 76* (2), 243–258.

Resick, P. A., Jordan, C. G., Girelli, S. A., Hutter, C. K., & Marhoeder-Dvorak, S. (1988). A comparative outcome study of group behavior therapy for sexual assault victims. *Behavior Therapy, 19*, 385–401.

Resick, P. A., Monson, C. M., & Chard, K. M. (2007). *Cognitive processing therapy, veteran/military version: Therapist's manual*. Washington, DC: Department of Veterans Affairs. (Revised in 2008, 2010, 2014)

Resick, P. A., Monson, C. M., & Rizvi, S. L. (2013). Posttraumatic stress disorder. In W. E. Craighead, D. J. Miklowitz, & L. W. Craighead (Eds.), *Psychopathology: History, diagnosis, and empirical foundations* (2nd ed., pp. 244–284). Hoboken, NJ: Wiley.

Resick, P. A., Nishith, P., Weaver, T. L., Astin, M. C., & Feuer, C. A. (2002). A comparison of cognitive processing therapy, prolonged exposure and a waiting condition for the treatment of posttraumatic stress disorder in female rape victims. *Journal of Consulting and Clinical Psychology, 70* (4), 867–879.

Resick, P. A., & Schnicke, M. K. (1992). Cognitive processing therapy for sexual assault victims. *Journal of Consulting and Clinical Psychology, 60* (5), 748–756.

Resick, P. A., & Schnicke, M. K. (1993). *Cognitive processing therapy for rape victims: A treatment manual*. Newbury Park, CA: Sage.

Resick, P. A., Schnicke, M. K., & Markway, B. G. (1991, November). *Personal Beliefs and Reactions Scale: The relation between cognitive content and posttraumatic stress disorder.* Paper presented at the 25th Annual Convention of the Association for Advancement of Behavior Therapy, New York.

Resick, P. A., Suvak, M. K., Johnides, B. D., Mitchell, K. S., & Iverson, K. M. (2012). The impact of dissociation on PTSD treatment with cognitive processing therapy. *Depression and Anxiety, 29* (8), 718–730.

Resick, P. A., Suvak, M. K., & Wells, S. Y. (2014). The impact of childhood abuse among women with assault-related PTSD receiving short-term cognitive-behavioral therapy. *Journal of Traumatic Stress, 27,* 558–567.

Resick, P. A., Wachen, J. S., Mintz, J., Young-McCaughan, S., Roache, J. D., Borah, A. M., . . . Peterson, A. L. (2015). A randomized clinical trial of group cognitive processing therapy compared with group present-centered therapy for PTSD among active duty military personnel. *Journal of Consulting and Clinical Psychology, 83* (6), 1058–1068.

Resick, P. A., Wachen, J. S., & Peterson, A. L. (in progress). *Variable length cognitive processing therapy for combat-related PTSD.* Grant funded by the Department of Defense (Nos. W81XWH-13-2-0012 and W81XWH-13-2-0014).

Resick, P. A., Williams, L. F., Suvak, M. K., Monson, C. M., & Gradus, J. L. (2012). Long-term outcomes of cognitive-behavioral treatments for posttraumatic stress disorder among female rape survivors. *Journal of Consulting and Clinical Psychology, 80* (2), 201–210.

Rutter, J. G., Friedberg, R. D., VandeCreek, L., & Jackson, T. L. (1999). *Innovations in clinical practice: A source book.* Sarasota, FL: Professional Resource Press.

Schnurr, P. P., Friedman, M. J., Engel, C. C., Foa, E. B., Shea, T., Chow, B. K., . . . Bernardy, N. (2007). Cognitive-behavioral therapy for posttraumatic stress disorder in women: A randomized controlled trial. *Journal of the American Medical Association, 297,* 820–830.

Schulz, P. M., Huber, L. C., & Resick, P. A. (2006). Practical adaptations of cognitive processing therapy with Bosnian refugees: Implications for adapting practice to a multicultural clientele. *Cognitive and Behavioral Practice, 13* (4), 310–321.

Schulz, P. M., Resick, P. A., Huber, L. C., & Griffin, M. G. (2006). The effectiveness of cognitive processing therapy for PTSD with refugees in a community setting. *Cognitive and Behavioral Practice, 13,* 322–331.

Schumm, J. A., Dickstein, B. D., Walter, K. H., Owens, G. P., & Chard, K. M. (2015). Changes in posttraumatic cognitions predict changes in posttraumatic stress disorder symptoms during cognitive processing therapy. *Journal of Consulting and Clinical Psychology, 83,* 1161–1166.

Seligman, M. E. P. (1971). Phobias and preparedness. *Behavior Therapy, 2,* 307–321.

Shalev, A. Y., Ankri, Y., Israeli-Shalev, Y., Peleg, T., Adessky, R., & Freedman, S. (2012). Prevention of posttraumatic stress disorder by early treatment: Results from the Jerusalem trauma outreach and prevention study. *Archives of General Psychiatry, 69,* 166–176.

Shin, L. M., Orr, S. P., Carson, M. A., Rauch, S. L., Macklin, M. L., Lasko, N. B., . . . Pitman, R. K. (2004). Regional cerebral blood flow in the amygdala and medial prefrontal cortex during traumatic imagery in male and female Vietnam veterans with PTSD. *Archives of General Psychiatry, 61* (2), 168–176.

Shin, L. M., Rauch, S. L., & Pitman, R. K. (2006). Amygdala, medial prefrontal cortex, and hippocampal function in PTSD. *Annals of the New York Academy of Sciences, 1071,* 67–79.

Shin, L. M., Whalen, P. J., Pitman, R. K., Bush, G., Macklin, M. L., Lasko, N. B., . . . Rauch, S. L. (2001). An fMRI study of anterior cingulate function in posttraumatic stress disorder. *Biological Psychiatry, 50,* 932–942.

Shnaider, P., Vorrstenbosch, V., Macdonald, A., Wells, S. Y., Monson, C. M., & Resick, P. A. (2014). Associations between functioning and PTSD symptom clusters in a dismantling trial of cognitive processing therapy in female interpersonal violence survivors. *Journal of Traumatic Stress, 27,* 526–534.

Sobel, A. A., Resick, P. A., & Rabalais, A. E. (2009). The effect of cognitive processing therapy on cognitions: Impact Statement coding. *Journal of Traumatic Stress, 22,* 205–211.

Stein, D. J., Koenen, K. C., Friedman, M. J., Hill, E., McLaughlin, K. A., Petukhova, M., . . . Kessler, R. C. (2013). Dissociation in posttraumatic stress disorder: Evidence from the World Mental Health Surveys. *Biological Psychiatry, 73,* 302–312.

Suris, A., Link-Malcolm, J., Chard, K., Ahn, C., & North, C. (2013). A randomized clinical trial of cognitive processing therapy for veterans with PTSD related to military sexual trauma. *Journal of Traumatic Stress, 26* (1), 28–37.

Tarrier, N., Sommerfield, C., & Pilgrim, H. (1999). Relatives' expressed emotion (EE) and PTSD treatment outcome. *Psychological Medicine, 29*, 801–811.

Taylor, D. J., & Pruiksma, K. E. (2014). Cognitive and behavioural therapy for insomnia (CBTI) in psychiatric populations: A systematic review. *International Review of Psychiatry, 26*, 205–213.

Thase, M. E., & Beck, A. T. (1993). An overview of cognitive therapy. In J. H. Wright, M. E. Thase, A. T. Beck, & J. W. Ludgate (Eds.), *Cognitive therapy with inpatients: Developing a cognitive milieu* (pp. 3–34). New York: Guilford Press.

Thrasher, S., Power, M., Morant, N., Marks, I., & Dalgleish, T. (2010). Social support moderates outcomes in a randomized controlled trial of exposure therapy and (or) cognitive restructuring for chronic posttraumatic stress disorder. *Canadian Journal of Psychiatry/Revue Canadienne de Psychiatrie, 55*, 187–190.

Voelkel, E., Pukay-Martin, N. D., Walter, K. H., & Chard, K. M. (2015). Effectiveness of cognitive processing therapy for male and female U.S. veterans with and without military sexual trauma. *Journal of Traumatic Stress, 28*, 174–182.

Wachen, J. S., Dondanville, K. A., Pruiksma, K. A., Molino, A., Carson, C. S., Blankenship, A. E., . . . Resick, P. A. (2016). Implementing cognitive processing therapy for posttraumatic stress disorder with active duty U.S. military personnel: Special considerations and case examples. *Cognitive and Behavioral Practice, 23* (2), 133–147.

Wachen, J. S., Jimenez, S., Smith, K., & Resick, P. A. (2014). Long-term functional outcomes of women receiving cognitive processing therapy and prolonged exposure. *Psychological Trauma: Theory, Research, Practice and Policy, 27*, 526–534.

Walter, K. H., Bolte, T. A., Owens, G. P., & Chard, K. M. (2012). The impact of personality disorders on treatment outcome for veterans in a posttraumatic stress disorder residential treatment program. *Cognitive Therapy and Research, 36*, 576–584.

Walter, K. H., Buckley, A. B., Simpson, J. M., & Chard, K. M. (2014). Residential PTSD treatment for female veterans with military sexual trauma: Does a history of childhood sexual abuse influence outcome? *Journal of Interpersonal Violence, 6*, 971–986.

Walter, K. H., Dickstein, B. D., Barnes, S. M., & Chard, K. M. (2014). Comparing effectiveness of CPT to CPT-C among U.S. veterans in an interdisciplinary residential PTSD/TBI treatment program. *Journal of Traumatic Stress, 27*, 438–445.

Watts, B. V., Schnurr, P. P., Mayo, L., Young-Xu, Y., Weeks, W. B., & Friedman, M. J. (2013). Meta-analysis of the efficacy of treatments for posttraumatic stress disorder. *Journal of Clinical Psychiatry, 74*, 541–550.

Weathers, F. W., Litz, B. T., Herman, D. S., Huska, J. A., & Keane, T. M. (1993, October). *The PTSD Checklist (PCL): Reliability, validity, and diagnostic utility.* Paper presented at the the International Society for Traumatic Stress Studies, San Antonio, TX.

Weathers, F. W., Litz, B. T., Keane, T. M., Palmieri, P. A., Marx, B. P., & Schnurr, P. P. (2013). *The PTSD Checklist for DSM-5 (PCL-5).* Available from the National Center for PTSD at *www.ptsd.va.gov*

Weathers, F. W., Marx, B. P., Friedman, M. J., & Schnurr, P. P. (2014). Posttraumatic stress disorder in DSM-5: New criteria, new measures, and implications for assessment. *Psychological Injury and Law, 7*, 93–107.

Weissman, M. M., & Paykel, C. S. (1974). *The depressed woman: A study of social relationships.* Chicago: University of Chicago Press.

World Health Organization. (1992). *ICD-10 classifications of mental and behavioural disorders: Clinical descriptions and diagnostic guidelines.* Geneva: Author.

Wright, J. H., Basco, M. R., & Thase, M. E. (2006). *Learning cognitive behavioral therapy: An illustrated guide.* Washington, DC: American Psychiatric Publishing.

Ylikomi, R., & Virta, V. (2008). *Raiskaustrauman Hoito: Opas CPT-Menetelmän Käyttöön.* Jyväskylä, Finland: PS-Kustannus.

索　引

あ　行

アーロン・T・ベック……………………………… 4
ICD-10 …………………………………………… 71
ICD-11 …………………………………………… 71
アサーションとコミュニケーション……………… 233
後知恵バイアス……………… 21, 40, 53, 88, 120
アフターケア…………………………………… 200
アフターケア・グループ……………………… 232
アルコール使用障害……………………………… 23
安全のテーマ…………………………………… 149
怒り………………………………… 60, 170, 212
怒りの方向性……………………………………… 93
依存性パーソナリティ障害……………………… 36
5つのテーマ…………………………………… 148
意図………………………………………………… 8
意図，責任（役割を果たしているか），
　　予測不可能性の混同…………………… 120
インテーク・アセスメント……………………… 28
インデックスイベント…………………………… 30
インデックストラウマ……………………… 30, 78
うつ………………………………………………… 33
うまく調整された緊急反応……………………… 9
うれし楽しい活動……………………………… 172
ABC用紙…………………………………… 94, 107
遠隔治療………………………………………… 16

か　行

開始時期………………………………………… 26
回数変動型のCPT……………………………… 215
回避………………………………………………… 4
回避性パーソナリティ障害……………………… 36
解離…………………………………… 18, 76, 208
過剰調節……………………………………… 5, 87
家族の関与……………………………………… 38
価値のテーマ……………………………… 172, 185
可能性・確率…………………………………… 162
簡易版（の）信念を考え直す用紙…………… 244, 250
考え直し用紙……………………………… 125, 126
感情に圧倒……………………………………… 211
感情による理由づけ……………………………… 60
感情の役割……………………………………… 76
感情を見つける………………………………… 106
技術災害………………………………………… 243
基準A…………………………………………… 69
基準B…………………………………………… 69
基準C…………………………………………… 70
基準D…………………………………………… 70
基準E…………………………………………… 70
機能モデル……………………………………… 71
希望……………………………………………… 22
キャスリーン・M・チャード…………………… 6
客観証拠の評価………………………………… 53
キャンディス・M・マンソン…………………… 7
急性ストレス障害……………………………… 217
境界性パーソナリティ………………………… 18
境界性パーソナリティ障害………………… 36, 215
驚愕反応………………………………………… 19
共同治療者……………………………………… 225
強迫行動………………………………………… 170
強迫性パーソナリティ障害……………………… 36
居住施設用治療プログラム……………………… 8
緊急セッション………………………………… 36
緊張性無動（tonic immobility）……………… 76
グラウンディング・スキル……………………… 27
軍人の精神……………………………………… 237
軍隊での性的トラウマ…………………… 24, 241
軍隊における性的トラウマ歴…………………… 18
継続的アセスメント…………………………… 39
結果に基づく推論……………………………… 120
限界……………………………………………… 33
健康関連の懸念………………………………… 19
現在中心療法（Present Centered Therapy）…… 16
効果……………………………………………… 13

攻撃··35
構成主義··5
公正世界の信念······················40, 52, 68, 254
公正世界の神話·························74, 75, 120
行動活性化···194
行動活性化によるうつ病治療（BATD）·········16
高齢／認知症を伴うクライアント···············243
Cognitive Processing Therapy（認知処理療法）·······2
『こころを癒すノート』·························256
コミュニケーション·····························233
コンゴ民主共和国·································257
コンプリメント···································172
コンプリメントを与える・受ける···············194

さ　行

罪悪感···21
最後の出来事の意味筆記·························199
サバイバー··12
CPT（認知処理療法 Cognitive Processing Therapy）
··2, 12
CPT-SA···6, 233
CPT-C···12
CPTの禁忌··27
CPTの形式··30
CPTの導入··29
CPT+A·······················12, 50, 79, 208
CPTを除外すべき明確な基準······················27
事故··243
自己愛性パーソナリティ障害······················36
自己非難·································7, 88, 166
自己への思いやり（self-compassion）··········255
自殺···18, 35
自殺念慮···18
自傷・他傷··35
自然災害···243
自然な感情·································7, 77, 91
持続エクスポージャー療法（PE）················13
実際の確率···150
実証的基盤··13
自分にとってよいこと····························172
社会的サポート·····························38, 233
宗教··253
終結の延期···216
修正版（の）考え直し用紙················244, 248
修正版（の）信念を考え直す用紙·········244, 249
集団形式でのCPT+A······························231
集団CPT···222
集団療法と個人療法の組み合わせ···············224

重度の解離··27
紹介セッション···································223
情動処理理論··4
将来の目標···199
症例（の）概念化························26, 33, 39
資料「感情を見つける」··························91
人種／民族···253
身体的な覚醒や興奮·······························52
診断基準··69
心的外傷後ストレス障害（PTSD）················2
信念を考え直す用紙·······················145, 161
進歩をふり返る····································199
親密さのテーマ····························195, 201
　　──家族や友人との親密さ··················197
　　──自分への親密さ··························197
親密なパートナーからの（による）暴力····20, 242
信頼のスター·····················166, 169, 178
信頼のテーマ······························163, 174
心理社会的機能·····································20
睡眠障害·······································19, 37
スキーマ···5, 41
スタックポイント·····················5, 76, 95
スタックポイントの説明···············8, 97, 111
スタックポイント・ログ·············8, 80, 105
ストレス免疫訓練·······························3, 5
性差···20
脆弱化させる··61
「脆弱化させる」対応······························55
精神病性障害··34
性的虐待向けCPT·································233
性的興奮··52
性的志向···253
性的な親密さ······································198
性的暴行···240
正当化の欠如··21
青年期におけるトラウマ··························245
政府··194
生物学モデル··9
責任···8
責任のレベル······························121, 131
摂食障害···19
セッション外の課題·······························29
セッション構造····································29
絶望感···22
セルフケア···197
self-compassion（自己への思いやり）··········255
選択的注意···162
前提を考え直す····································52
前頭前皮質··9

早期の終結……………………………216
双極性障害……………………………34
ソクラテス式問答…………………8, 51
ソクラテス式問答を用いた治療………5
組織的な暴力…………………………17

た 行

第三者への非難………………………75
対象となるクライエント……………26
対面での集団形式……………………16
対話的エクスポージャー療法（DET）……17
他殺念慮………………………………35
他者との親密さ………………………197
他者への誤った非難……………………7
他者への暴力行為……………………52
脱落率…………………………………208
力とコントロール………………167, 180
力の使い方……………………………184
中核信念……………………………41, 54
中間アセスメント……………………143
調節……………………………………5
治療契約………………………………51
治療者の誤り…………………………56
治療者のスタックポイント………56, 61
治療同盟………………………………28
治療の終結……………………………195
治療プロトコルへの忠実さ…………16
治療前のアセスメント………………30
償いの行為……………………………239
作られた感情……………………7, 77, 91
強み……………………………………33
DET……………………………………17
DSM……………………………………69
出来事の意味筆記…………21, 41, 80, 87
テレビ会議を用いた集団形式………16
電話リスト……………………………230
同化………………………………5, 87
同化の考え直し………………………102
同化のスタックポイントに取り組む……116
動機づけ………………………………28
動機づけ面接…………………………34
闘争－逃走－凍結反応………………76
闘争－逃走反応………………………9
道徳観念………………………………253
道徳負傷………………………………254
逃避……………………………………4
読心術…………………………………129
トラウマ筆記（Writing Account; WA）……12, 209

トラウマ歴……………………………30

な 行

「なぜ私が？」…………………………74
「なぜ私でなかったのか？」…………74
難民のPTSD治療……………………24
二次感情………………………………77
二要因理論……………………………4
認知処理療法（Cognitive Processing Therapy CPT）…2
認知的障害……………………………243
認知の変化……………………………21
認知療法だけのCPT…………………12
認知理論……………………………4, 73
脳損傷…………………………………243
ノーマライズ……………………14, 222

は 行

パーソナリティ障害………………18, 36
恥………………………………………240
橋渡しの質問…………………………228
発達段階………………………233, 241, 245
派手に見える「大きな感情」…………211
PE（Prolonged Exposure）……………13
BATD（行動活性化によるうつ病治療）……16
PCL（PTSDチェックリスト）………23, 32
PCL-5…………………………………32
PCT（Present Centered Therapy）……16, 19
PTSD（心的外傷後ストレス障害）……2
PTSDカップル療法……………………8
PTSDからの引退……………………246
PTSDからの卒業……………………200
PTSDからの退職……………………199
PTSDチェックリスト………………23, 32
PTSDのアセスメント…………………32
PTSDの認知理論……………………68
PTSDの薬物治療……………………34
PTSDや併存症のアセスメント………26
PTSD臨床診断面接尺度
　（Clinician-Administered PTSD Scale CAPS, CAPS-5）
　………………………………………32, 78
被害者…………………………………12
低い知的水準…………………………243
悲嘆……………………………………244
筆記ありのCPT………………………208
筆記曝露………………………………12
人を殺める……………………………239
forgiveness（許し）……………………255

フォローアップ・セッション……………………200
複雑性悲嘆……………………………………245
物質使用障害…………………………………34
Present Centered Therapy（現在中心療法）…………16
文化……………………………………… 8, 252
併存症…………………………………………19

ま　行

マルチチャネル（Multiple-channel）曝露療法………27
明確化の質問……………………………………52
メタ解析…………………………………………13
「もし～ならば」…………………………………88
問題ある思考パターン用紙……………129, 139, 144

や　行

薬物治療…………………………………………37

有効性……………………………………………13
許し（forgiveness）……………………………255
よいこと………………………………………172
幼少期の虐待歴…………………………………17
要素分解研究………………………………12, 208
予測とコントロールについての信念……………68
予知不可能性……………………………………8
歓びを伴う快感…………………………………52

ら　行

ランダム化比較試験………………………6, 13
レイプ…………………………………………240
レイプクライシスセンター……………………2
練習課題をやってこなかった場合…………90, 100

著　者

パトリシア・A・リーシック（Patricia A. Resick）
デューク大学精神医学・行動科学教授。ミズーリ・セントルイス大学にトラウマ回復センターを創設し寄付講座教授を務める。1988年に認知処理療法（CPT）を開発。国際トラウマティック・ストレス学会（ISTSS）および米国行動認知療法学会（ABCT）の理事長を歴任。PTSD領域における卓越した科学業績に対してISTSSからロバート・S・ローファー記念賞を、さらに退役軍人局心理学者リーダー会からリーダーシップ賞を、ABCTから教育と訓練における卓越した貢献を表彰する賞を、米国心理学会第56分科（トラウマ心理学）から特別功労賞を受賞。

キャンディス・M・マンソン（Candice M. Monson）
カナダ、オンタリオ州トロントのライアーソン大学心理学教授。米国およびカナダ心理学会特別会員。カナダ心理学会から年間トラウマ心理学者賞を、国際トラウマティックストレス学会から卓越指導者賞を、専門心理学プログラムのためのカナダ評議会から優秀学術訓練賞を受賞。トラウマの悪化における対人関係要因の研究や、認知処理療法や認知行動合同療法といったPTSD治療の開発・検証・普及で著名。

キャスリーン・M・チャード（Kathleen M. Chard）
シンシナティ退役軍人局（VA）医療センター研究室准主任、シンシナティ大学精神医学・行動神経科学教授。退役軍人局における認知処理療法の推進局長として、米国全土のVAにおける臨床家に対するCPTの普及を監督。トラウマティック・ストレス誌の共同編集者、国際トラウマティック・ストレス学会役員。VAから卓越した臨床技術に対してマーク・ウォルコット賞を、米軍慰問団から軍医療におけるヒーロー賞を受賞。一般市民や退役軍人に対するエビデンスベースド治療の普及と臨床応用に関する研究で広く知られる。性的虐待に対するCPTのマニュアルを執筆。

監修者

伊藤　正哉（いとう　まさや）
国立精神・神経医療研究センター認知行動療法センター研究開発部長、筑波大学人間系教授（連携大学院）、早稲田大学大学院人間科学研究科客員教授。筑波大学大学院人間総合科学研究科　ヒューマン・ケア科学専攻　発達臨床心理学分野博士課程、ヨーク大学心理学部心理療法研究センター客員研究員、コロンビア大学社会福祉学部客員研究員、国立精神・神経医療研究センター精神保健研究所　成人精神保健研究部、日本学術振興会特別研究員PDなどを経て、現職。博士（心理学）。臨床心理士。

堀越　勝（ほりこし　まさる）
武蔵野大学人間科学部客員教授。米国のバイオラ大学で臨床心理学博士を取得、マサチューセッツ州のクリニカルサイコロジストのライセンスを取得。ハーバード大学医学部精神科においてポストドクおよび上席研究員として、ケンブリッジ病院の行動医学プログラム、マサチューセッツ総合病院・マクレーン病院の強迫性障害研究所、サイバーメディシン研究所などで臨床と研究を行う。2001年に帰国し、筑波大学大学院人間総合科学研究科（講師）、駿河台大学心理学部（教授）、国立精神・神経医療研究センター認知行動療法センター長、同特命部長を経て現職。臨床心理士。

監訳者

　　伊藤正哉　　　国立精神・神経医療研究センター認知行動療法センター
　　髙岸百合子　　国立精神・神経医療研究センター認知行動療法センター
　　蟹江絢子　　　国立精神・神経医療研究センター認知行動療法センター客員研究員、
　　　　　　　　　株式会社ジョリーグッド医療統括顧問
　　堀越　勝　　　武蔵野大学人間科学部

部分監訳者（訳確認／五十音順）

　　今村扶美（第6章）　　国立精神・神経医療研究センター　病院
　　片柳章子（第13章）　　国立精神・神経医療研究センター認知行動療法センター
　　菊池安希子（第2章）　武蔵野大学人間科学部
　　今野理恵子（第10章）　武蔵野大学
　　佐藤珠恵（第11章）　　国立精神・神経医療研究センター認知行動療法センター
　　田中敏志（第4章）　　自衛隊中央病院
　　前田佳宏（第8章）　　和クリニック
　　牧田　潔（第7章）　　愛知学院大学心理学部
　　牧野みゆき（第1章）　国立精神・神経医療研究センター認知行動療法センター
　　正木智子（第12章）　　駒澤大学
　　松田陽子（第14章）　　武蔵野大学　認知行動療法研究所
　　宮前光宏（第3章）　　国立精神・神経医療研究センター認知行動療法センター
　　山口慶子（第5章）　　東京女子大学
　　横山知加（第9章）　　国立精神・神経医療研究センター認知行動療法センター

翻訳者

　　伊藤正哉　　　国立精神・神経医療研究センター認知行動療法センター
　　髙岸百合子　　国立精神・神経医療研究センター認知行動療法センター
　　岩坂　彰　　　翻訳家

本書の一部は、国立研究開発法人日本医療研究開発機構脳と心の研究課障害者対策総合研究開発事業「新たな認知行動療法プログラムによる疾病治療ならびに健康増進とその普及による健康イノベーション創出（研究開発担当者：中川敦夫、JPdk0307063）」の分担研究「PTSDに対する認知処理療法プログラムの開発と普及・展開（研究開発分担者：伊藤正哉）」の一環で、当課題の研究費の一部を用いて作成を行った。

トラウマへの認知処理療法　治療者のための包括手引き

2019年2月10日　第1版第1刷発行
2025年1月20日　第1版第6刷発行

著　者　パトリシア・A・リーシック／キャンディス・M・マンソン／キャスリーン・M・チャード
監修者　伊藤正哉／堀越　勝
発行者　矢部敬一
発行所　株式会社 創元社

〈本　社〉〒541-0047　大阪市中央区淡路町4-3-6
　　　　　電話　06-6231-9010（代）
〈東京支店〉〒101-0051　東京都千代田区神田神保町1-2　田辺ビル
　　　　　電話　03-6811-0662（代）
〈ホームページ〉https://www.sogensha.co.jp/

印　刷　株式会社フジプラス

乱丁・落丁本はお取り替えいたします。
©2019 Printed in Japan
ISBN978-4-422-11700-3　C3011

JCOPY〈出版者著作権管理機構委託出版物〉
本書の無断複製は著作権法上での例外を除き禁じられています。複製される場合は、そのつど事前に、出版者著作権管理機構（電話 03-5244-5088、FAX 03-5244-5089、e-mail: info@jcopy.or.jp）の許諾を得てください。